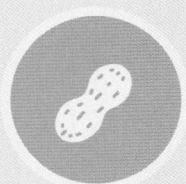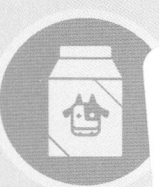
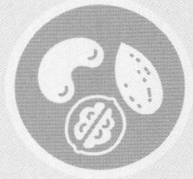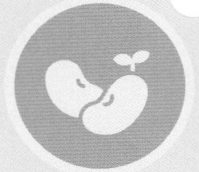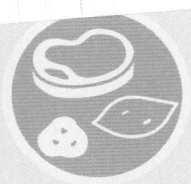

食物アレルギーの
栄養食事指導の手引き 2022 準拠

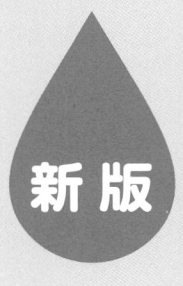

新版

食物アレルギーの 栄養指導 第2版

監修 ● 海老澤 元宏
編集 ● 今井 孝成　高松 伸枝　林 典子

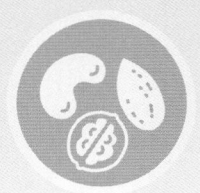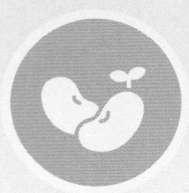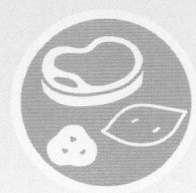
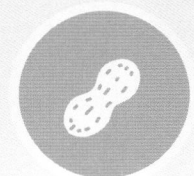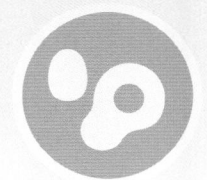
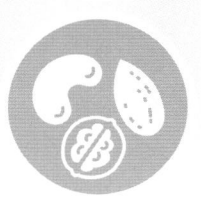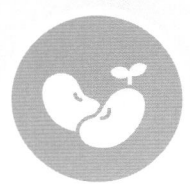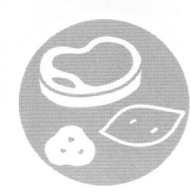

医歯薬出版株式会社

・監 修

海老澤元宏　独立行政法人 国立病院機構 相模原病院臨床研究センター 臨床研究センター長

・編 集

今井　孝成　昭和大学 医学部 小児科学講座 教授／昭和大学病院 小児医療センター センター長
高松　伸枝　別府大学 食物栄養科学部 食物栄養学科 教授
林　典子　十文字学園女子大学 人間生活学部 健康栄養学科 准教授

・執 筆　　　　　　　　　　　　　　　　　　　　　　　　　　　（執筆順／2024年9月現在）

海老澤元宏　前掲

西本　創　さいたま市民医療センター 小児科 副院長

山田　佳之　東海大学 医学部 専門診療学系 小児科学 教授

近藤　康人　藤田医科大学ばんたね病院 小児科 教授

真部　哲治　まなべ小児科クリニック 院長

福冨　友馬　独立行政法人 国立病院機構 相模原病院 臨床研究センター 臨床研究推進部 部長

今井　孝成　前掲

伊藤　浩明　あいち小児保健医療総合センター センター長

長尾みづほ　独立行政法人 国立病院機構 三重病院 臨床研究部 部長

柳田　紀之　独立行政法人 国立病院機構 相模原病院 小児科 部長

伊藤　靖典　地方独立行政法人 長野県立病院機構 長野県立こども病院 小児アレルギーセンター センター長

杉浦　至郎　あいち小児保健医療総合センター 免疫・アレルギーセンター アレルギー科 医長

佐藤さくら　独立行政法人 国立病院機構 相模原病院 臨床研究センター アレルギー性疾患研究部 部長

福家　辰樹　国立研究開発法人 国立成育医療研究センター アレルギーセンター 総合アレルギー科 診療部長

楳村　春江　名古屋学芸大学 管理栄養学部 管理栄養学科 准教授

外山（小田）奈穂　蒲郡市民病院 診療技術局 栄養科

朴　善美　川村学園女子大学 生活創造学部 生活文化学科 専任講師

奥　裕乃　独立行政法人 国立病院機構 相模原病院 臨床研究センター アレルギー性疾患研究部

四竈　美帆　地方独立行政法人 宮城県立こども病院 診療部アレルギー科 兼 栄養管理部

古屋かな恵　国立研究開発法人 国立長寿医療研究センター研究所 老化疫学研究部 特任研究員

上野佳代子　独立行政法人 国立病院機構 九州がんセンター 栄養管理室 栄養管理室長

高松　伸枝　前掲

中村　祥子　地方独立行政法人 大阪はびきの医療センター 栄養管理室 総括主査

坂　牧子　独立行政法人 国立病院機構 相模原病院 臨床研究センター アレルギー性疾患研究部

松嵜くみ子　跡見学園女子大学 心理学部 臨床心理学科 教授

林　典子　前掲

岡藤　郁夫　地方独立行政法人 神戸市民病院機構 神戸市立医療センター中央市民病院 小児科 医長

梅永　美保　神戸市こども家庭局 幼保事業課 係長 指導研修担当

中田　智子　公益社団法人 日本栄養士会 理事／栃木県栃木市立大平中学校 栄養教諭

髙橋　和子　元・長野県教育委員会 保健厚生課 指導主事

土谷喜美子　調布市教育委員会 学務課

本田　真紀　大分市学校給食 西部共同調理場 栄養教諭

赤沢　尚美　地方独立行政法人 神戸市民病院機構 神戸市立医療センター西市民病院 栄養管理室 室長

野間　智子　甲子園大学 栄養学部 栄養学科 教授

池内　寛子　栃木県保健福祉部 健康増進課 健康長寿推進班 係長

渡邉　潤　浜松医科大学医学部附属病院 栄養部

This book is originally published in Japanese
under the title of :

SHINPAN SHOKUMOTSUARERUGI NO EIYOSHIDO
SHOKUMOTSUARERUGI NO EIYOSHOKUJISHIDO NO TEBIKI 2022 JUNKYO
(Nutritional Guidance for Food Allergy. New Edition—Based on "Nutritional and Dietary Guidance for Food Allergy 2022")
Editor :
Director,

EBISAWA, Motohiro, MD, Ph. D
　Clinical Research Center for Allergy and Rheumatology, Sagamihara National Hospital

© 2018　1st ed.
© 2024　2nd ed.

ISHIYAKU PUBLISHERS, INC.
　7-10, Honkomagome 1 chome, Bunkyo-ku,
　Tokyo 113-8612, Japan

監修のことば

　2011 年に『食物アレルギーの栄養指導の手引き 2011』が公開されて，それを解説する書として『食物アレルギーの栄養指導』を世に出してから 5 年後，『食物アレルギーの栄養食事指導の手引き 2017』の公開に対応して，『新版 食物アレルギーの栄養指導』を発行した．

　その間に食物アレルギーに興味をもって取り組んでいただいている管理栄養士の方が大変増加し，さまざまな職域において知識や能力を発揮されていることをとても嬉しく思っている．

　本書は管理栄養士のみなさんから食物アレルギーのバイブルとして高い評価をいただき，多くの刷を重ねることができた．

　しかし，食物アレルギーの診療と社会対応は，また一段と大きな変革と進歩を遂げており，『食物アレルギーの栄養食事指導の手引き 2022』が 2022 年に公開されるにあたり，再びその解説書を出す必要に迫られた．

　今回も編集を今井孝成医師，高松伸枝・林典子の両管理栄養士にお任せし，全面的に内容をアップデートした改訂第 2 版を世に出す運びとなった．

　「知識編」では『食物アレルギー診療ガイドライン 2021』などに基づく診療に関する情報，『食物アレルギーの栄養食事指導の手引き 2022』などに基づく栄養食事指導に必要な情報を解説し，「実践編」では職域別の栄養食事指導の実際を紹介している．

　改訂にあたっては，臨床や教育の現場で本書を使用されている方々の声を反映して，目次構成を整理し，新設項目やコラム，補足説明を追加するなど，よりわかりやすく使いやすい内容となることを目指した．

　管理栄養士のみなさんから今回はどのような評価をいただけるのか，少し不安でもあり，楽しみでもある．

　本書が管理栄養士のみなさんに再び食物アレルギーを勉強する教科書として幅広く活用されることを望んでいる．

2024 年 8 月

監修　海老澤　元宏

はじめに

食物アレルギーの栄養食事指導と栄養士

1．栄養士諸姉諸兄へ

"食物アレルギー患者および保護者はもとより，食物アレルギーの診療にかかわる全ての人々が，栄養士の皆さんのより積極的な食物アレルギー診療へのかかわりを強く期待しています．そして皆さんにはその責務とそれを遂行する力があると思うのです．"

2012年にこのような前文の本書の初版が発刊され，当初の予想を大きく超えた部数を売り上げ，2018年には新版が発行となり，引き続き多くの栄養士の皆さんに愛読されています．現場の栄養士の方々はもちろん，栄養士・管理栄養士など養成課程で教科書として利用いただいているという話も聞きます．栄養士の方々が本書を手に取り，食物アレルギーにおける栄養食事指導を学び，それが浸透していっていることをとても嬉しく思います．

このたび本書は日進月歩の食物アレルギー診療および栄養食事指導にあわせて，第2版の改訂に至りました．どうぞ最新の食物アレルギーの知識を身につけ，患者のために活かしてください．

2．栄養士は食物アレルギー患者らの羅針盤たれ

大抵の医師の食物アレルギー診療における役割は，食物経口負荷試験などで診断することです．ところが患者らは診断を受けたその日の食事から，除去食などの食物アレルギー対応を行わなければなりません．一方で医師は栄養食事指導に関する教育は受けていませんので，保護者らの具体的な疑問や質問には必ずしも答えることができません．迷える患者らは突然食物アレルギーの大海に投げ出されてしまうのです．

こうした患者らの羅針盤になるのが栄養士の皆さんです．皆さんは栄養学の専門家であり，これまで十分な教育を受け，たくさんの経験を積んできています．そしてその能力と技術を患者のために発揮することが期待される職業です．

病院栄養士は外来および入院栄養食事指導料として，16歳未満の子どもへの食物アレルギーの指導が診療報酬として認められています．また栄養教諭の職務として，食物アレルギーの子どもたちへの個別指導が課せられていることも，その期待の現れです．

3. 高度化する食物アレルギーの栄養食事指導と患者へ寄り添う栄養食事指導

　昨今の食物アレルギーの臨床は単に原因食物を除去するだけではなく，必要最小限の除去を行うことが一般的になってきました．このため栄養食事指導では従来のように食物除去によって損なわれる栄養成分の代替に関する指導だけではなくなってきました．食べられる原因食物のたんぱく質量を把握し，その食物が含まれる加工食品のたんぱく質量を参考にしながら，患者が食べられる加工食品量を計算して，食生活の幅を広げる指導助言をすることが期待されるようになってきました．このように栄養指導の内容も格段に複雑かつ高度化してきています．

　また患者や保護者が求めることは必ずしも栄養学的なことばかりではありません．患者や保護者らは日々の除去食生活やアナフィラキシーリスクといったストレスに晒され，誰かに心の支えになってもらったり，食生活の苦労や悩みの共有を求めていたりすることも少なくありません．昨今は，子どもたちが思春期から成人期へ移行していく中で，食物アレルギーに関して知識を獲得し，自律しながら自立すること（移行期支援）も求められており，こうした患者らの一面に寄り添い支える栄養士の存在が期待されています．

4. 食物アレルギー専門栄養士への飛躍

　2015年12月にアレルギー疾患対策基本法が施行されて以来，アレルギー対策の充実が今まで以上に求められるようになっています．アレルギー対応の充実に関しては，もちろん栄養士の役割の充実も含まれており，さまざまな対策が打ち出されていて，すでに食物アレルギーに関する資格制度が始まっています．これからは食物アレルギーに詳しい栄養士だけではなく，食物アレルギー専門の栄養士としての活躍が期待されています．ぜひ本書で食物アレルギーの基礎知識をしっかりと身につけたうえで，指導経験の有無など関係なく，まずは現場に出て患者に接してみてください．わからないことがあったらそのつど本書を開いて確認し，再び指導にいかしていきながら経験を積み，ますます専門性を高めていってください．

　患者らの期待に応えられるように．

2024年8月

編者代表　今井　孝成

Contents

知識編
食物アレルギーの知識

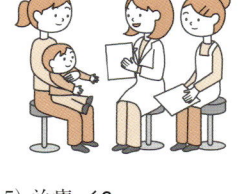
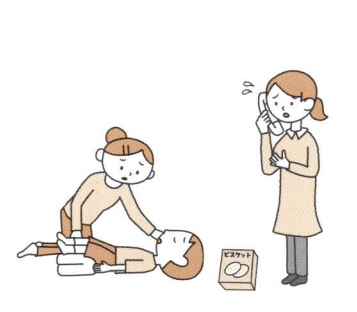

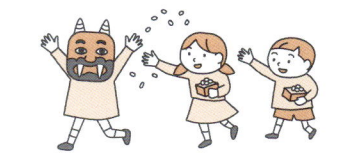

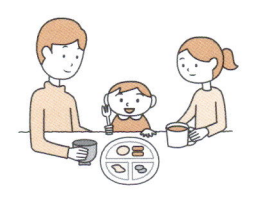

第2章 食物アレルギーの栄養指導に必要な知識 ⋯⋯⋯⋯ 61

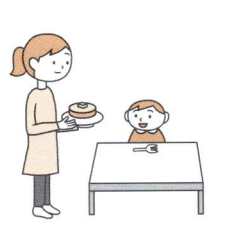

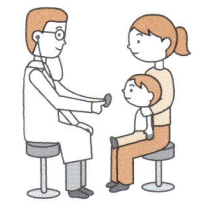
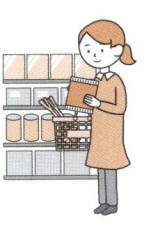

コラム

［本文イラスト］藤田泰実・ヨシザキアサコ

食物アレルギーの知識

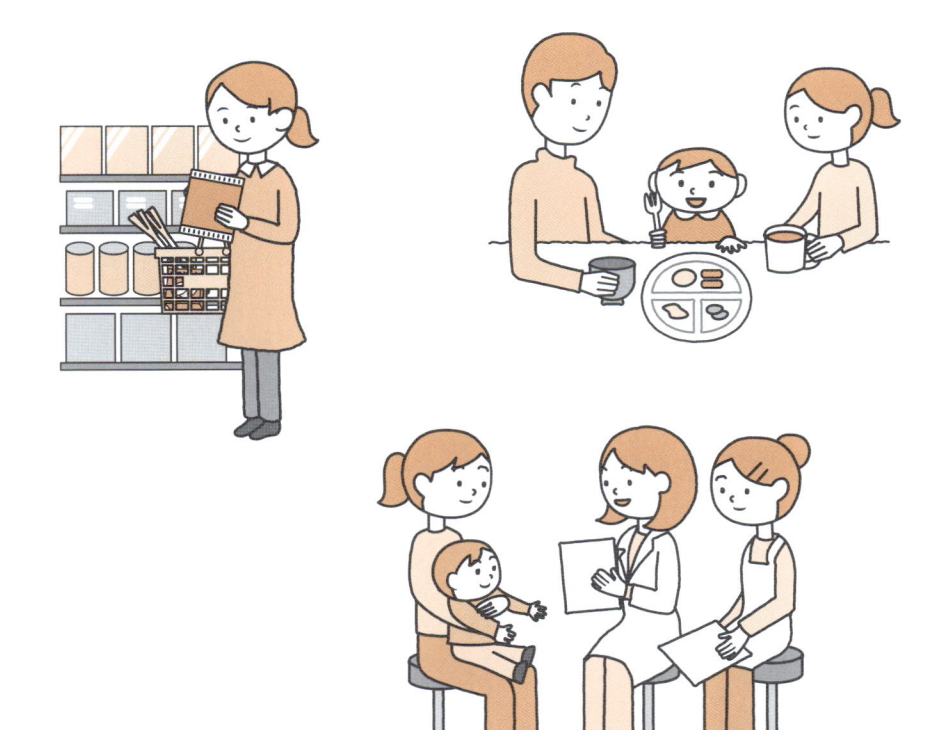

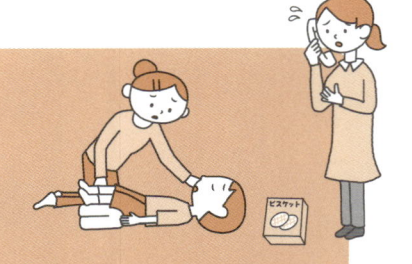

第1章

食物アレルギーの診療

1 ⋯⋯ 食物アレルギーとは

［参考文献：56頁掲載］

1）定　義

　食物アレルギーとは，「食物によって引き起こされる抗原特異的な免疫学的機序を介して生体にとって不利益な症状が惹起される現象」をいう．食物不耐症（乳糖不耐症，ヒスタミン中毒など）は，免疫学的機序を介さないため食物アレルギーには含まない．食べたり，触れたり，吸い込んだりした食物に対して，体が過敏に反応して起こる症状をいう．

　食物アレルギーにより引き起こされる症状は多岐にわたる（42頁参照）．

　全身のあらゆる臓器に症状が誘発されうるが，とくに皮膚症状，粘膜症状が多い．

2）経　緯

　表1に示すように，食物アレルギーやアナフィラキシーの対策はこの20年余りで大きく進歩した．2002年には即時型食物アレルギーの全国調査のデータを元に世界に先駆けて加工品のアレルギー物質を含む食品表示制度が始まり，2005年の「食物アレルギーの診療の手引き2005」の作成，さらにその後の改定は，「食物アレルギー診療ガイドライン2012」，「同2016」とつながった．

　アナフィラキシー対策としては，2005年に小児や食物アレルギーに対するアドレナリン自己注射薬（以下，エピペン®）の導入，さらに2011年にはエピペン®は保険適応となった．

　また，2001年からはじめた厚生労働科学研究（厚労科研）での食物経口負荷試験（oral food challenge：OFC．以下，負荷試験）の普及啓発活動が実を結び，2006年と2008年の負荷試験の診療報酬化が実現したことは，食物アレルギー診療のうえで大変大きな意味をもち，抗原特異的IgE抗体検査に加えて診断精度が著しく改善したことはいうまでもない．

　2008年の文部科学省による「学校のアレルギー疾患に対する取り組みガイドライン」，2011年の厚生労働省による「保育所におけるアレルギー対応ガイドライン」の作成など社会的対応の充実も大きく進んだ．しかし，2012年に給食のチーズ入りチヂミによる食物アレルギーにより致死的アナフィラキシー事例が発生した．その事故を受けて文部科学省ではガイドラインをより一層普及させるとともに，アナフィラキシー対策を進めるための対応策を実施した．

　また，1908年にはじめて症例報告されて以来，ほとんど日の目を見なかった経口免疫療法というアプローチが2000年代半ばより欧米をはじめわが国でも再び脚光を浴びるようになり，負荷試験の普及も相まって"食物除去を指導する食物アレルギー診療"から"食べさせることを指導する食物アレルギー診療"にこの20年の間で大きくシフトした．

表 1　食物アレルギー・アナフィラキシーの社会的対応の歩み

	できごと	主　体
2002 年	アレルギー物質を含む食品表示開始	厚生労働省・研究班
2004 年	アレルギーを有する児の全国調査	文部科学省・日本学校保健会
2005 年	エピペン® の食物アレルギーおよび小児への適応拡大	厚生労働省
	「食物アレルギーの診療の手引き 2005」	厚生労働省研究班
	「食物アレルギー診療ガイドライン 2005」	日本小児アレルギー学会
2006 年	食物アレルギー関連（入院での食物負荷試験・栄養指導）の診療報酬化	厚生労働省
2007 年	アレルギー疾患への対応の現状報告 （食物アレルギー有病率 2.6%，アナフィラキシー 0.1% との報告）	文部科学省
2008 年	学校のアレルギー疾患に対する取り組みガイドラインおよび管理指導表	日本学校保健会
	外来での食物負荷試験の診療報酬化	厚生労働省
	「診療の手引き 2008」改訂，「栄養指導の手引き 2008」公開	厚生労働省研究班
2009 年	「食物経口負荷試験ガイドライン 2009」	日本小児アレルギー学会
	業務としての救急救命士へのエピペン® の使用解禁	厚生労働省・総務省
	食物負荷試験実施施設公開	厚生労働省研究班・食物アレルギー研究会
2011 年	保育所でのアレルギー対応　ガイドライン	厚生労働省
	エピペン® 保険診療の適応	厚生労働省
	「食物アレルギー診療ガイドライン 2012」	日本小児アレルギー学会
	「診療の手引き 2011」改訂，「栄養指導の手引き 2011」改訂	厚生労働省研究班
2012 年	12 月 20 日，調布市での給食（チーズ入チヂミ）によるアナフィラキシーが疑われた死亡例	文部科学省・日本学校保健会
2013 年	9 年ぶりのアレルギーを有する児の全国調査 （食物アレルギー有病率 2.6%，アナフィラキシー 0.1% との報告）	
2014 年	文部科学省有識者会議の最終報告	文部科学省
	追跡調査	文部科学省
2015 年	ガイドラインを補完する資料＋エピペン® トレーナー	日本学校保健会・文部科学省
	「診療の手引き 2014」改訂	厚生労働省研究班
2016 年	保育所（園）全国調査 「食物アレルギー診療ガイドライン 2016」	日本小児アレルギー学会
2018 年	「栄養食事指導の手引き 2017」改訂	厚生労働省研究班
	「診療の手引き 2017」改訂	AMED 研究班
2020 年	「診療の手引き 2020」改訂	AMED 研究班
	「食物経口負荷試験の手引き 2020」	厚生労働科学研究班
2021 年	「食物アレルギー診療ガイドライン 2021」	日本小児アレルギー学会
2022 年	「アナフィラキシーガイドライン 2022」	日本アレルギー学会
	「栄養食事指導の手引き 2022」改訂	厚生労働科学研究班
2024 年	「診療の手引き 2023」改訂	厚生労働科学研究班
	「食物経口負荷試験の手引き 2023」	厚生労働科学研究班

　その内容は，医師向けには日本小児アレルギー学会から発行した「食物アレルギー診療ガイドライン 2021」[1]，さらに厚生労働科学研究班による「食物アレルギーの診療の手引き 2023」[2] に，管理栄養士向けには同研究班による「食物アレルギーの栄養食事指導の手引き 2022」[3] などにまとめられている.

表2 食物アレルギーの臨床型分類表

臨床型	頻度の多い発症年齢	頻度の高い食物	アナフィラキシーの危険	耐性獲得
新生児・乳児食物蛋白誘発胃腸症（新生児・乳児消化管アレルギー）	新生児期〜乳児期	卵黄・牛乳など	なし	多い
食物アレルギーの関与する乳児アトピー性皮膚炎	乳児期	鶏卵，牛乳，小麦など	低い	多い
即時型症状	乳児期〜成人期	年齢によって異なる	高い	鶏卵，牛乳，小麦は多く，それ以外は少ない
食物依存性運動誘発アナフィラキシー（FDEIA）	学童期〜成人期	小麦，えび，果物など	高い	少ない
口腔アレルギー症候群（OAS）	幼児期〜成人期	果物，野菜，大豆など	低い	少ない

3）病　　態

　食物アレルギーは，免疫学的機序によって大きく IgE 依存性反応（食物アレルギーの関与する乳児アトピー性皮膚炎，即時型症状，食物依存性運動誘発アナフィラキシー，口腔アレルギー症候群）と非 IgE 依存性反応（新生児・乳児食物蛋白誘発胃腸症（新生児・乳児消化管アレルギー））に分けられる．また，アレルゲン曝露から症状誘発の時間経過によって，即時型反応▶用語と非即時型反応に分けられる．IgE 依存性反応の多くは即時型反応を呈するが，両者は必ずしも一致しない．

　アレルゲンはアレルギーを引き起こす物質のことで，食物アレルゲンの大部分は食物に含まれるタンパク質である．タンパク質は加熱や酸・酵素により形が変化したり（変性），消化酵素の働きでアミノ酸のつながりが切断される（消化）．特異的 IgE 抗体が結合する場所の形が変化すると，IgE 抗体が結合しにくくなり，アレルギー症状が出にくくなる．これを低アレルゲン化という．

4）臨床型分類（表2）

①新生児・乳児食物蛋白誘発胃腸症（新生児・乳児消化管アレルギー）

　IgE 非依存性であり，新生児期・乳児早期に血便，嘔吐，下痢などの症状で発症する．最近卵黄による本症が急増している．

②食物アレルギーの関与する乳児アトピー性皮膚炎

　IgE 依存性であり，乳児アトピー性皮膚炎に合併して認められる食物アレルギーである．食物に対する感作▶用語のある乳児で，食物が湿疹の増悪に関与している場合があるが，すべての乳児アトピー性皮膚炎に食物が関与しているわけではない．診断は詳細な問診の後，被疑食物に関して除去負荷試験を実施して確定する．湿疹が良くなった後に即時型症状へ移行することも多い（5頁コラム参照）．

③即時型症状

　IgE 依存性であり，もっとも典型的なタイプ．原因食物を摂取した後，通常2時間以内にアレルギー症状が誘発される．

④食物依存性運動誘発アナフィラキシー（food-dependent exercise-induced anaphylaxis：FDEIA）

　IgE 依存性であり，原因食物を摂取した後に運動することでアナフィラキシーが誘発される．原因食物摂取から2時間以内に誘発されることが多い．感冒，睡眠不足や疲労などのストレス，月経前状

即時型反応▶原因物質に曝露された後に，多くは2時間以内に出現する症状．
感作▶物質に対して IgE が産生される状況．感作があるから必ずしもアレルギーがあるとはいえない．

態，非ステロイド性抗炎症薬（NSAIDs）摂取，アルコール摂取や入浴なども発症の誘発因子となる．原因食物を摂取した場合，食後最低 2 時間（可能なら 4 時間）は運動を避ける．

⑤**口腔アレルギー症候群**（oral allergy syndrome：OAS）

　IgE 依存性であり，口腔粘膜に限局した即時型症状を誘発する．花粉症患者にみられるものを「花粉 – 食物アレルギー症候群（PFAS）」と呼ぶ．これはおもに花粉の感作を受けた人が，その花粉アレルゲンと交差反応する生の果物や野菜を摂取したときに，口腔咽頭粘膜でアレルギー反応が起きることによる．

湿疹とじんましん

　湿疹は皮膚の炎症で，かゆみや赤み（紅斑），ブツブツ（発疹）などさまざまな局面があり，一定の経過をたどって改善していく．一方，じんましんはアレルギーなどが原因で，皮膚の毛細血管から血液成分がもれ出てくることで，周囲が膨れてくる（膨疹）．湿疹と違って，短い時間で引っ込んだり，また出てきたりする．

　湿疹の治療は原因によってさまざまであるが，アトピー性皮膚炎による湿疹は炎症を抑えるためにステロイド外用薬が使用される．また湿疹やじんましんを誘発する物質に，ヒスタミンという成分があり，これに対する薬物として抗ヒスタミン薬がある．いずれにしても対症療法であり，根本的な治療にはならない．

除去負荷試験

　除去負荷試験は，食物アレルギーの関与する乳児アトピー性皮膚炎や新生児・乳児食物蛋白誘発胃腸症の診断の際に用いられる．手法は以下の通りである．

　まず詳しい問診を聴取し被疑食物を抽出する．次に一時的に被疑食物の完全除去を指導する．離乳食開始前であり，母乳育児であれば，母親にも除去を指導する．

　被疑食物が原因であれば，適切な外用療法と除去試験を組み合わせることで，1 ～ 2 週間で皮疹は改善する．皮疹が改善したことを確認したうえで，今度は被疑食物の摂取を再開する．被疑食物が原因であれば，すみやかに皮疹が再増悪するので，これをもって診断とする．

2 ⋯⋯ 食物アレルギー

即時型症状

1）即時型症状とは

　もっとも典型的な食物アレルギーの病型で，原因食物を摂取して数分から数十分後に皮膚を中心とした症状がみられるのが特徴である．そのなかでも呼吸困難やショック症状のような生命を脅かす重篤な症状がみられた場合をアナフィラキシーと呼ぶ．

2）発症機序

　原因食物に対して特異的 IgE 抗体が産生されると，皮膚や腸管に存在するマスト細胞の表面にある FcεRI 受容体に結合する．これを感作といいアレルギーの準備段階を意味する．原因となる食物を摂取すると特異的 IgE 抗体により認識され，マスト細胞が活性化する．この反応は脱顆粒と呼ばれ，あらかじめ細胞内に貯蔵されていたヒスタミンなどが一気に放出されるため，症例によってはアナフィラキシーのような激烈な反応がみられる．ヒスタミンには血管透過性を亢進させる働きがあ

り，血漿成分が漏出したり毛細血管が拡張するため，じんましんや皮膚の発赤のような症状が全身性にみられる．

3）臨床的特徴

乳児期に湿疹がみられると，皮膚を介してさまざまな食物に感作が成立する（経皮感作，52頁参照）と考えられるようになった．そして離乳食を開始し，はじめて鶏卵や乳製品を摂取した際に症状がみられることが多い．この場合は成長とともに食べられるようになることが多いが，それまでには食事制限，食物経口負荷試験といった診療が必要となり保護者の負担，不安は大きい．

その後，年齢とともに食生活が広がり，木の実類，甲殻類，魚卵を食べるようになると，それらが原因となってくる．

4）診　断

IgE依存性の反応であるため血液検査にて特異的IgE抗体を測定し原因食物を推測することが広く行われているが，検査が陽性でも症状なく食べられることが多い．現在の摂取状況や誤食時の反応，食物経口負荷試験の結果などから総合的に判断しないと不必要な除去となってしまう．

5）治　療

「必要最小限の除去」を徹底することが重要である．とくに乳幼児期発症の鶏卵，牛乳，小麦，アレルギーは医師の指導のもと，食べられる範囲で摂取を継続することにより，多くは耐性を獲得する．湿疹やアトピー性皮膚炎を伴う場合はステロイド軟膏等によりしっかりとケアを行うことが重要である．

新生児・乳児食物蛋白誘発胃腸症（新生児・乳児消化管アレルギー）

［参考文献：56頁掲載］

1）消化管アレルギーとは

食物を摂取して起こる不利益な反応には，毒性物質を含む食物によるもの，食物不耐症のようにアレルギーでもなく，毒性物質にもよらない反応がある．一方で食物アレルギーは，免疫学的機序（アレルギー）によって症状が誘発されるものを指す．さらにこのうち，嘔吐，下痢（時に血便），腹痛などの消化器症状を示すもの全般を消化管アレルギーとする（図1）[1]．これは症状による分類なので，即時型反応により消化器症状を示す場合も消化管アレルギーに含まれる．

2）非IgE依存性消化管アレルギー

一般にいう食物アレルギーは，即時型（原因食物を摂取してから2時間以内に起こる）が多い．これに対して非IgE依存性（IgE抗体があまり関与しない反応）は，原因食物に対する特異的IgE抗体が検出されないことが多く，即時型と異なり原因食物を摂取してから数時間から長いと24時間ほどして症状がみられることが多い（図2）[2]．その発症メカニズムは，原因食物に特異的なリンパ球の反応によると考えられている．このため補助診断に，抗原刺激でリンパ球が増殖するかどうかをみるアレルゲン特異的リンパ球刺激試験（allergen-specific lymphocyte stimulation test：ALST）が用いられることがある．

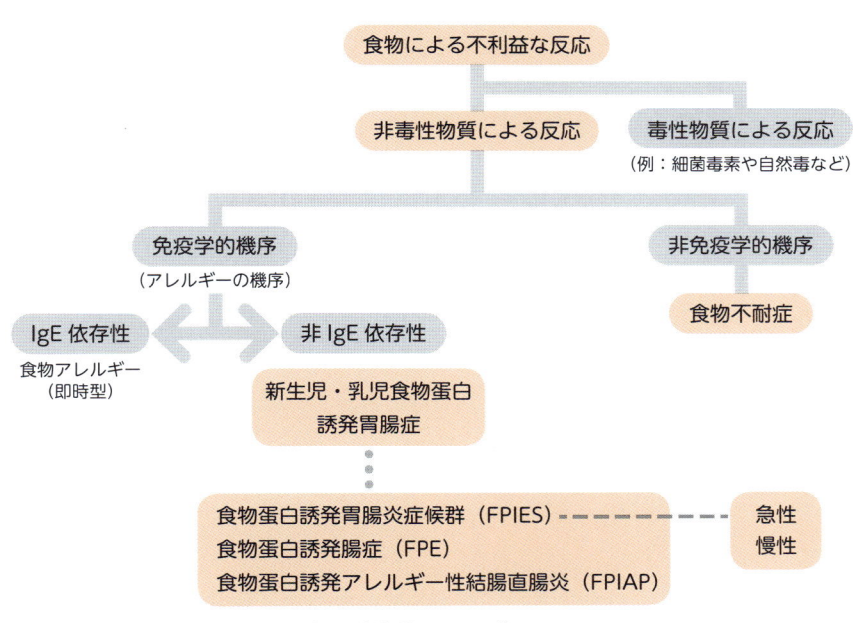

図 1　食物による不利益な反応と消化管アレルギー

（Yamada Y. Clin Exp Pediatr. 2023；66（6）：240-9 [1] より改変）

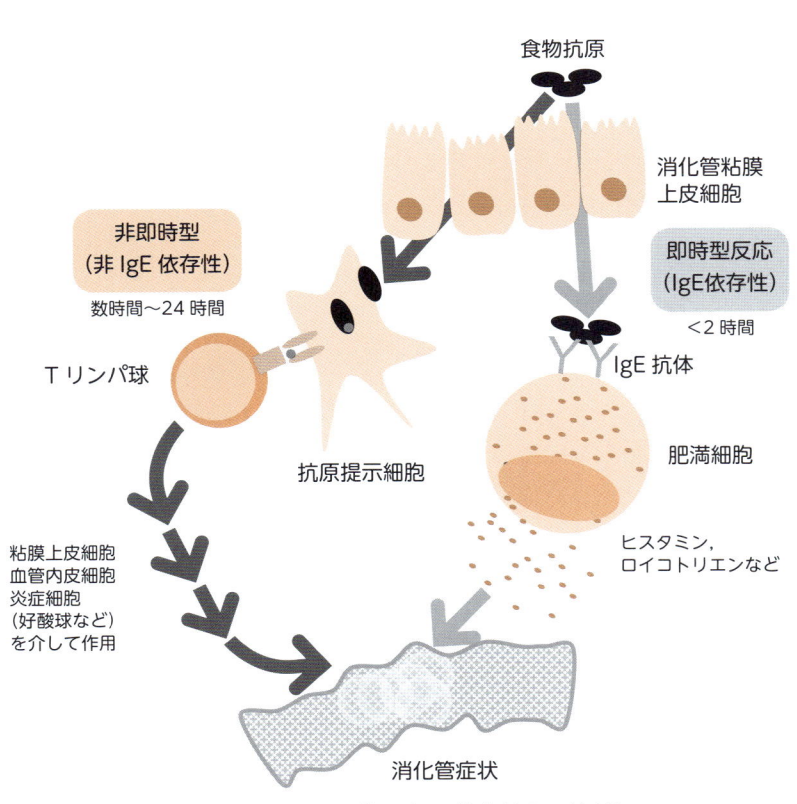

図 2　非 IgE 依存性消化管アレルギー（IgE 依存性との比較）

3）新生児・乳児食物蛋白誘発胃腸症

新生児・乳児食物蛋白誘発胃腸症は，この非 IgE 依存性消化管アレルギーの代表例である．2000年頃から増加した牛乳由来の粉ミルクによる新生児・乳児食物蛋白誘発胃腸症の発症率は 0.2％程度で，最近は横ばいである[3]．2010 年代後半から増加している卵黄やその他の固形食品による消化管アレルギーについては，正確な統計はまだないが，その発症率はより高率と予想される[4]．原因食物摂取後，即時型よりやや遅れて症状が出現する遅発型（非即時型）のアレルギー反応である[1,2]．

嘔吐，血便，下痢などが特徴的な症状である．当初，新生児・乳児消化管アレルギーと呼ばれていたが，その後，わが国の厚生労働研究班ガイドラインにて日本語名は新生児・乳児食物蛋白誘発胃腸症と再定義された[5]．しかしながら，非 IgE 依存性消化管アレルギーの概念は古く，国際的には新生児・乳児食物蛋白誘発胃腸症は，後述のように分類される．食物蛋白誘発胃腸炎症候群（food protein-induced enterocolitis syndrome：FPIES）は，もっとも問題となる群であり，国際的なガイドラインで，欧米と異なるとされていたわが国の患者像も加味して，細分類がなされている[6]．とくに急性と慢性に分けられている点が重要である．

（1）分　類

①食物蛋白誘発胃腸炎症候群（food protein-induced enterocolitis syndrome：FPIES）

a．急性 FPIES

典型例は原因食物摂取後 1 ～ 4 時間の頻回嘔吐があり，その後，5 時間以降に下痢症状を認め，時に血便を認める．

b．慢性 FPIES

原因食物の連日摂取で発症し，除去後も改善に時間を要する．除去後の負荷試験では急性 FPIES 症状を示す．

②食物蛋白誘発腸症（food protein-induced enteropathy：FPE）

下痢や吸収不良から体重増加不良や発育障害を認める．

③食物蛋白誘発アレルギー性結腸直腸炎（food protein-induced allergic proctocolitis：FPIAP）

血便のみで軽症のことが多い．

当初，牛乳由来の粉ミルクを原因に発症するわが国の患者は，欧米と臨床像（症状の起こり方など）が異なり，白血球の一種である好酸球が局所に集まり炎症を惹起していることが多かった．しかし，最近，増加している卵黄を代表とする固形食物による FPIES は欧米と同様の典型的な FPIES である．診療の流れを図 3 に示した．

（2）診　断

①急性 FPIES

離乳食期以降の固形食物摂取での発症が多く，乳児が離乳食期に卵黄を摂取して数時間後に頻回に嘔吐を認めた場合に疑う．国際的なガイドラインに示されている基準（表 3）によって診断する．何回か摂取歴があっても発症することがあるので注意が必要である．食物特異的 IgE の検出は少ない．

②急性 FPIES 以外の新生児・乳児食物蛋白誘発胃腸症

2010 年代前半までに増加がみられた新生児や乳児期早期に発症する牛乳由来の粉ミルクによるタイプが多い．FPIAP は母乳でも発症する．まず外科的疾患などの鑑別診断が行われる．その後に，

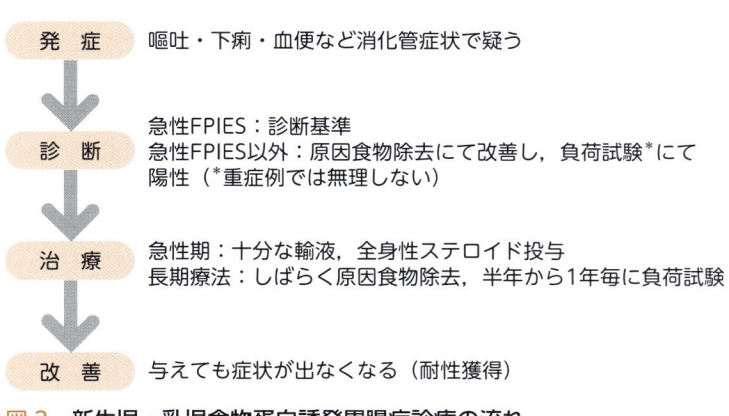

図3　新生児・乳児食物蛋白誘発胃腸症診療の流れ

表3　急性 FPIES の診断基準

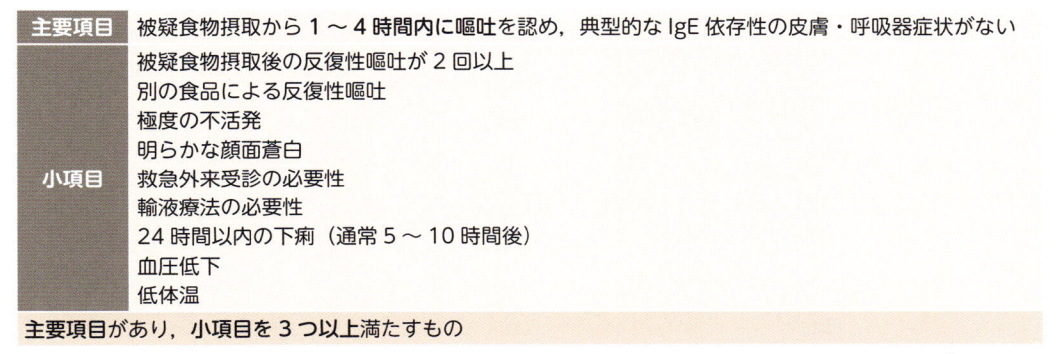

（Nowak-Węgrzyn A, et al. J Allergy Clin Immunol. 2017；139（4）：1111-26[6] より改変）

推定原因食物の除去による改善と，再投与での症状の出現を確認する（除去試験・負荷試験）．また即時型と異なり，原因抗原に対する特異的 IgE の検出は 30% 程度であり，抗原特異的な免疫反応の証明には前述の ALST がしばしば用いられる．しかしながら，ALST 陽性のみでは本症の診断にはならない．また，末梢血での好酸球の増多や，便に付着した粘液中での好酸球の集簇も参考所見になる[5]．

　とくに原因食物を定期摂取し，断続的な進行性の嘔吐と下痢（時に血便も）を認め，原因食物除去後も症状の改善まで数日かかり，症状改善後の原因食物再摂取にて急性 FPIES 症状を認めるものは慢性 FPIES とされる．

（3）治　療

①急性期治療

　FPIES の急性症状（頻回の嘔吐など）の治療は即時型と異なり，アドレナリン筋注はあまり奏効しない．十分な水分の輸液が有効である．全身性ステロイドが用いられることもある．

②長期療法

　治療の基本は，原因食物の除去である．

a. 加水分解乳での発症

　新生児期・乳児期早期では，牛乳由来の粉ミルクが原因となることが多いが，中等度の加水分解乳

では発症する例があるため，初期治療として高度加水分解乳が推奨される（66頁参照）．アミノ酸乳や成分栄養剤などが必要になることもある（10頁コラム参照）．

b．母乳発症

FPIAPを中心に母乳発症例も存在する．軽症では，まず母親が牛乳・乳製品の摂取を中止（除去）した母乳が試される．具体的には，母親が乳製品を3日間除去した後に母乳を再開する．改善がなければ高度加水分解乳，さらにはアミノ酸乳や成分栄養剤へと変更される．乳の除去にて改善が不十分な場合は，牛乳以外の原因食物も考えられる．

c．混合栄養発症

母乳が使用できる場合は，牛乳・乳製品除去母乳にする．十分な母乳量が確保できない場合は，高度加水分解乳を併用する．そのうえで症状の改善がなければ，まずは高度加水分解乳の単独授乳にする．

d．高度加水分解乳での発症

アミノ酸乳や成分栄養剤（エレンタールP®など）が選択（66頁参照）される．

e．固形物発症

離乳食期は卵黄などの固形食品を原因とすることが多い．原因食物の摂取を禁止する．

（4）長期療法での注意点

これまで特殊なミルクの使用によりビオチンやカルニチンの欠乏症が報告されていたが，最近では，ビオチン，カルニチンについては本症で使用する調製粉乳のほとんどに添加された[7]．また，セレンや脂質の不足にも注意が必要である．セレンは薬剤がないので微量ミネラル補給飲料（テゾン®など）が使用されることがある．またエレンタールP®はカルニチン，セレンが欠乏するため補充が望ましい．通常，エレンタールP®は10〜12％（約1/2濃度）から開始し，17％（約2/3濃度）程度を最終濃度とすることが多い．加えて離乳食開始時の米や大豆で再燃することがあり，少量からはじめるなど注意が必要である．

（5）予　後

最終的に食べて問題がないかどうかの確認のための負荷試験を行い，その陰性をもって耐性獲得，解除とする．新生児や乳児期早期に発症する牛乳由来の粉ミルクによるタイプでは重篤な症状を認めることがあり，負荷試験は慎重に行う．離乳食期以降の固形物による急性FPIESは半年から1年ごとに負荷試験にて確認する[5]．基本的には予後は良好な疾患である．

アレルギー用ミルク

Column

牛乳アレルギー患者向けのアレルギー用ミルク（ミルクアレルゲン除去食品）は3種類ある．すなわち，加水分解乳，アミノ酸乳，調製粉末大豆乳である．

加水分解乳は，牛乳タンパク質を加水分解してアレルゲン性を低下させている．タンパク質の分解の程度（中等度か高度か）や用いられている牛乳タンパク質（乳清かカゼインか）が製品によって異なる．特徴に応じて重症度等を加味して選択される．

アミノ酸乳は，アミノ酸を混合して母乳の組成に近づけた特殊ミルクである．牛乳タンパク質は用いられていないので安全に使用できるが，風味や価格，浸透圧などに課題がある．

調製粉末大豆乳は原材料に大豆を利用しているので，大豆アレルギーでなければ，牛乳アレルギーであっても安全に使用できる．風味，価格等メリットが大きい選択となる．ただし，消化管アレルギーでの大豆乳の使用は推奨されていない．

口腔アレルギー症候群（OAS）/ 花粉-食物アレルギー症候群（PFAS）

［参考文献：56 頁掲載］

1）口腔アレルギー症候群，花粉-食物アレルギー症候群とは

　口腔アレルギー症候群（oral allergy syndrome：OAS）は，原因食物を食べている最中から食直後に，口腔（口唇，舌，口蓋）から喉にかけて異常感覚（ピリピリやチカチカ）やかゆみ，耳の奥のかゆみを訴え，時に口唇や口蓋粘膜に軽度の腫れを伴う．本症は IgE 依存性疾患であり，OAS は花粉症患者に多くみられる．その機序は花粉アレルゲンに対する複数の IgE 抗体が，類似した構造を有する食物中のタンパク質を花粉アレルゲンとして認識し結合すること（交差抗原）で発症する（図4）．このように花粉症と関連した OAS をとくに花粉 - 食物アレルギー症候群（pollen- food allergy syndrome：PFAS）と呼ぶ．一般的に OAS は，口腔に限局した症状に使用されるのに対し，PFAS は口腔症状に全身症状を伴う場合にも用いられる．

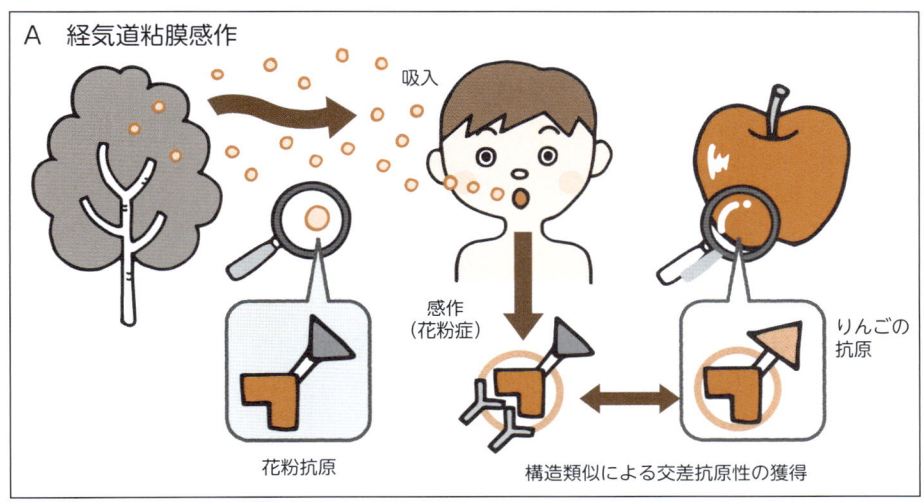

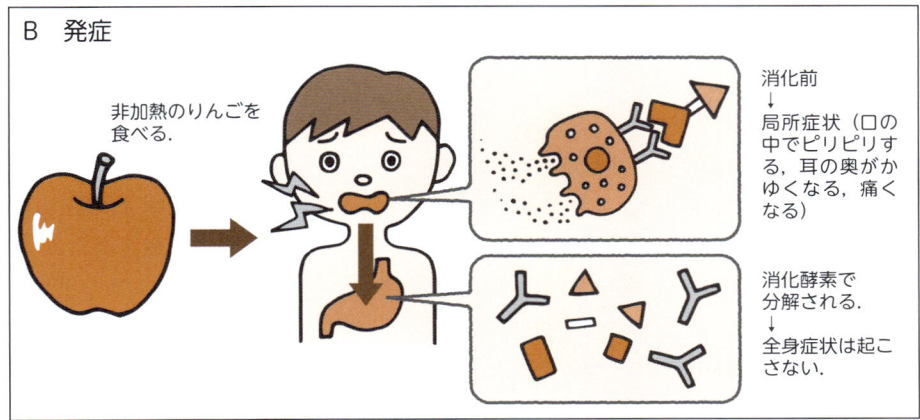

図4　花粉 - 食物アレルギー症候群の機序の IgE の交差反応性
花粉抗原と果物や野菜のタンパク質に類似性があり，花粉に感作された患者が，類似したタンパク質を有する果物や野菜にも感作される（A）．続いて花粉と交差性のある果物や野菜を食べたときに，IgE が交差反応を起こして症状が誘発される（B）．
（宇理須厚雄，総監修．ぜん息予防のためのよくわかる食物アレルギー対応ガイドブック 2021 改訂版：2021[5] より改変）

表4 *In vitro* 試験で交差抗原性が証明された花粉と食物の組み合わせ

花粉			交差反応に関与する おもなプロテインファミリー	交差反応が報告されている おもな食物
科	属	種		
カバノキ科	ハンノキ属	ハンノキ オオバヤ シャブシ	Bet v 1 ホモログ （別名：PR-10） プロフィリン（頻度は低い）	バラ科（りんご，もも，さくらんぼ，なし，あんず，アーモンド） マメ科（大豆，ピーナッツ，緑豆もやし） マタタビ科（キウイフルーツ） カバノキ科（ヘーゼルナッツ）など
	カバノキ属	シラカンバ		
ヒノキ科	スギ属	スギ	GRP（Gibberellin regulated protein） Polygalacturonase	バラ科果物，柑橘系果物 ナス科（トマト）
イネ科	アワガエリ属 カモガヤ属	オオアワガ エリ カモガヤ	プロフィリン	ウリ科（メロン，すいか），ナス科（トマト），マタタビ科（キウイフルーツ） ミカン科（オレンジ），マメ科（ピーナッツ）など
キク科	ブタクサ属	ブタクサ	プロフィリン	ウリ科（メロン，すいか，ズッキーニ，きゅうり） バショウ科（バナナ）など
	ヨモギ属	ヨモギ	プロフィリン	セリ科（セロリ，にんじん，スパイス類：クミン，コリアンダー，フェンネルなど），ウルシ科（マンゴー）など

〔海老澤元宏ほか，監修．日本小児アレルギー学会食物アレルギー委員会，作成．食物アレルギー診療ガイドライン 2021：2021.
p205[1]，厚生労働科学研究班．海老澤元宏，研究代表者．食物アレルギーの診療の手引き 2023：2024[2] を参考に作成〕

　花粉と交差抗原性が証明された食物がある（**表4**）[1, 2]．カバノキ科花粉（オオバヤシャブシ，ハンノキ，シラカンバ）は交差抗原性を有する食品種が多く，地域差があるが北海道や兵庫県においてはカバノキ科花粉症患者の 20 〜 40％が，バラ科の食物（りんご，もも，さくらんぼ，なし，あんず，アーモンドなど）を摂取した際に口腔症状を訴える．一方，スギ花粉症患者では 10 〜 20％がメロンやキウイフルーツ，トマトなどを摂取した際に口腔症状を訴えたり，バラ科やブドウ科の果物を摂取後に運動でアナフィラキシーを生じた症例報告がある[3, 4]．

2）臨床的特徴

　本症候群に関連する主要なアレルゲン Bet v 1 の IgE に認識される部位の構造は，加熱や消化酵素の影響を受けやすい．このため，加熱殺菌されたジャムや缶詰，調理された野菜に対しては通常アレルギーを起こさない．また，胃酸によってアレルゲン性が失われるため，症状は口腔内に限局する．ただし，しぼりたてジュースを一度に大量摂取すると，吐き気や腹部の不快感を訴える場合がある．これは未消化のアレルゲンが，胃腸粘膜に達するためと考えられている．このような消化器症状の発症頻度は，鶏卵や牛乳を代表とする即時型食物アレルギーでの消化器症状の発症頻度に比して少ない．また，意識障害や血圧低下を伴うアナフィラキシーショックの頻度に関しても 2％未満と少ない[6]．重篤な症状は，胃酸分泌抑制薬の内服時や，豆乳や果汁の多量摂取時に生じやすい[7]．

　それまで普通に食べていた果物であっても，花粉症を契機に OAS を発症する．通常は花粉症がOAS に先行して発症するが，OAS が花粉症に先行する例もある．また感作源である花粉の飛散期以降から，症状が増悪する季節性変動を伴うこともある．

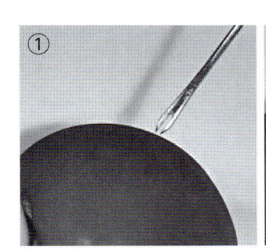 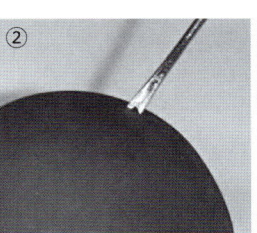 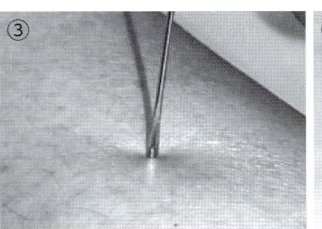 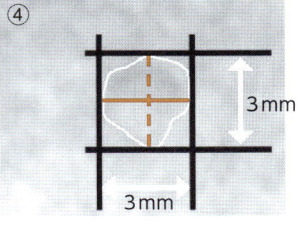

図5　Prick-to-prick（プリック・トゥ・プリック）試験
バイファイテッドニードルを果物に刺し（①②），皮膚にゆっくり垂直に押し付ける（③）．15分後に，陰性コントロールの膨疹径〔最長径（色実線）とその中点に垂直な径（色点線）の平均値〕より3mm以上大きい（④），または陽性コントロール（ヒスタミン10mg/mL）の膨疹径1/2以上がみられたら陽性．

表5　ラテックスアレルギー患者が交差反応を起こしやすい食物

ハイリスク群	アボカド，くり，バナナ，キウイフルーツ
それ以外	すいか，にんじん，りんご，さくらんぼ，ココナッツ，あんず，いちご，びわ，ほうれんそう，もも，いちじく，メロン，パイナップル，チェリモヤ，パッションフルーツ，パパイヤ，マンゴー，トマト，ピーマン，じゃがいも，セロリなど

（海老澤元宏ほか，監修．日本小児アレルギー学会食物アレルギー委員会，作成．食物アレルギー診療ガイドライン2021：2021．p210[1] より改変）

3）検査・治療

特徴的な臨床病歴（加熱処理した食品は摂取できる，症状は口腔に限局している，花粉症がある）があれば，PFASが強く疑われる．PFASの診断に関しては，現行の果物IgE血液検査の感度が低いため，新鮮な果物や生野菜そのものを使用した皮膚試験（プリック・トゥ・プリック）（**図5**）が有用である．近年，アレルゲンを人工的に作製する技術が発展し，大豆によるPFASの診断にはGly m 4特異的IgE検査が有用である．これらの検査で診断できない場合は，食物経口負荷試験（35頁参照）を行う．

治療の基本は除去であるが，多くの場合加熱すると摂取可能になる．通常OASの原因食品は特定の果種に限られるが，一部の花粉症患者では果物だけでなく，野菜やマメ類（豆乳や豆腐などの大豆製品や緑豆もやしなど）にまで及ぶことがある．除去食物数が多い場合は，専門医による除去の整理と管理栄養士による栄養指導が必要である．

4）ラテックス-フルーツ症候群

ラテックス（天然ゴム）アレルギー患者の一部（30〜50％）が，果物や野菜などを食べた際にOASを生じることがあり，これをラテックス-フルーツ症候群（latex-fruit syndrome：LFS）と呼ぶ[8]．交差リスクの高い食品が，ハイリスク群として報告されている（**表5**）．

症状はOAS以外に，アナフィラキシーを起こす場合もある．また新鮮な果物や生野菜だけでなく，加熱した食品にもアレルギーを起こすこともある．症状が多彩な原因はよくわかっていないが，ラテックスと食品間に共通のアレルゲンが複数存在し，感作されたアレルゲンの特性によってさまざまなアレルギー症状を呈すると考えられている．なかでもヘベイン（Hev b 6.02：ラテックス由来のアレルゲンタンパク質の1つ）は，加熱処理や消化酵素に対する抵抗性を有しているため，ヘベインに感作された患者は，加熱処理された食品でも重篤な症状を起こすと考えられる．

治療の基本は除去である．食事管理においては，①食品の種類，②形態（加熱処理の有無），③摂取量（少量か普通量か），④アレルギー症状（口腔限局症状か全身症状も伴うか）などについて，詳

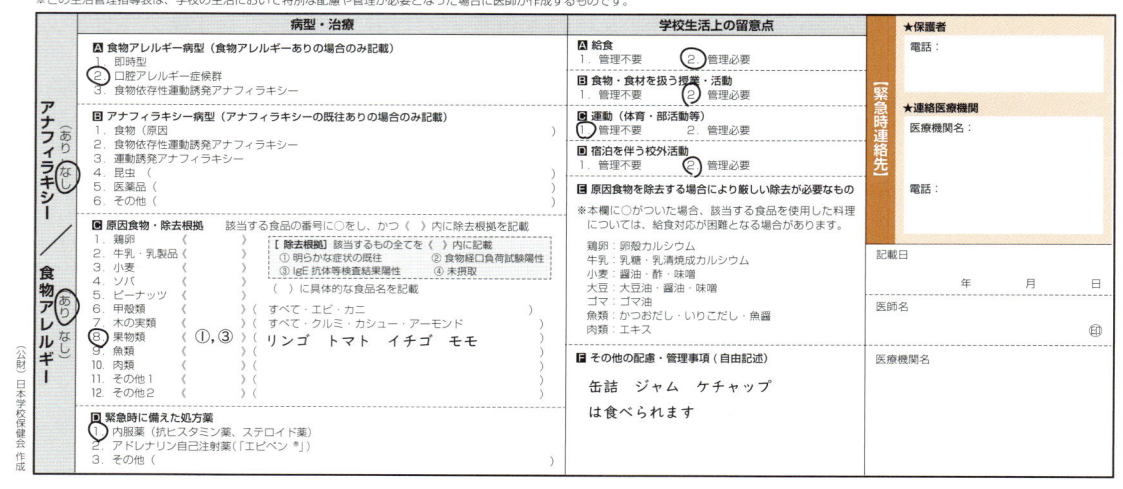

表 学校生活管理指導表（アレルギー疾患用）

図6　OAS患児の「学校生活管理指導表」の記載例

（公益財団法人日本学校保健会ホームページ．学校のアレルギー疾患に対する取り組みガイドライン（令和元年度改訂）：https://www.gakkohoken.jp/book/ebook/ebook_R010060/R010060.pdf より一部改変）

細な情報を収集しておく必要がある．病歴が曖昧で食べられない食品が多種にわたる場合は，アレルギー専門医に整理してもらう必要がある．過去にアナフィラキシーを起こした患者には，エピペン®の処方を考慮する．

5）学校における対応

　OAS患児の「学校生活管理指導表」の記載例を示す（図6）．患児は，5歳の春からアレルギー性鼻炎があり，7歳頃からりんごやトマトを食べると，口腔内にチカチカした違和感があると母親に訴えていた．しかしアップルパイやりんごのジャム，缶詰，トマトケチャップが食べられたことから，母親は当初アレルギーとは考えていなかった．ところが，いちごやももでも同様の症状がみられるようになったため，心配になり当院へ受診し，これらの食品そのものを使用した皮膚試験（プリック・トゥ・プリック試験）で陽性反応が確認され，OASと診断された．

　本症では通常，口腔症状は軽度で自然に治るが，口腔症状がつらい症例には抗ヒスタミン薬の内服を処方する場合もある．

食物依存性運動誘発アナフィラキシー（FDEIA）

［参考文献：56頁掲載］

1）食物依存性運動誘発アナフィラキシーとは

　食物依存性運動誘発アナフィラキシー（food-dependent exercise-induced anaphylaxis：FDEIA）は，原因食物を摂取して2時間後の運動によって，症状が誘発される疾患である[1]．原因食物の摂取のみ，あるいは運動のみでは症状は出現しない．

　乳児期に発症した即時型食物アレルギー症例の経口免疫療法中あるいは治療後に，原因食物を摂取後の運動により，アナフィラキシーが誘発されることがあることに留意しておく必要がある[2]．

2）発症機序

運動により，腸管からの食物抗原の吸収量が増加することが知られている．しかし，原因食物の摂取と運動負荷により必ず発症するわけではなく，食物の摂取量，運動強度，体調，気象条件，薬剤など種々の要因が発症に影響する[1]．

3）疫　学

1998 年[3] および 2012 年[4] の横浜市立中学校の生徒の調査では，有症率はそれぞれ 0.017%，0.018%（約 6,000 人に 1 人）で横ばいであった．小学生（2003 年）は，約 20,000 人に 1 人[5]，高校生（2001 年）は，約 12,000 人に 1 人の頻度であった[6]．初回発症のピークは，10 〜 20 歳代である．

アレルギー疾患の既往，あるいは現病歴を約 70% に認める．原因食物は，小麦が約 60%，甲殻類が約 30% と多いが，最近は果物や野菜の報告も増加している．また，複数の食物の同時摂取により発症する場合もある．

4）臨床的特徴

食後から運動開始まで 1 時間以内，運動開始から発症までは 30 分以内の発症が多いが，それ以降に発症することもある．学校等では昼休み時間や午後の体育の時間，あるいは部活動の時間まで注意を要する．

発症時の運動種目は，球技やランニングなど運動負荷の大きい種目が多い．その一方で，歩行や入浴中の発症例もある．小学生では，昼休みの外遊び（鬼ごっこなど）での発症例も少なくない．

症状は，じんましん，顔面腫脹など皮膚症状がほぼ全例に認められ，咳嗽，喘鳴など呼吸器症状は約 70%，血圧低下などショック症状は約 50% に認められる．FDEIA を疑って診断を進めないと，半数以上の症例が再発症を経験し，頻回に発症を繰り返す場合もある．長期的な予後は不明であるが，一度発症すると治癒は難しいと考えられている．

5）診　断

FDEIA の初回発症を予測することは，不可能である．したがって，運動中に皮膚症状を中心とした何らかの症状を呈したときには，本症を疑うことが非常に重要である．診断がついたら，発症を防ぐことが目標となる．

食後の運動中に何らかの症状，とくに皮膚や呼吸器症状を認めた場合は本症を疑う．問診では，発症時の症状，食事内容，食事と運動の間隔，運動の種類，運動後発症までの時間，同様のエピソードの有無，発症時の体調や薬剤服用の有無，即時型食物アレルギーに対する経口免疫療法中あるいは治療後か，アレルギー疾患の既往などについて確認する．

特異的 IgE 抗体検査や皮膚テストは参考になるが，確定診断には誘発試験，すなわち被疑食物の摂取後に運動負荷をかけ，症状の有無を確認することが必要である．原因食物が特定できた場合には，再発防止が可能となり，患児の QOL は確実に向上する．そのため本症を疑われた患者は，誘発試験が実施可能なアレルギー専門施設を受診することが望ましい．

しかし，誘発試験を実施すれば，必ず症状が誘発されるわけではなく，原因食物の確定に苦慮する症例も少なくない．その場合は，アスピリンの負荷前投薬，食物負荷量の増量や複数食物の同時負荷，原因食物の見直しについても検討する．

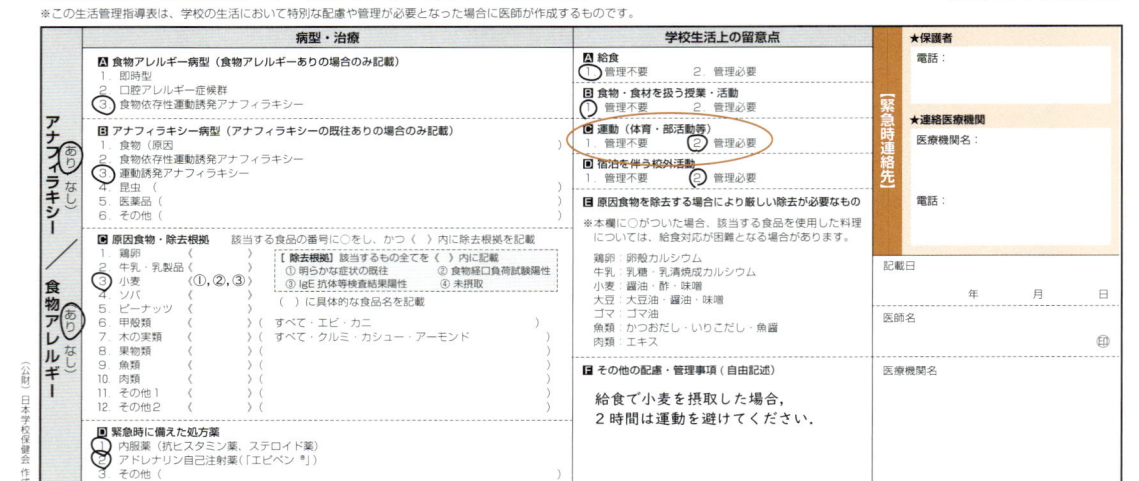

図7 食物依存性運動誘発アナフィラキシー例（原因食物：小麦）における「学校生活管理指導表」の記載例
本例は，原因食物を除去せず，原因食物を摂取時の運動を制限する対応を選択しているので，運動は「管理必要」となる（図中色丸印）．原因食物を除去して，運動を自由に行わせる対応を選択した場合は，原因食物を摂取しなければ発症しないので，運動は「管理不要」となる．
（公益財団法人日本学校保健会ホームページ．学校のアレルギー疾患に対する取り組みガイドライン（令和元年度改訂）：https://www.gakkohoken.jp/book/ebook/ebook_R010060/R010060.pdf より一部改変）

6）症状対応

　症状出現時の対応については，通常の即時型食物アレルギーと同様である（42頁参照）．軽度の皮膚症状や，口咽頭の違和感などの前駆症状が出現した段階で安静にし，抗ヒスタミン薬があれば内服させるとよい．症状が軽度であれば2時間ほど経過観察をして，症状が消失するのを確認する．しかし，全身のじんましん，強い呼吸器症状や消化器症状等が進行する場合は，ただちに医療機関を受診する．まして血圧低下，意識消失などのショック症状には，すみやかにエピペン®を投与し，救急を要請する．このため重症例や頻回発症例については，エピペン®を携帯させておく．

7）学校における対応

　学校での対応は，「原因食物の除去」あるいは「原因食物を除去せず，食後2時間程度は運動を控える」等となる．そもそも原因食物を摂取しなければ発症しないため，「原因食物の除去」をすれば運動制限の必要はなく，「原因食物の除去」と運動制限を組み合わせる過剰な対応とならぬよう注意する必要がある．

　本症の「学校生活管理指導表」の記載例を**図7**に示す．記載例は，原因食物が小麦で，IgE抗体検査ならびに誘発試験により確定診断され，「原因食物を除去せず，食後2時間程度は運動を控える」対応を選択した症例である．この場合，とくに小学校低学年では安静を守るのが難しく，再発症のリスクを伴うことに留意する．また，患者によっては原因食物を除去するよりも，かえって昼休みや体育の制限が加わることで，QOLが低下する可能性がある．「学校生活管理指導表」の運動に関する項目では，「原因食物の除去」の有無によって，記載が異なる．

　症状を繰り返しているにもかかわらず，もし医療機関未受診であれば，発症時の詳細な食事内容を持参のうえでの受診をすすめる．

成人に独特な食物アレルギー

［参考文献：56頁掲載］

1）アニサキスによる疾病

　アニサキスとは，回虫目アニサキス科に属する回虫の仲間で，魚介類を宿主とする寄生虫であり，胃アニサキス症の原因寄生虫である（図8）．寄生率の高い魚介類として，さば，さんま，いわし，あじなどの青背魚やさけ，いかなどが知られている．

（1）胃アニサキス症

　胃アニサキス症では，アニサキスが寄生した魚介類を摂取数時間後に，胃痛，嘔吐などの消化器症状をきたす．痛みのあるときに上部消化管内視鏡検査を行い，生きたアニサキスが胃の粘膜に刺入していることを確認することで診断される．刺入しているアニサキスを，内視鏡的に除去することで痛みは改善する．胃以外の腸管や他の臓器に迷入することもある．

（2）アニサキスアレルギー

　一方で，このアニサキスが，アレルギー症状の原因になることも知られている．アニサキスの寄生した魚介類を摂取した後に，全身性のアレルギー症状が引き起こされる病態である．アニサキスによるアレルギー症状は，成人では頻度が高い[1]．このため成人での魚介類摂取後のアレルギー症状では，魚類アレルギーと同時に常にアニサキスアレルギーの可能性を考える必要がある．

　胃アニサキス症による胃痛も，刺入そのものによる痛みではなく，刺入したアニサキスやそれ由来の分泌物に対するアレルギー症状であることがわかっており，アニサキスアレルギーと胃アニサキス症の病態は，互いに類似している面もある．

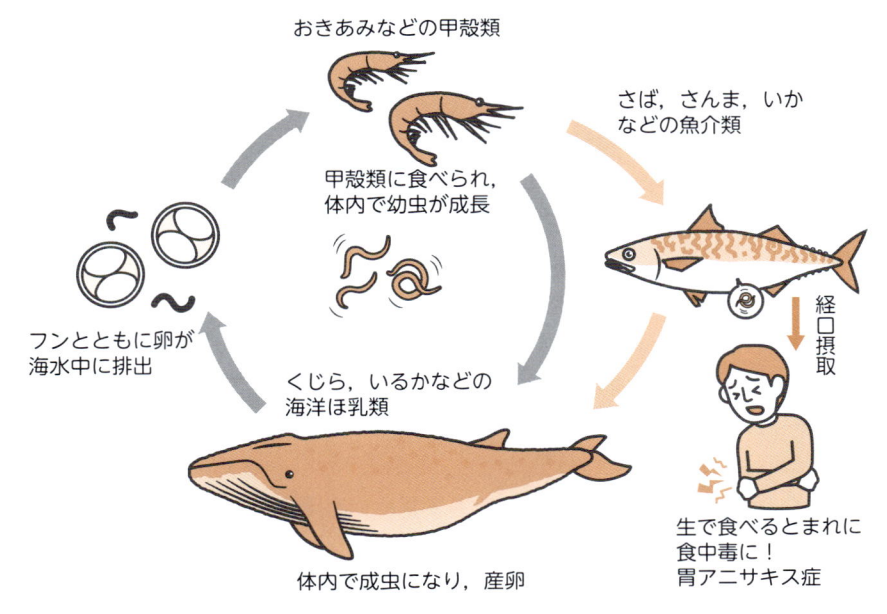

おきあみなどの甲殻類

さば，さんま，いかなどの魚介類

甲殻類に食べられ，体内で幼虫が成長

フンとともに卵が海水中に排出

経口摂取

くじら，いるかなどの海洋ほ乳類

生で食べるとまれに食中毒に！胃アニサキス症

体内で成虫になり，産卵

図8　魚介類に寄生するアニサキス

表6 魚介類摂取によるアレルギー様症状の鑑別診断

魚アレルギー	アニサキスアレルギー	ヒスタミン中毒
●成人の食物アレルギーでは頻度が低い. ●原因アレルゲンは小児と同様, パルブアルブミンやコラーゲンが多く, 加熱処理を行っても症状をきたす. ●症状や負荷試験結果に加え, 魚に対して皮膚検査や血液検査で IgE 抗体を証明することにより診断.	●成人では魚アレルギーよりも頻度が高い. ●魚の生食を頻回に行う人に発症しやすい. ●症状としては消化器症状を伴いやすい. ●診断には, 症状に加えアニサキス特異的 IgE 抗体価高値の確認が必要.	●まぐろ, さんま, さばなどのヒスチジンを多く含む魚が原因となりやすい. ●魚類の鮮度が落ちてくると, ヒスチジンがヒスタミンに変化し, その摂取によりアレルギー様症状が起こる. ●有用な検査は乏しいため, 詳細な病歴聴取により診断.

症状は生もしくは不完全な調理を行った魚介類を摂取した数時間後に, 腹痛, 下痢などの消化器症状が主体となり, じんましん, 呼吸困難, 血圧低下などを伴うアナフィラキシー症状をきたす例が多い. アニサキスが寄生した魚介類の生食（刺身, 寿司など）で起こることが多いが, アニサキスアレルゲンは, 加熱処理に対して安定なものも多いため, 加熱処理した魚介類摂取によりアレルギー症状をきたす可能性もある.

魚介類摂取に関連するアレルギー様の症状に関して**表6**にまとめた.

アニサキスアレルギー患者の食事指導に関しては, 広くコンセンサスの得られたものはない[2]. 一般的には, アニサキスが寄生している可能性が高い魚介類の摂取を控えるように指導する. 摂取回避指導により, 経年的にアニサキス特異的 IgE 抗体価が低下する症例が多い. 加熱処理した魚やいかであれば摂取可能な症例が多いが, どの患者が摂取可能であるかを判別する方法は現状ではない.

2）職業性曝露が関与した食物アレルギー

成人では, 調理業に関連して発症する職業性食物アレルギー患者も少なくない[3,4]. 調理で頻繁に同じ食物を触ること, また食物アレルゲンの含まれる蒸気等を継続して吸入することにより, 経皮感作もしくは経粘膜感作が起こる. 甲殻類, 魚類, そばなどが原因となることが多い. 手湿疹があると経皮感作をきたしやすく, 発症リスクが上昇する[5,6].

乳幼児期に発症した鶏卵, 牛乳などの食物アレルギー患児が, 高校生, 大学生になり, レストラン等のアルバイトで, 鶏卵や乳製品を頻繁に調理するようになり, 耐性化傾向にあった食物アレルギーが, 再度悪化したという例もある. 食物アレルギー患者は, アルバイトや就業の際には, 原因食物を頻繁に扱うような職種は避けたほうが無難であると筆者は考える.

3）化粧品使用に関係した食物アレルギー

化粧品や日用品（洗顔料や石鹸等）には, 食物由来の成分が使用されていることがある. これらを日常的に使用することにより, その成分に対してアレルギー反応を起こし, 最終的に経口摂取する食物にまでアレルギー症状をきたすようになる事例がある[7]. この病態は化粧品等の使用頻度が高い成人女性に発症することが多い.

「（旧）茶のしずく石鹸」の使用者において 2,000 名以上の小麦アレルギー患者が発生して, 2011 年に社会問題になった[8]. これは同石鹸の頻回の使用により, 石鹸に含まれていた加水分解小麦「グルパール 19 S」という小麦グルテン由来の成分に感作され, 小麦アレルギーを発症したものである. 洗顔時に問題の成分が眼球結膜に入り, アレルギー感作が成立した例が多かったため, 小麦摂取時も

眼瞼腫脹が主要な臨床症状となった例が多かった.

「茶のしずく石鹸」以外で，ここまで多くのアレルギー患者の発生を引き起こした製品はこれまでないが，ほかにも特定の製品でアレルギーが発症した少数の例はある.

4）食品添加成分への反応

　成人のアレルギー外来の実地臨床では，食品添加物や色素に対する過敏症状を主訴に来院する患者は少なくない．一方，原因不明のアナフィラキシーを精査する過程で，食品添加物や色素による IgE 機序の即時型症状を疑うこともある.

　食品添加成分の種類は無数にある．用途は色素や甘味料，乳化剤などさまざまである．アレルギー検査を行う場合も，成分そのものを入手することや，疑わしい成分の限定が困難で実質的に検査ができない例が多い.

　これまで IgE 機序のアレルギー症例が報告されているのは，コチニール色素（カルミン）[9]，エリスリトール[10,11]，魚コラーゲンなどである．原因成分を特定できた場合には，食品表示を確認して摂取を回避するように指導する.

　一方で食品添加成分への過敏症状を主訴に来院される患者の検査を行うと，圧倒的に皮膚テスト陰性の非 IgE 型の過敏症であるケースが多い．誘発される症状も，呼吸困難，気分不良，下痢，吐気，口内炎，動悸，咳嗽，喉頭閉塞感，ふらつきなどさまざまであり，非特異的で多彩な臨床症状をとり得る．皮膚テスト陰性であるため，個々の患者がどの添加成分に対して反応して，どの添加成分に対して反応しないかを，検査で客観的に示すことは難しい．したがって，実際には特定の成分を避けるのでなく，これまでの経験上，反応が起こりそうな既製品を全般的に除去せざるを得ないことが多い.

Bird-egg 症候群，Pork-cat 症候群，α-Gal 症候群

Column

　成人に独特な食物アレルギーとして，動物飼育に関連した食物アレルギーや動物の刺咬傷による食物アレルギーもある.
　Bird-egg 症候群は，セキセイインコやカナリアなどの鳥類を飼っている人がその羽毛や糞に感作され，鶏卵（おもに卵黄）アレルギーを発症する疾患である．卵黄由来の成分が羽毛の成分と交差反応して発症すると考えられている．成人の発症がほとんどである.
　Pork-cat 症候群は，ネコを飼っている人が先にネコの成分に感作され，豚肉アレルギーを発症する疾患である．ネコ由来の血液成分（血清アルブミン）が豚肉の成分と交差反応して発症すると考えられている．肉の加熱が十分でないと発症しやすい傾向がある.
　α-Gal 症候群は，マダニに刺された人がその成分（α-Gal）に感作され，畜肉アレルギーを発症する疾患である．α-Gal は哺乳類の肉に含まれており，畜肉（おもに牛肉）を摂取して 3 ～ 6 時間後に症状が誘発される傾向がある.

---

3 ····· 疫 学

［参考文献：57頁掲載］

1）食物アレルギーの有病率

（1）即時型

　食物アレルギーのもっとも代表的な病型は即時型であり，有病率調査は充実している.

　年齢ごとに有病率は異なり，乳児がもっとも高い．乳児期の大規模調査で 5 ～ 10%[1]，保育所を対象とした全国調査で 4.9%[2] などの報告がある．また学童期は文部科学省の調査で 6.3%[3]，日本学校

保健会の調査で 2.3% [4] とする報告がある．成人期の調査は少なく，一般的に学童期と同程度と考えられている．

有病率が年齢を経るごとに減少する理由としては，乳幼児期に多い主要原因食物である鶏卵，牛乳，小麦などが耐性を獲得していくからと考えられる．

(2) その他の病型

食物依存性運動誘発アナフィラキシー（food-dependent exercise-induced anaphylaxis：FDEIA）は，小学生で約 20,000 人に 1 人，中学生で約 6,000 人に 1 人，高校生で約 12,000 人に 1 人と報告されている [5,6]．花粉 - 食物アレルギー症候群（pollen-food allergy syndrome：PFAS）は，シラカバやオオバヤシャブシ花粉症の 20 〜 40% に，バラ科食物アレルギーを合併しているとする報告がある [7]．新生児・乳児食物蛋白誘発胃腸症（新生児・乳児消化管アレルギー）は，0.21% [8] と報告されている．いずれも即時型に比べると頻度は少ない．

2) 即時型食物アレルギーの実態

即時型食物アレルギーに関する疫学調査は，厚生労働省や消費者庁の研究として，定期的に全国規模で実施されている．対象は "何らかの食物を摂取後 60 分以内に症状が出現し，かつ医療機関を受診したもの" とされ，アレルギーを専門とする医師の協力を得て行われている．本稿では令和 3（2021）年に実施された解析を紹介する [9]．

(1) 年齢分布（図 9）[9]

0 歳が全体の 34.1% を占めもっとも多い．以降，年齢を経るに従って急激に減少していき，10 歳までおよそ 90% が累積する．即時型食物アレルギーの発症は圧倒的に小児，とくに乳幼児期に多いこ

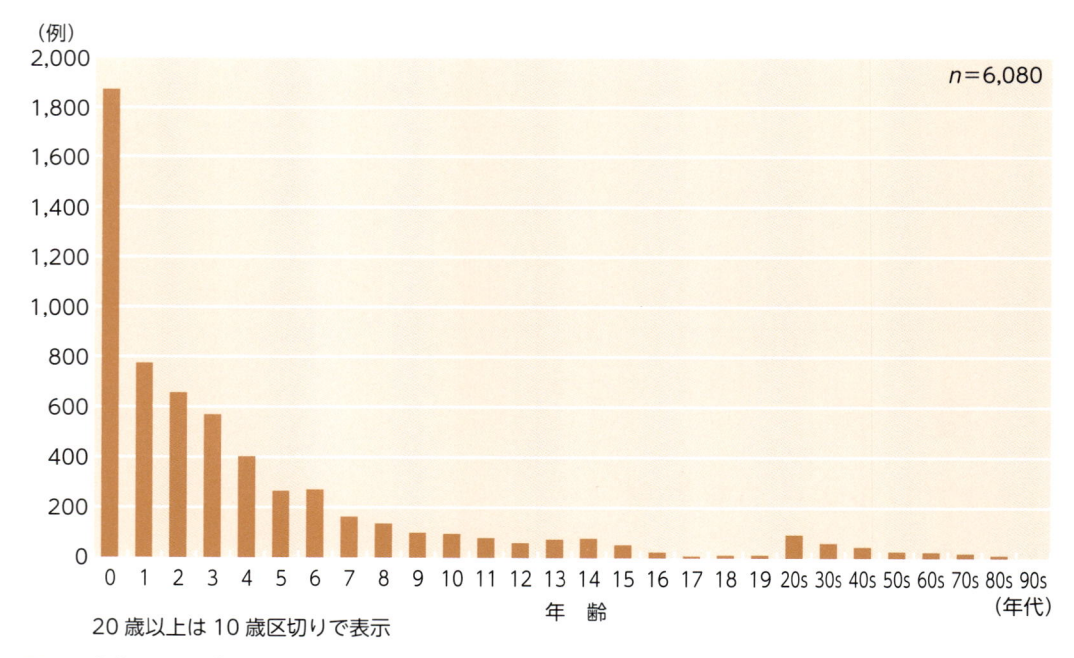

20 歳以上は 10 歳区切りで表示

図 9　食物アレルギーの年齢分布
（消費者庁．令和 3 年度食物アレルギーに関連する食品表示に関する調査研究事業報告書：2022 [9] より）

とがわかる．しかし 18 歳以上の成人も 5% 程度を占めている．成人食物アレルギーは，小児とは異なった特徴があるため最近注目されている．

(2) 原因食物

もっとも頻度の多い原因食物は鶏卵である．これまで 3 大原因食物は，鶏卵，牛乳，小麦といわれてきたが，今回の調査で 3 番目が木の実類に取って代わった．しかし，実際のところは木の実類は類で集計しているので，食品個別に集計するといまだ小麦が 3 番目に多い．4 番目がくるみ，5 番目が落花生（ピーナッツ）である．

以下魚卵，果物類，甲殻類，魚類，大豆，そばが上位の原因食物であり，これらで 96.3% を占める（**図 10**）[9]．つまり，わが国のほとんどの即時型食物アレルギーは，一部の特定の食物種が原因であるといえる．なお，木の実類はくるみとカシューナッツが多く，魚卵のほとんどはいくら，果物類はキウイやバラ科果物類（りんごやももなど）が多い．

年齢別に原因食物の内訳をみると，別の特徴があることがわかる（**表 7**）．0 歳児は鶏卵が 6 割，牛乳，小麦を合わせて 9 割を優に超える．それが 1 歳児になると，鶏卵が 3 人に 1 人でもっとも多いが，次は木の実類が 4 人に 1 人，そして魚卵が続く．2，3 歳になるとそれらに代わって魚卵が一番多くなり，4 ～ 6 歳は果物，7 ～ 19 歳は甲殻類や果物，20 歳以上は小麦が多くなる．このように新規発症する食物アレルギーの原因食物は年齢によって大きく異なるため，わが国の頻度の多い原因食物を単に鶏卵・牛乳・小麦と記憶してはいけない．

近年急激に増加しているのが，木の実類である．木の実類アレルギーと呼ばれることが多いが，実際には個別のアレルギーと考える．ただし 2 つ除去のペアがあり，くるみ（クルミ科クルミ属）とペカン（クルミ科ペカン属），カシューナッツ（ウルシ科カシューナッツノキ属）とピスタチオ（ウルシ科カイノキ属）はセットで除去する必要がある．なお，頻度はくるみが一番多く約半分，次がカシューナッツで約 1/5 程度を占める．急増の原因は定かではないが，わが国の消費量が急激に増加していることが一因である可能性はある．

また，果物アレルギーが 2，3 歳から増えはじめ，学童期を中心に増加する．これは花粉症に関連した花粉 - 食物アレルギー症候群（PFAS）が増加してきているためと考えられる．また，果物に加

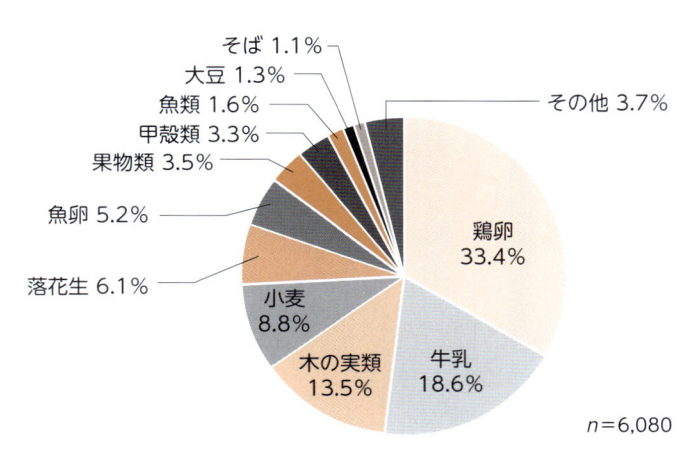

図 10　食物アレルギーの原因食物の内訳
（消費者庁．令和 3 年度食物アレルギーに関連する食品表示に関する調査研究事業報告書：2022[9] より）

表7　新規発症の原因食物

表7　新規発症の原因食物

年齢群ごとに5％以上を占めるものを上位第6位まで記載　　　　　　　（　　）例数

	0歳 (1,736)	1, 2歳 (848)	3〜6歳 (782)	7〜17歳 (356)	≧18歳 (183)
1	鶏卵 61.1%	鶏卵 31.7%	木の実類 41.7%	甲殻類 20.2%	小麦 19.7%
2	牛乳 24.0%	木の実類 24.3%	魚卵 19.1%	木の実類 19.7%	甲殻類 15.8%
3	小麦 11.1%	魚卵 13.0%	落花生 12.5%	果実類 16.0%	果実類 12.6%
4		落花生 9.3%		魚卵 7.3%	魚類 9.8%
5		牛乳 5.9%		小麦 5.3%	大豆 6.6%
6					木の実類 5.5%

（消費者庁．令和3年度食物アレルギーに関連する食品表示に関する調査研究事業報告書：2022[9]より）

え，落花生，木の実類，甲殻類，そばが学童期から成人期に新規発症数が増加する点で特徴的である．逆にいえば，乳幼児期に多い鶏卵，牛乳や魚卵は，学童期以降の新規発症は非常に少なくなる点も知っておくと，食事指導上有用である．

4 …… 食物アレルゲン

［参考文献：57頁掲載］

1）アレルゲンの基礎知識

（1）アレルギー反応の仕組みとアレルゲン

　アレルギーは，原因物質（アレルゲン）に対してIgE抗体がつくられること（感作）から始まる．リンパ球からつくられたIgE抗体は，皮膚・粘膜のマスト細胞や血液中の好塩基球の表面に結合する．そこにアレルゲンが結合すると，ヒスタミンやロイコトリエンなどが放出されてアレルギー反応が起きる．この反応を誘発するには，1つのアレルゲンに複数のIgE抗体が結合する必要がある（図11）．

　アレルギーは食物だけでなく，ダニ・花粉・動物・真菌なども原因となる．そのなかでIgE抗体が反応するおもなアレルゲン成分は，タンパク質である[注1]．アレルギー反応を起こす個々のタンパク質のことを，アレルゲンコンポーネントという．食物はそれぞれに数十種類のタンパク質が含まれるが，そのなかでもアレルゲンコンポーネントとなるタンパク質は数種類に限られる．アレルギー患者の半数以上でIgE抗体が検出されるアレルゲンコンポーネントを，主要アレルゲンという．

（2）タンパク質の構造とエピトープ

　タンパク質は，約20種類のアミノ酸が1列につながった鎖でできており，それが折りたたまれて

注1）タンパク質に結合した糖鎖や低分子の化学物質を認識するIgE抗体もある．

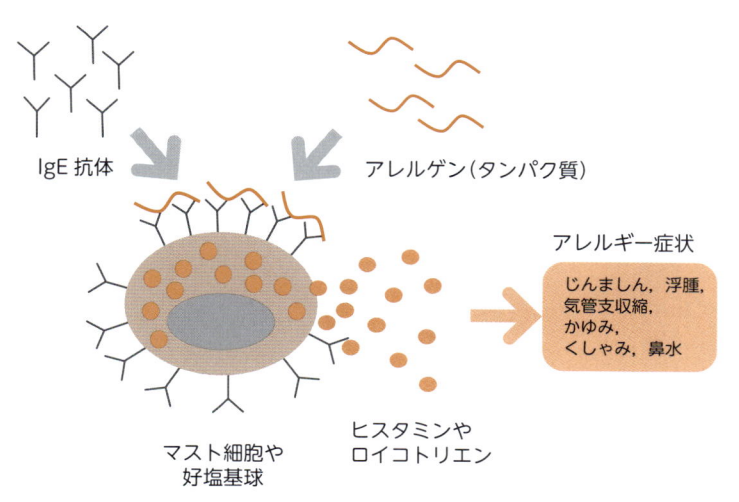

じんましん，浮腫，
気管支収縮，
かゆみ，
くしゃみ，鼻水

図11　アレルギー反応の仕組み
IgE抗体とアレルゲンがマスト細胞などの表面で結合すると，ヒスタミンなどが放出されてアレルギー反応が起きる．

立体構造をとっている．アレルゲンとなるタンパク質の多くは，100〜700個のアミノ酸がつながった大きさ（10〜70 kDa▶用語）をもつ．

　強固な立体構造をつくる仕組みとして，アミノ酸の1つであるシステイン同士の結合がある（SS結合，ジスルフィド結合）．この現象は，1つのタンパク質分子内で起きるだけでなく，複数のタンパク質が結合し合って大きな分子を形成すること（重合）にも関与する．

　IgE抗体は，アミノ酸の鎖のなかで，特定の並び順（アミノ酸配列）を認識して結合する．IgE抗体が結合する部位をエピトープという．1つのエピトープはアミノ酸6〜10個程度で決定されるが，それが立体構造とは関係なく，2次元で構成されるエピトープと，立体構造によって近づき合ったアミノ酸で構成される3次元の構造的エピトープがある（**図12**）[1]．

　異なるタンパク質であっても共通の構造をしたエピトープが存在すると，抗体は両者に結合する．これを交差抗原性と呼ぶ．それによってアレルギー患者が両方のアレルゲンに症状を認めることを，交差反応という．

（3）食物タンパク質の消化・吸収

　食物タンパク質は，胃や十二指腸で消化酵素の働きにより消化され，アミノ酸が数個つながった短い鎖（ペプチド），さらには単独のアミノ酸に分解される．アミノ酸1〜2個の小さな分子にまで分解されれば，IgE抗体が反応することはなく，アレルギー反応も誘発されなくなる（**図13**）．しかしごく一部のタンパク質は，エピトープの構造を保ったまま吸収され，血液を通って全身に到達してIgE抗体と反応し，アレルギー反応を引き起こす（Walzer反応▶用語）．

kDa▶キロダルトン．分子の質量を示す単位．
Walzer反応▶アレルギー患者の血清を健常者の皮下に注射しておき，翌日そのアレルゲンを食べると注射部位に紅斑や膨疹ができることを観察した歴史的な実験（1927年）で，摂取した食物アレルゲンが皮膚まで到達して反応することが証明されている．

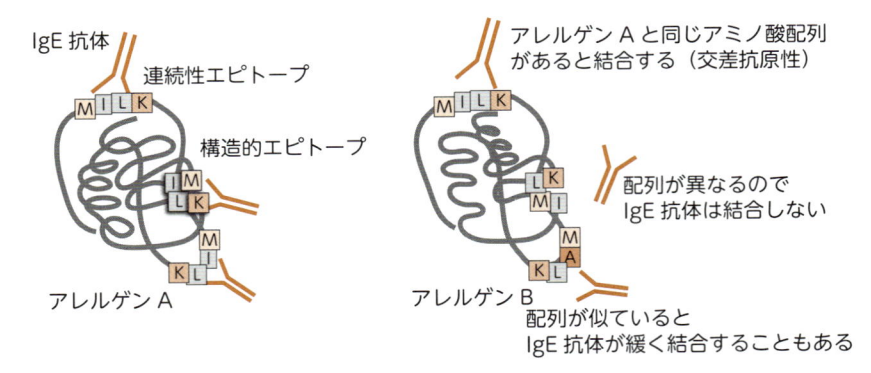

IgE 抗体は，アレルゲン A の特定のアミノ酸配列（エピトープ，図では MILK ）を認識して結合する．
別のタンパク（アレルゲン B）にも同じアミノ酸配列があれば，そこにも結合することがある．

図 12　アレルゲンエピトープと交差抗原性
（海老澤元宏，監修．今井孝成ほか，編集．新版 食物アレルギーの栄養指導：2018[1] より）

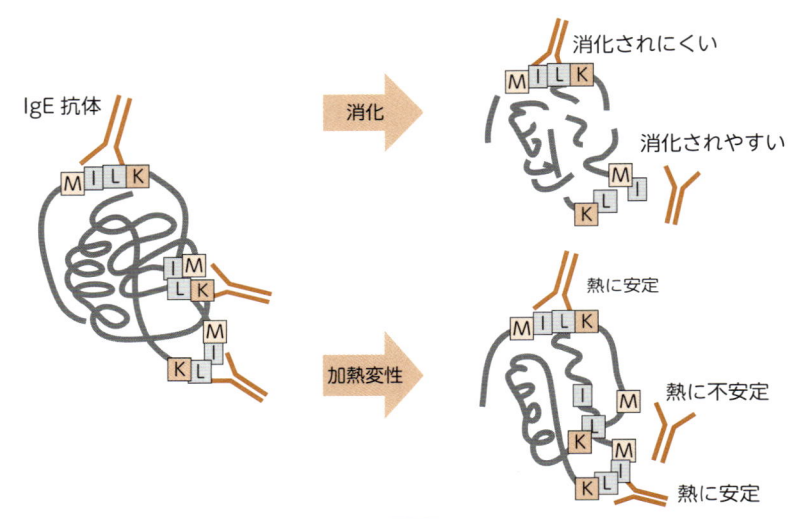

IgE 抗体は，特定のアミノ酸配列 MILK を認識して結合する．
変性や消化で配列が崩れると，結合できなくなる．

図 13　IgE エピトープと変性・消化による抗体結合能の低下
（海老澤元宏，監修．今井孝成ほか，編集．新版 食物アレルギーの栄養指導：2018[1] より）

（4）食物タンパク質の加工による変化と低アレルゲン化

　食物タンパク質は，消化だけでなく，加熱・加圧・酸処理などにより構造が変化（変性）し，抗原性が失われることがある（図 13）．

　たとえば牛乳タンパク質を酵素により加水分解して，IgE 抗体の結合を低下させた育児用ミルクは，牛乳アレルゲン除去調製粉乳（いわゆる低アレルゲンミルク）として利用されている．発酵食品のみそやしょうゆは，発酵過程でタンパク質がアミノ酸まで分解されるために，アレルギー反応を起こしにくい．

　製造工程で，魚肉の水さらしを行う水産練り製品（かまぼこなど）では，水溶性のアレルゲンが減少する．卵白の加熱によるタンパク質の変性・凝固は，アレルギー反応に影響することが知られてい

る．このように，食物の加工によってアレルゲン量が減ったり，変性・分解などによって IgE 抗体との反応性が低下し，その結果アレルギー反応が起きにくくなったりすることを，低アレルゲン化という．

2）食品中のタンパク質（アレルゲン）量（濃度）の定量とアレルゲン検出

食品中に含まれるタンパク質全体の量〔総タンパク質量（濃度）〕を知るためには，いくつかの方法がある．「日本食品標準成分表」の公用法であるケルダール（Kjeldahl）法は，食品中の窒素量から推定するのに対して，BCA（Bicinchoninic Acid）法やブラッドフォード（Bradford）法などは，吸光度を測定することによって，相対的な定量を行う．したがって，定量法は単純に比較することが難しく，目的に応じた解釈が必要である．以下に代表的な総タンパク質定量法，アレルゲン検出法を示す．

（1）ケルダール法

食品中の窒素量を定量し，窒素・タンパク質換算係数を乗じて求める燃焼方法．「日本食品標準成分表」のデータは，この方法によっている．窒素を含むすべての成分が，測定されるため，アレルゲンタンパク質量と必ずしも一致しない．窒素量あたり，0.1〜数百 mg の範囲で測定される．

（2）ローリー法，BCA 法，ブラッドフォード法

ローリー（Lowry）法と BCA 法は，タンパク質がアルカリ条件下で銅に還元反応を起こす原理を使用したもの．ブラッドフォード法は，タンパク質酸性条件下でクマシー色素と結合させ，色素の吸光度，変化を利用したものである．

いずれも，試料に含まれる総タンパク質量（濃度）を測定する標準的な方法で，10〜1,000 μg/mL[注2] の範囲で測定される．

（3）エライザ法

動物を免疫して得られた抗体を用いて抗原抗体反応させ，総タンパク質量を測定する方法．アレルギー食品表示制度を支えるために，公定法として国が認定したエライザキットが広く使われている．もともと食品中の微量のアレルゲン混入[注3] を検出する目的でつくられている．

エライザ（ELISA）法は，抗原に抗体反応するタンパク質を定量する点で，上記（1）（2）のような化学的測定法よりもアレルゲン量（濃度）を反映している．ただし，患者の IgE 抗体の反応性と必ずしも一致しないことを認識する必要がある．

（4）電気泳動法およびウエスタンブロット法

電気泳動法とは，抽出したタンパク質（混合物）を電気泳動（SDS-PAGE）させ，タンパク質の分子量の大きさの順に分離する方法である．どんなサイズ（分子量）のタンパク質が含まれるかを検出する．さらに，特殊な膜上に転写して，抗体（患者血清）を反応させ，患者の抗体と反応した抗原

注2）μg：マイクログラム．1,000 分の 1 ミリグラム．
注3）アレルギー表示では，食品 1 g（mL）当たり数 μg を超えるタンパク質が含まれるものを表示の基準としている．

タンパク質を検出する方法をウエスタンブロット，またはイムノブロットという[2]．

3) おもな食物アレルゲン（表8）

(1) 鶏 卵

鶏卵1個（Mサイズ殻付き58〜64g）には，30〜40gの卵白と20gの卵黄が含まれる．ゆで卵白にはタンパク質が11.3%含有され，それがおもなアレルゲンとなる．卵黄タンパク質の大部分は脂質を結合したリポタンパク質で，アレルゲンである頻度は低い．

卵白タンパク質の54%を占めるオボアルブミンは，生卵ではアレルギー反応を引き起こすが，加熱すると凝固・変性によりアレルゲン性が低下する．卵白タンパク質の11%を占めるオボムコイドは，加熱しても凝固せず，消化酵素にも比較的安定であるため，アレルゲン性は低下しないとされる．オボトランスフェリン，リゾチームもアレルゲン性のあるタンパク質で，リゾチームは市販のかぜ薬に含まれることがある．

鶏卵アレルゲンは，加熱によって反応性が低下することが特徴である[3]．鶏卵の卵白は，うずら卵白とは交差抗原性があるが，交差反応は決して高頻度ではない．鶏肉や魚卵とは交差性はない．

(2) 牛 乳

牛乳には，3.3%のタンパク質が含まれる．そのなかの80%を占めるカゼインと，10%を占めるβ-ラクトグロブリンが，代表的なアレルゲンとなる．これらの成分は，ひつじややぎ，その他の動物のミルクにも共通に含まれる．主要アレルゲンであるカゼインは，特定の立体構造をもたないタンパク質で，加熱によってアレルゲン性が低下しない反面，消化酵素による分解を受ける．ヨーグルトは，

表8 代表的な食物アレルゲンコンポーネント

アレルゲン食品	代表的なアレルゲンコンポーネント		
鶏卵	オボムコイド*，オボアルブミン，リゾチーム，オボトランスフェリン		
牛乳	カゼイン*（α_{s1}，β，κ），β-ラクトグロブリン*，α-ラクトアルブミン*		
小麦	グリアジン（α，β，γ，ω-1，2，5*） グルテニン（高分子量，低分子量） α-アミラーゼ/トリプシンインヒビター		
ピーナッツ，豆類 木の実類，種実類 （ごまなど）	貯蔵タンパク質	プロラミン：2Sアルブミン（ピーナッツ Ara h 2*，くるみ Jug r 1*，カシューナッツ Ana o 3*など） クーピン： 7Sグロブリン，11Sグロブリン	
	汎アレルゲン：Bet v 1 ホモログ：PR-10（大豆 Gly m 4*など） プロフィリン，脂質輸送タンパク質（LTP），糖鎖抗原：CCD		
そば	貯蔵タンパク質：プロラミン：2Sアルブミン クーピン：7Sグロブリン（ビシリン）		
果物，野菜	汎アレルゲン：Bet v 1 ホモログ：PR-10， プロフィリン，脂質輸送タンパク質（LTP） アクチニジン（キウイフルーツ），ソーマチン様タンパク質（キウイフルーツ） クラスⅠキチナーゼ（バナナ，くり，アボカド） ジベレリン制御タンパク質：GRP（もも，りんご）		
魚類	パルブアルブミン，コラーゲン		
甲殻類・軟体類・貝類	トロポミオシン，ミオシン軽鎖，アルギニンキナーゼ，カルシウム結合性筋形質タンパク質		
肉類	血清アルブミン，グロブリン，galactose-α-1, 3-galactose（α-gal）		

*保険診療で血液検査（特異的IgE抗体検査）ができるもの

乳酸菌を用いて牛乳を発酵させるが，カゼインは酸によって凝固するものの分解されないため，発酵による低アレルゲン化は期待できない．

　牛乳アレルゲンは，食品に含まれる牛乳タンパク質の量に基づいて考えることができる．たとえば，脱脂粉乳は牛乳の10倍濃度のタンパク質を含有し，バターは牛乳の約1/5のタンパク質含有量と計算できる．チーズは製法によるタンパク質含有量の違いが大きい．また，発酵が進むと青カビチーズなどでは，一部タンパク質分解が進むが，チラミン等の薬理活性物質が蓄積することもあり，頭痛や顔面紅潮などの食物不耐症状を引き起こす可能性がある．

（3）小　麦

　小麦の特徴は，水を加えてこねると粘弾性のあるグルテンを形成することである．グルテンの成分であるグリアジンとグルテニンは両者がほぼ同量含まれ，小麦タンパク質の80%以上を占める．グリアジンはさらにα，β，γ，ω（オメガ）の4タイプに，グルテニンは高分子量・低分子量の2タイプに分けられ，それぞれがアレルゲンコンポーネントとなる．

　グルテンは，グルテニン分子がSS結合によって重合し，そこにグリアジンが粘着して大きなかたまりとなったものである．グルテンを加熱すると分子間の結合はさらに強くなり，高温で加熱すればクッキーのように固くて水に溶けにくくなる．

　小麦アレルゲンを代表するω-5グリアジンは，小児の即時型小麦アレルギーの主要アレルゲンであり，かつ成人の小麦依存性運動誘発アナフィラキシーの原因アレルゲンとしても同定された．

　一方，加水分解小麦タンパク質を含む石鹸で経皮感作され小麦依存性運動誘発アナフィラキシーを発症した患者[注4]では，ω-5グリアジンは反応せず，γ-グリアジンなどがおもな原因アレルゲンとなる．また，小麦粉を吸入すると喘息発作を起こすパン職人喘息（Baker's asthma）の患者では，水溶性たんぱく質であるα-アミラーゼ/トリプシンインヒビターがおもなアレルゲンとなる．このように，小麦アレルギーには多くのコンポーネントが関与して，それぞれ異なる病態をもたらしている．

（4）大　豆

　大豆はマメ目マメ科の植物で，ピーナッツ，いんげん，そらまめ，レンズまめ，えんどう，あずきなどと同じ科に属する．貯蔵タンパク質と呼ばれるタンパク質が主要なアレルゲンである．豆類相互の交差反応は少なく，すべての豆類を除去する必要がある患者は少ない．

アレルゲンコンポーネント

　食物アレルギーは食物の特定のタンパク質が特異的IgEと結合することで症状が誘発される．食物にはアレルギーの原因となりうるタンパク質が多数含まれており，そのひとつひとつのタンパク質をアレルゲンコンポーネントという．たとえば，卵白の代表的なコンポーネントにオボムコイドやオボアルブミン，牛乳にカゼイン，小麦にω-5グリアジン，大豆にGly m 4などがある．患者によってアレルゲンとなるタンパク質は個々に異なるため，コンポーネント特異的IgE検査の結果は診断の補助となる．

注4）（旧）茶のしずく石鹸による健康被害で知られている．18頁参照．

大豆はさまざまな食品に加工され，タンパク質含有量にも大きな幅がある．大豆を生で食べることはなく，加工や調理に伴うアレルゲン性の変化はほとんど評価されていないので，タンパク質含有量に従って摂取量を判断する．

みそとしょうゆは，醸造過程でタンパク質がアミノ酸まで分解されるため，アレルゲン性は大きく低下する[注5]．大豆油はタンパク質の残存がきわめて少ないため，基本的に除去の必要はない．納豆もタンパク質分解によってアレルゲン性が低下するが，一方で発酵の過程で生ずる粘性物質（ポリガンマグルタミン酸）によって遅発型アナフィラキシーを起こす症例の報告がある．

（5）魚類・魚卵

魚の主要アレルゲンは，魚肉の主成分となるパルブアルブミンである．魚種による構造の違いが少ないため，魚アレルギーの人の多くは，複数の魚に反応する．魚肉中のパルブアルブミン含量は魚種によって異なり，うなぎ 10.2，きんめだい 6.9，まさば 2.4，かつお 0.25，めばち 0.33（mg/g）と 40 倍もの開きがある．魚の部位によっても，パルブアルブミンの含有量は大きく異なる．

魚のコラーゲンも，アレルゲンとなることがある．ゼラチンはコラーゲンが分解したタンパク質だが，食用ゼラチンの多くは動物（牛骨）由来であり，魚のコラーゲンとは交差反応を起こさない．

魚卵のなかではイクラアレルギーが圧倒的に多く，たらこや加熱して食べるししゃもの卵アレルギーは少ない．魚卵は，鶏卵や魚肉とは交差反応を示さない．

（6）甲殻類・軟体類・貝類

えび・かに，たこ・いか，あさり・ほたてなどの主要アレルゲンは，筋肉を構成するトロポミオシンである．熱に安定で，塩濃度が高い溶液には溶ける性質がある．甲殻類の間では，強い交差抗原性を示す．ダニやゴキブリなど節足動物の筋肉にもトロポミオシンが存在し，甲殻類と交差抗原性がある．しかし，これら節足動物のトロポミオシンがどこまでアレルギー反応に関与しているかは解明されていない．

（7）ピーナッツ

ピーナッツ（落花生，地豆）は，マメ目マメ科の植物である．ピーナッツをはじめ，豆類・種実類では共通して，貯蔵タンパク質と呼ばれるタンパク質が主要アレルゲンである．貯蔵タンパク質は，ローストするとアレルゲン性が増強する．このため，微量でも強いアレルギー症状を引き起こすようになる．貯蔵タンパク質のなかで 2S アルブミンと呼ばれるタンパク質は，もっとも症状誘発に関与しており重要である．ピーナッツの 2S アルブミンである Ara h 2 に対する特異的 IgE は，血液検査で調べることができる．2S アルブミンは，大豆や木の実類にも含まれるが，交差反応を起こしにくい．そのため，ピーナッツアレルギー患者が，大豆・木の実類アレルギーを合併することは少ない．

（8）種実類・木の実類

木の実類には，強いアレルギー症状を誘発する患者が存在する．またくるみは同じクルミ科に属するペカンと，カシューナッツは同じウルシ科に属するピスタチオと，それぞれ強い交差反応を起こ

注5）食品成分表にはアミノ酸も検出するケルダール法に基づいた結果が示されるため，豆みそのタンパク含有量は 17.2％ と記載されている．

す．しかし，ピーナッツを含めてその他の木の実間との交差反応は少なく，それぞれの木の実についてアレルギーの有無を確認する必要がある[4]．症状誘発に強く関与する貯蔵タンパク質の2SアルブミンであるくるみのJug r 1，カシューナッツのAna o 3に対する特異的IgE抗体検査が，臨床でも使用されている．

ハシバミ（ヘーゼルナッツ）はカバノキ科に属する．他の木の実と異なり，主要アレルゲンは，同じカバノキ科の樹木であるシラカバやハンノキ花粉と交差反応を起こすことがある．この場合は，血液検査値が高くても，症状はOASにとどまることが多い．

ごまも特異的IgEが陽性を示す患者は多いが，抗体価の高さにかかわらず真のごまアレルギー患者はその一部に留まる．症状誘発に関与する主要アレルゲンは貯蔵タンパク質の2SアルブミンSes i 1であり，IgE抗体検査の臨床応用に向けて研究が進んでいる．

(9) 果物・野菜

果物アレルギーの多くは，花粉抗原に対してつくられたIgE抗体が果物や野菜に交差反応する花粉-食物アレルギー症候群（pollen-food allergy syndrome：PFAS）（11頁参照）である．本症に関与するアレルゲンコンポーネントは，植物の生体防御タンパク質であるPR-10や細胞骨格を保つプロフィリンなどである．これらコンポーネントは，一般的に全身症状を誘発せず，口腔症状のみを呈することが多く，こうした状態を口腔アレルギー症候群（oral allergy syndrome：OAS）という（11頁参照）．大豆において，カバノキ科花粉由来のPFASを発症することがあり，大豆のPR-10であるGly m 4特異的IgE抗体検査が臨床でも使用されている．

一方，特定の果物だけに反応してアナフィラキシーを起こすタイプの果物アレルギーも存在する．キウイフルーツでは，アクチニジンやソーマチン様タンパク質，バナナ・くり・アボカドではクラスIキチナーゼがアレルゲンとなる．クラスIキチナーゼはラテックス抗原（Hev b 6.02）と交差反応によってラテックスアレルギー患者に症状を誘発することがある（13頁参照）．

ももやりんご，柑橘類によるアナフィラキシーの原因アレルゲンとして，ジベレリン制御タンパク質（gibberellin-regulated protein：GRP）が同定された．GRPは加熱をしてもアレルゲン性が低下しにくい特徴がある．

(10) そ　ば

主要アレルゲンとして貯蔵タンパク質である2Sアルブミンや7Sグロブリン（ビシリン）などが同定されている．これらは水溶性のため，ゆで汁や湯気にも含まれて症状を誘発することがある．そばアレルギー患者が，他の穀物に交差反応することはない．

(11) 肉類・いも類・その他

肉の主要アレルゲンは，血液中に含まれる血清アルブミンとグロブリンである．熱に不安定で凝固しやすいため，十分に加熱調理した肉でアレルギー症状を起こすことはまれである．鶏肉，豚肉，牛肉はそれぞれアレルゲンが異なる．

牛肉・豚肉による遅発アナフィラキシーの原因アレルゲンとして，畜肉に含まれるオリゴ糖（α-gal：ガラクトース-α-1，3-ガラクトース）が同定された．感作の原因の1つとしてマダニ咬傷（マダニにかまれると，マダニの体内に存在するα-galがヒトの体内に入り抗体をつくり感作される）が報告されている．

いも類は，類としてまとめて除去する必要はない．また生のやまいも（とろろいも）に含まれるシュウ酸カルシウム結晶によってアレルギー様の症状が出ることがある．加熱したやまいもにも反応したり，やまいもの血液検査が陽性を示すことでおおよそ区別することができる．

種子には糖タンパク質が多く含まれる．糖タンパク質の糖鎖（cross-reacting carbohydrate determinant：CCD▶用語）は，植物で共通の構造をしているために交差抗原性があるが，実際に症状を起こす力は弱い．

タンパク質ではない低分子の糖アルコールであるエリスリトールも，まれではあるが生体内のタンパク質と結合してアレルゲンとなることが知られている（90頁参照）．

5 ⋯⋯ 病歴の把握と検査

［参考文献：57頁掲載］

食物アレルギーの適切な管理，栄養指導には正しい診断がすべての出発点となる．しかし，年齢によって，またアレルゲンによって，症状や経過には大きな違いがあるので，単純な「診断基準」といったものにまとめることはできない．本稿では，一見ではみえにくい食物アレルギーの「謎」を読み解く臨床の「コツ」について，解説したい．

1）病歴の把握

食物アレルギーの診断に，まず大切なのは詳細な問診である．

最初は受診理由をしっかりくみ取る必要がある．**表9**に問診のポイントを示す．すでに診断がついている場合は希望に応じた対応をするが，食物アレルギーが疑われて，または心配で受診した際には，これまでの摂取歴，誘発症状があればそのエピソードをうまく聞き出すことが重要である．

単一の食物を摂取した後，すぐにアレルギー症状が出現すれば診断に迷うことはあまりない．しかし実際には複数の食物を食べているため，本人や保護者の記憶に頼って病歴を確認しなくてはならない．保護者の覚えているままに聞き出すだけでは，重要な事項を見逃す可能性があるため丁寧な問診技術が必要である．

軽微な症状なのか重篤な症状であるのか，摂取量は多いのか少ないのかなどの把握はその後の診断

表9 問診のポイント

受診理由をしっかりくみ取る	・湿疹で血液検査をしたら除去といわれた． ・食べたらアレルギー症状が出た． ・心配で採血したら陽性と出た． ・アレルギーが心配． ・保育園，幼稚園で書類が必要といわれた． ・かかりつけ医から，負荷試験ができないといわれた． ・経口免疫療法を受けたい． ・友だちにすすめられた．
不安に思っていることは何か	・自分の子どもにアレルギーがあってこれから先が心配． ・何を食べさせたらいいのかわからない． ・いつアナフィラキシーが起こるかと思うと怖い． ・保育所，幼稚園，学校での対応．

CCD ▶花粉・穀物・豆類の糖タンパク質に共通して含まれる糖鎖構造．IgE抗体が結合する性質をもっているが，アレルギー反応を起こすことはない．

や負荷試験の適応判断の材料になるため重要である．誘発症状は各臓器別に，時間経過とともに，こちらから確認するように聴取する．また，病歴の聴取や病態に特徴があるため，以下に年齢別に述べる．

（1）乳児期

①悪化の状況の聞き取り

乳児期の食物アレルギーは，乳児湿疹またはアトピー性皮膚炎の病歴から疑われる場合と，離乳食の摂取で誘発された即時型の症状から疑われる場合がある．食べると湿疹が悪化するとの訴えも少なくないが，実はよだれや汗などによる皮疹の悪化であることも少なくない．手や口周囲など食物の接触による皮疹の悪化を食物アレルギーと思い込み，多抗原の除去をしてしまう場合があるので注意が必要である．とくに，アトピー性皮膚炎のコントロールが不十分な場合には，ちょっとした刺激で容易に皮疹が悪化する．また即時型症状のようにみえて，単に食事がうまく飲み込めずむせていることもある．体重の変化を母子手帳の成長曲線で確認することも重要である．まれではあるが，親が食物アレルギーを過度に心配するあまり，十分な離乳食を与えられずに体重増加不良を認める場合もあるため注意が必要である．

②除去状況の聞き取り

乳児期の食物アレルギーは鶏卵，牛乳，小麦の頻度が高く[1]，これらは離乳食を進めていくうえで頻用されやすい食材であることから，詳細に尋ねることが重要である．

保護者が離乳食で除去しているつもりでも，実際には加工品などで摂取している場合がある．たとえば，鶏卵を食べていないといっても，ロールパンやはんぺんを食べていたり，牛乳を飲んでいないといっても粉ミルクを飲んでいたり，食べているソーセージやハム，チョコレートなどに牛乳が含まれていたり，麩が小麦からできていると知らなかったりする場合がある．また，小麦や大豆アレルギー児のしょうゆ，鶏卵アレルギー児の鶏肉など，原因食物であっても除去が不要，あるいは原因食物と関連が弱いものまで除去していないかどうかも確認する．部分除去の場合は，現在の摂取状況も聞き取る．原因食物と全く関係がないピーナッツ，木の実類，そば，甲殻類などが未摂取であることも多いため確認しておく．

母乳栄養児の場合は，母親自身がどの程度鶏卵，牛乳，小麦を摂取しているかも尋ねるが，実際に母親の食事制限が必要であることは少ない．

③加工・調理状況の聞き取り

食物によっては加工・調理状況次第でアレルギーが出ないことがある．鶏卵は加熱の影響を強く受けるので，鶏卵アレルギーを疑うときはどの程度加熱されていたかを必ず聞き取る．たとえば卵がゆを摂取してじんましんのエピソードがあっても，加熱が不十分であったことが原因である場合も考えられる．

④新生児・乳児食物蛋白誘発胃腸症（新生児・乳児消化管アレルギー）

食後すぐから数時間後の消化器症状（嘔吐，下痢，血便）や，経過中の体重増加不良があるときには新生児・乳児食物蛋白誘発胃腸症（新生児・乳児消化管アレルギー）の可能性もある．新生児期には牛乳由来のミルクが原因となることが多いが，離乳食開始後は卵黄などを食べた後頻回の嘔吐を認める症例が近年増加している（6頁参照）．

（2）幼児期以降

　この年齢になれば，鶏卵，牛乳，小麦などのアレルギーの有無はすでに判明していることが多い．3〜6歳の新規発症の原因食物としては，木の実類，魚卵類，ピーナッツ，果物類が多い．木の実や魚卵などは単純にはじめて摂取して予期せず症状が出現する場合が多い．木の実は，とくにくるみの頻度が高いが，くるみが原因であってもペカンを除く他の木の実は摂取できることが多いため，アーモンド，カシューナッツ，ヘーゼルナッツなどそれぞれの木の実の摂取歴を聞き取る必要がある．また果物ははじめて摂取して判明する場合と，口腔アレルギー症候群（以下，OAS）（11頁参照）を発症し，これまで摂取できていたものに症状を呈する場合がある．一般に，乳児期発症の鶏卵，牛乳，小麦アレルギーは成長とともに耐性化していくことが多いが，幼児期以降に発症がわかった例には耐性化するものと，困難なものが混在する．

（3）学童期以降

　この年齢の新規発症の原因としては，果物類，甲殻類，木の実類，小麦が多い．甲殻類や小麦は食物依存性運動誘発アナフィラキシー（以下，FDEIA）（14頁参照）の場合があり，果物についてはOASとFDEIAの両方の病態が存在する．OASの病態の確認には，果物であれば非加熱のみで症状が誘発されているのかどうかを聞き取るとよい．FDEIAを疑う場合には，摂取して無症状のときもあるかどうかなどを確認する．その場合，食後に運動して症状が誘発されたかどうかだけではなく，入浴や空腹時，体調不良などがなかったかを確認する．

　木の実類は，幼児期同様に疑われた木の実の種類を積極的に聞き取り，後述するように特異的IgE抗体検査結果を参考にしながら，未摂取の木の実があれば負荷試験を検討するなどして食べられるものと除去すべきものを判断していく．

　即時型症状のエピソードから数年以上経過している場合は，そのエピソードの重症度や原因食物にもよるが，とくに鶏卵，牛乳，小麦は自然に耐性獲得が進んでいる可能性がある．このため，たとえアナフィラキシーの既往があったとしても，詳細に聴取して耐性獲得の可能性を見極め，負荷試験へつなげる．

2）検　査

（1）特異的 IgE 抗体検査

　特異的IgE抗体検査は診断の参考になるエビデンスが増えており，もっとも利用しやすい．しかし，あくまでも「感作」をみる検査であり，これだけで原因として診断はできないことを忘れてはならない．

①検査法の種類

　現在，臨床の現場で広く用いられているのはサーモフィッシャーサイエンティフィック社のイムノキャップ®（Fluorescence-Enzyme Immunoassay：FEIA）であり，特異的IgEを高感度に検出する．またシーメンス社のアラスタット3g Allergy®（以下，アラスタット3g®）も現在臨床で用いることができる．この両者はほぼ同等の精度があるが，鶏卵などは測定値にずれが生じるため注意が必要である[2,3]．たとえば，イムノキャップ®での卵白 0.35 U_A/mL はアラスタット3g®では 1.5 IU_A/mL，同様に 30 U_A/mL は 106.71.5 IU_A/mL に相当するなどの違いがある．検査結果をみただけでは

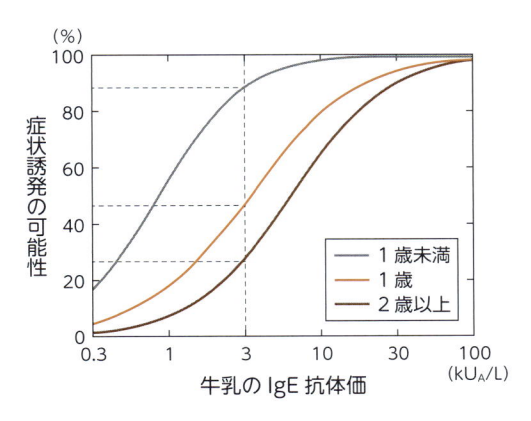

図14　プロバビリティカーブの例（イムノキャップ®値と症状誘発の可能性）
（厚生労働科学研究班．海老澤元宏，研究代表者．食物アレルギーの診療の手引き 2023：2024[6] より）

しばしば測定法が明記されないことがあるが，IgE 抗体の濃度を表す単位の表記がイムノキャップ®は U_A/mL（kU_A/L），アラスタット 3g® では IU_A/mL で区別できる．特異的 IgE 抗体価の経時的な変化は同じ検査法で評価するのが望ましいが，医療機関が変わることによる検査法の変更などもあるため，抗原ごとの換算表を参考にしていく．

　マストイムノシステムズ V®（日立化成），View アレルギー 39®（サーモフィッシャーサイエンティフィック社），ドロップスクリーン A-1®（日本ケミファ）は，同時に多項目の特異的 IgE 抗体を測定できることを特徴としている．View アレルギー 39® は精度は十分ではないものの，抗原によってはイムノキャップ® と相関が強いものもある[4]．ドロップスクリーン A-1® は 20 μL の血液で 30 分で結果が判明することから気軽に検査されやすい．しかし，あくまでもスクリーニング検査としての位置づけであり，後述するプロバビリティカーブに当てはめることはできず，食物アレルギーの診断や臨床経過の評価に用いることは推奨できない．

②プロバビリティカーブ

　特異的 IgE 抗体検査結果を解釈するために，プロバビリティカーブを参考にする．プロバビリティカーブとは，測定値に対する症状誘発の確率を多変量解析したものである．たとえば，Komata らのカーブ[5]（**図14**）では，牛乳の IgE 抗体価 3.0 kU_A/L の場合，症状誘発する可能性は 1 歳未満の児では約 90％，1 歳児では約 50％，2 歳以上の児では約 30％であることを示す[6]．症状誘発率が 95％はほぼ陽性と考えられるので，95％ 陽性予測値として，負荷試験が不要とする基準に用いられることがある[7]．プロバビリティカーブは負荷試験の予測に有用であるが，以下の点に留意のうえ，結果を解釈することが大切である．

a. 対象者

　どのような対象集団で算出されたかに留意する．たとえば解析にアレルギーではない児を含むのか，それとも負荷試験を行った児だけを対象にするのかで異なったカーブになる．例を**図15**に示す．図15A に示すとおり，負荷試験を行ったか明らかな誘発症状の既往がある鶏卵アレルギー児のみを対象とすると，特異的 IgE が陰性の児はほとんどない集団となる．これに対し，図15B では，採血ボランティアの集団は逆に特異的 IgE が陽性の児はほとんどいないので，プロバビリティカーブをつくると大きく異なる傾向となる．この 2 つの集団をあわせるとまた別のカーブになる（図15A+B）．

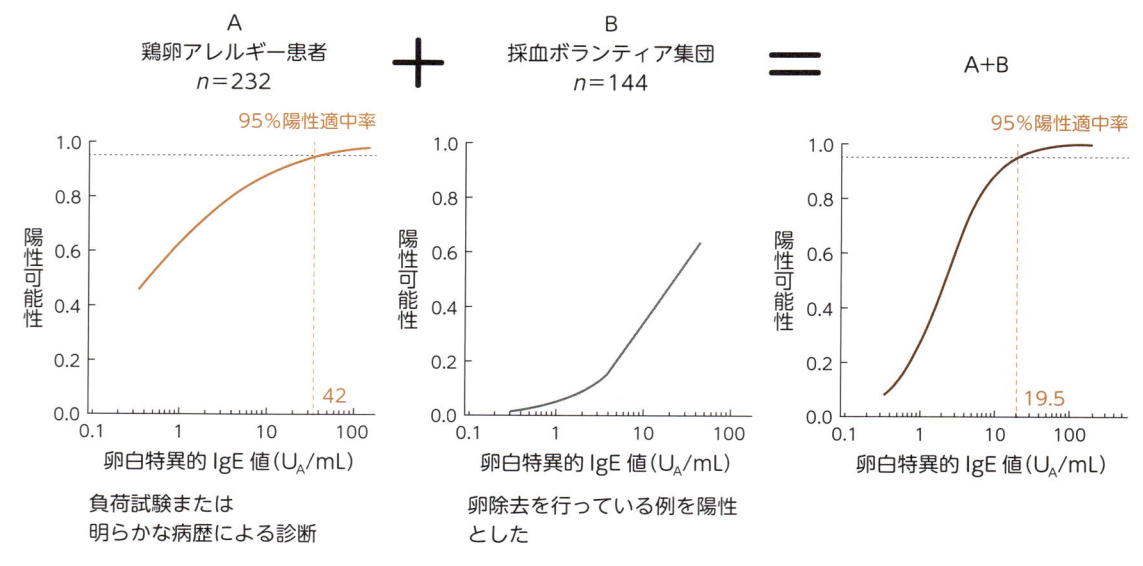

図15 プロバビリティカーブの集団による違い

b. 判定方法や検査時期

食物アレルギーあり，なしの基準を負荷試験により決定しているのか，明らかな誘発症状の既往によるのか，またその判定している時期から採血までの期間はどの程度あいているのかなどが影響する．たとえば誘発症状の既往では，加熱がやや不十分な鶏卵を摂取して皮膚症状が出現して陽性の扱いになっても，加熱卵であれば陰性の扱いになっている可能性もある．また，判定時期と検査した時期があけばあくほど，検査結果の信頼性は落ちるため，カーブの信頼性も変わってくる．

c. 負荷試験の方法

鶏卵の摂取の可否は加熱の影響を強く受けるので，加熱卵なのか，非加熱卵なのか，加熱といってもどの程度加熱されているかで大きくカーブは異なる．また負荷量 1/2 個なのか，1/8 個なのかでもカーブは異なる．最近は負荷試験の方法も単回負荷や少量負荷などにより，安全に行うようになっているため，少量摂取が可能かどうかのプロバビリティカーブを参考にする[8~10]．

d. 95% 信頼区間

プロバビリティカーブは通常 1 本の曲線で示されているが，実際にはそれぞれの値に対して 95% 信頼区間が存在することにも留意する[2,11]．症例数が少ない場合にはデータのばらつきが大きくなり，95% 信頼区間は拡大する．たとえば，特異的 IgE 抗体が非常に高値であれば，陽性である可能性が高いので，経口負荷試験を積極的に行うことは少なく，逆に IgE 抗体が非常に低値であれば経口負荷試験を行わずに自宅で摂取を進めている例も多くなる．そのような場合に，95% 信頼区間は大きくなるため，カーブの線からプロバビリティを単純に推定するだけでなく，その推定値に幅があることを意識しておいたほうがよい．

③アレルゲンコンポーネント

血液検査の検査項目で選択されるアレルゲン（卵白や牛乳などの特異的 IgE 抗体価）は食物のタンパク質を抽出して得られるが，そこにはその食物を構成する複数のタンパク質が含まれる．これらのタンパク質のなかにはアレルギー反応を起こさないものもあれば，起こすものもある．アレルギーを起こす，つまりアレルゲン性を有する（IgE 抗体結合能がある）タンパク質分子をアレルゲンコン

ポーネントと呼ぶ（27頁コラム参照）.

アレルゲンコンポーネントに対する特異的IgEを測定することにより，精度の高い診断が可能となってきている．保険診療で測定可能なものとしては，卵白のオボムコイド，小麦のω-5グリアジン，大豆のGly m 4，ピーナッツのAra h 2，くるみのJug r 1，カシューナッツのAna o 3などが利用できる．

このようにプロバビリティカーブを利用することで，より明確にリスク評価ができるようになり，その結果より効率的な負荷試験の実施につなげることができる．

しかしあくまでこれは確率論であり，必ずしも確率どおりに症状が出たり，出なかったりするものではないので注意が必要である．

6 …… 食物経口負荷試験の実際

［参考文献：58頁掲載］

食物アレルギー診療において，食物経口負荷試験（oral food challenge：OFC．以下，負荷試験）は必須の検査である．「食物アレルギー診療ガイドライン2021」（以下，ガイドライン）の第9章では[1]，鶏卵または牛乳アレルギー患者もしくはその疑いのある患者の完全除去回避目的に負荷試験を行うことが推奨されている．本稿ではガイドラインに沿って負荷試験について解説する．

1）食物経口負荷試験の定義

負荷試験は「アレルギーが確定しているか疑われる食品を単回または複数回に分割して摂取させ，症状の有無を確認する検査」である．

以前は「目標量とする総負荷量を漸増法で3〜6回に分割し，15〜30分ごとに摂取する」とされていたが，現在は1回で摂取する方法も含めて負荷試験としている．

2）食物経口負荷試験の目的

負荷試験は食物アレルギーのもっとも確実な診断法であり，確定診断および耐性獲得の確認をおもな目的として実施する．耐性獲得とはアレルギーがあった食物に対して症状なく食べられるようになっている状態を指す．

負荷試験の目的は「食物アレルギーの確定診断（原因アレルゲンの同定）」，「安全摂取可能量の決定および耐性獲得の確認」の2つに分類される（表10）.

（1）食物アレルギーの確定診断（原因アレルゲンの同定）

「食物アレルギーの確定診断」は，①食物アレルギーの関与を疑うアトピー性皮膚炎▶用語の病型で除去試験により原因と疑われた食物の診断，②即時型反応を起こした原因として疑われる食物の診断，③感作▶用語されているが未摂取の食物の診断，の3つに分けられる．①は食物アレルギーの関与

食物アレルギーの関与を疑うアトピー性皮膚炎▶乳児アトピー性皮膚炎に合併して認められる食物アレルギーを指す.
感作▶免疫学的な反応が引き起こされている状態を指す.

表10　食物経口負荷試験の目的

1. 食物アレルギーの確定診断（原因アレルゲンの同定）
①食物アレルギーの関与を疑うアトピー性皮膚炎の病型で除去試験により原因食物として疑われた食物の診断
②即時型反応を起こした原因として疑われる食物の診断
③感作されているが未摂取の食物の診断
2. 安全摂取可能量の決定および耐性獲得の診断
①安全摂取量の決定（少量～中等量）
②耐性獲得の確認（日常摂取量）

（厚生労働科学研究班．海老澤元宏，研究代表者．食物経口負荷試験の手引き 2023：2024[3] より）

を疑うアトピー性皮膚炎の診断，②は食べて症状が出たことがあるが，その症状の原因がはっきりわからない場合，③は特異的 IgE 抗体検査や皮膚テストなどで陽性の場合である．①，③は負荷試験による症状誘発のリスクが低いが，②には十分な注意が必要である．

（2）安全摂取可能量の決定および耐性獲得の確認

「安全摂取可能量の決定および耐性獲得の診断」は以下の2つに分けられる．

①「安全摂取可能量の決定」は「必要最小限の除去」を指導するために，総負荷量が多ければ，誘発される可能性が高いと思われる食物でも少量を総負荷量とし，安全に摂取できる量を確認する．

②「耐性獲得の確認」は当該の食品に対して，完全に耐性を獲得しているかどうか（治っているかどうか）を確認するための負荷試験である．②の総負荷量はおおむね年齢に応じた日常摂取量（Full dose）を目安とする[1,2]（学童期の例：鶏卵1個，牛乳 200 mL，うどん 200 g，ピーナッツ・木の実類 10 g，豆乳 200 mL）．

3）食物経口負荷試験のリスク評価と適応評価

食物摂取に関連した誘発症状の詳細な病歴，基礎疾患，合併症，免疫学的検査データを参考にリスクを評価し，適切な総負荷量，実施時期および方法を決定する．

重篤な症状を誘発しやすい要因は，食物摂取に関連した病歴，食物の種類，免疫学的検査，基礎疾患，合併症などである（**表11**）[3]．

（1）摂取に関連した病歴

明らかな即時型反応の既往がある食品は，そのときに認めた症状にかかわらず，強い症状を誘発する可能性があるため，負荷試験はとくに慎重に行う．アナフィラキシーやアナフィラキシーショックなど重篤な誘発症状の既往がある食品の負荷試験は，専門医療機関で行う．アレルゲンを含む加工食品を安全に食べられる場合や，偶然の摂取（誤食）によって誘発症状を認めなかった場合には，積極的に負荷試験を行う．少量で症状が誘発された病歴やアナフィラキシーなどの重篤な症状の既往歴がある場合には，慎重に負荷試験を行う．

（2）食物の種類

牛乳，小麦，ピーナッツ，木の実類，そば等は重篤な症状をきたしやすい[4]．また，鶏卵は消化器症状が多く，重篤な症状は牛乳，小麦，ピーナッツなどに比べると少ない[4,5]．

表 11　重篤な症状を誘発しやすい要因

1. 食物摂取に関連した病歴
①アナフィラキシー，アナフィラキシーショック，呼吸器症状など重篤な症状の既往
②重篤な誘発症状を経験してからの期間が短い
③微量での誘発症状の既往
2. 食物の種類
①牛乳，小麦，ピーナッツ，くるみ，カシューナッツ，そばなどの食物
3. 免疫学的検査
①特異的 IgE 抗体価高値
②皮膚プリックテスト強陽性
4. 基礎疾患，合併症
①喘息，とくに憎悪時
②アレルギー性鼻炎，アトピー性皮膚炎の増悪時
③心疾患，呼吸器疾患，精神疾患などの基礎疾患
④β遮断薬，ACE 阻害薬，NSAIDs 内服中

（厚生労働科学研究班．海老澤元宏，研究代表者．食物経口負荷試験の手引き 2023：2024 [3] より）

（3）特異的 IgE 抗体検査

　一般に特異的 IgE 値が高いと負荷試験陽性になりやすく，陽性になった場合に，重篤な症状を起こしやすい [5,6]．ただし，対象集団により負荷試験の陽性率は大きく異なるため，同じ特異的 IgE 値であっても，問題なく食べられる患者もいれば，軽症の症状を呈する患者から重篤な症状を呈する患者までさまざまである．

　以上のように検査結果が示唆するのは診断の可能性のみであり，診断の根拠としては弱い．このため，学校，幼稚園，保育園などの関係者が検査結果のみを用いて判断することは誤った結果を導きかねず，危険であり，厳に慎むべきである．

（4）基礎疾患，合併症

　気管支喘息の合併がある場合，アナフィラキシーを誘発するリスクが高い．気管支喘息，アレルギー性鼻炎，アトピー性皮膚炎の悪化しているときには負荷試験の結果が陽性になりやすい．心疾患，呼吸器疾患，精神疾患などの基礎疾患を合併していると，重篤な症状を起こしやすい．

4）食物経口負荷試験の方法

　「必要最小限の除去」を指導するために，総負荷量が多ければ，誘発される可能性が高いと思われる食物でも少量を総負荷量とし，安全に摂取できる量を確認することが推奨される [7,8]．できるだけ完全除去にせず，乳児期も含めて，なるべく早期に安全に負荷試験を実施するために，ガイドラインでは総負荷量として，少量，中等量，日常摂取量を設定している（**表 12**）．具体的な摂取間隔および分割方法の例を**図 16**に示す．

（1）総負荷量の設定

　負荷試験で最終的に摂取する総量を総負荷量という．同じ特異的 IgE 値であっても，総負荷量ごとに陽性率は異なるため [9]，総負荷量に関してはこれまでに摂取可能な量やリスク因子を考慮のうえ，リスクが高いと思われる症例では少ない量の総負荷量を設定することが望ましい．

表12　負荷試験（オープン法）の総負荷量の例

摂取量	鶏　卵	牛　乳	小　麦	ピーナッツ・くるみ・カシューナッツ・アーモンド
少量 (low dose)	加熱全卵※1/32 ～ 1/25 個相当 加熱卵白　1 ～ 1.5 g	1 ～ 3 mL 相当	うどん 1 ～ 3 g	0.1 ～ 0.5 g
中等量 (medium dose)	加熱全卵※1/8 ～ 1/2 個相当 加熱卵白　4 ～ 18 g	10 ～ 50 mL 相当	うどん 10 ～ 50 g	1 ～ 5 g
日常摂取量 (full dose)	加熱全卵※30 ～ 50 g (2/3 ～ 1 個) 加熱卵白　25 ～ 35 g	100 ～ 200 mL	うどん 100 ～ 200 g 6 枚切り食パン 1/2 ～ 1 枚	10 g

※加熱全卵は M サイズの卵を基準としている.

（厚生労働科学研究班. 海老澤元宏, 研究代表者. 食物経口負荷試験の手引き 2023：2024[3] より）

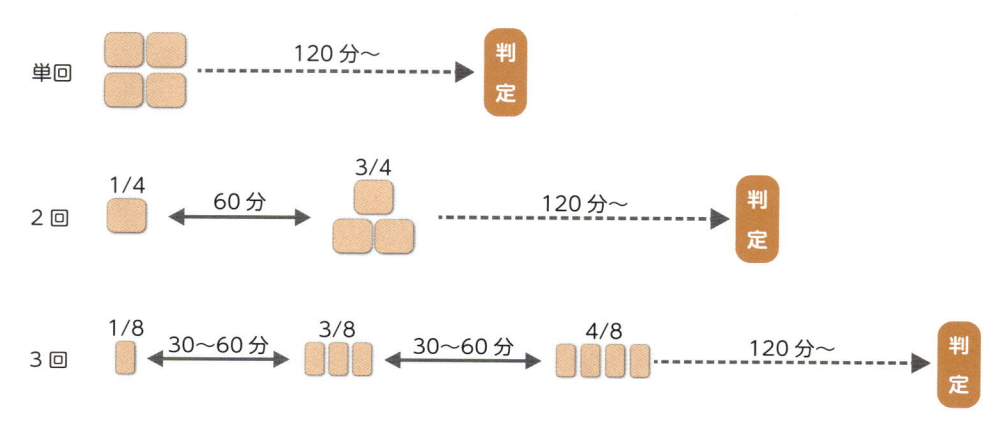

図16　負荷試験の摂取間隔および分割方法の例
（厚生労働科学研究班. 海老澤元宏, 研究代表者. 食物経口負荷試験の手引き 2023：2024[3] より）

　少量で症状が誘発される可能性があるような場合は少量（low dose）を目標量とした負荷試験を行い[2, 7, 10]，それが陰性であれば中等量（medium dose）や日常摂取量の負荷試験（Full dose）に進むステップを設定するとよい[2, 11, 12]．鶏卵を未摂取の乳児の少量からの段階的な負荷試験の例を図17に示す[13]．

　少量の負荷試験の総負荷量は誤食などで混入するレベルの量を想定し，日常摂取量は小学生の1回の食事量を想定している．最終的な総負荷量はおおむね年齢に応じた1回の食事量を目安とする．症状が誘発される量と安全に摂取できる量を1回の負荷試験で正確に判定することは困難である[14]．より安全に両者を評価するためには，総負荷量を変えて複数回負荷試験を行うことが望ましい[2, 12, 15]．

（2）結果の考え方

　軽微な症状や主観的な症状の場合は，1回の負荷試験で判定できない[16]．このため，判定保留として再度の負荷試験または自宅で反復摂取し，何回食べても症状が出ないことを確認する（再現性の確認）．判定保留例が最終的に陽性と判断される割合は2割程度とされる[15]．

　負荷試験で陰性と判定されても，自宅でも負荷試験で摂取した量と同量を繰り返し摂取し，確実に

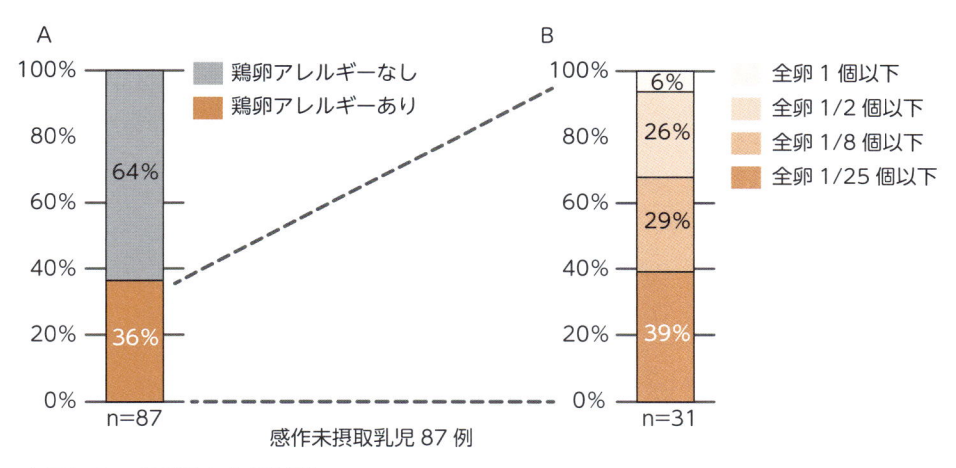

図 17　少量からの段階的な負荷試験

感作がある乳児に対して段階的に食物経口負荷試験を行うと，実際の鶏卵アレルギーは 36% であった．そのうち，全卵 1/25 以下で反応する低閾値の患者が 39% で，1/25 は摂取できるが 1/8 は摂取できないのが 29%，1/8 は摂取できるが 1/2 は摂取できないのが 26%，1/2 は摂取できるが全卵 1 個相当は摂取できないのが 6% であった．

（Mitomori M, et al. Pediatr Allergy Immunol. 2022；33（7）：e13830 [13]　より）

摂取できることを確認する．負荷試験を行う対象および方法により，反復摂取による症状の出現率は異なると考えられる [17, 18]．自宅で日常摂取量を複数回症状なく摂取できることを確認した後に耐性獲得（治っている）と判断する．加熱鶏卵の負荷試験（卵黄，全卵）陰性例において，自宅で再現性を確認した結果，軽微な症状も含めて症状が出現する確率は 1 〜 8% 程度であった [5, 18]．最終的には症状なく摂取できることがほとんどであるが [5, 18]，負荷試験で陰性を確認した後も，複数回にわたり再現性を確認してから最終判断とすることが望ましい．

　一度，耐性獲得と判断された後でも，食べた量が多かったり，不十分な加熱だったり，運動や体調不良などの際に症状が出ることがあるので，家族に注意を促す必要がある．

5）食物経口負荷試験を行う体制の整備

（1）体制の整備の必要性

　負荷試験では，アナフィラキシーなど重篤な症状が誘発される可能性があり，文書による説明と同意のもと，緊急対応が可能な体制を整備して実施することが義務づけられている．

（2）負荷試験食の準備

　院内の栄養管理部門が負荷試験食を準備できる場合は，レシピ等を整備し [15]，負荷食物の均一化を図るとよい．栄養管理部門で負荷試験食を作成できる体制を整える [15] ことが望ましいが，家族が負荷試験食を調理して持参する場合，事前に調理方法について文書などを用いて十分に説明する．負荷試験食の作成例を**表 13** に示す．また，加熱の影響を受けやすいとされる鶏卵の負荷試験食を検討した結果では，フローズン液を用いて，急速冷凍を行っても，抗原タンパク量や負荷試験の陽性率や症状の重症度に変化はなく，事前に負荷食を調理できるため，負荷試験の効率化につながる（**図 18**）．ジュース状の定型の負荷試験食も開発されており，将来的には，標準化された負荷試験食の普及が期待される [18]．現在市販されている負荷試験用粉末の一覧を**表 14** に示す [19]．

表 13　負荷試験食の作成方法

食　品	STEP0		STEP1	
鶏卵	卵黄（ゆで）1 個		蒸しケーキ（卵黄）	
	卵黄	1 個	かぼちゃ	
	アレルギー対応マヨネーズ	10 g	または	50.0
	（透明カップ使用）		さつまいも	
	水からゆで，沸騰後 12 分間加熱する		卵黄	1 個
			砂糖	4.0
			合計	70.0 g

食　品	うどん	2 g	うどん	15 g
小麦	ゆでうどん（讃岐）	2.0	ゆでうどん（讃岐）	15.0
	┌ 砂糖	1.0	┌ 砂糖	1.0
	｜ アレルギー対応しょうゆ	3.0	｜ アレルギー対応しょうゆ	3.0
	｜ アレルギー対応つゆ	7.0	｜ アレルギー対応つゆ	7.0
	└ 水（湯冷まし）	60.0	└ 水（湯冷まし）	60.0

食　品	蒸しパン（牛乳）	3 mL	蒸しパン（牛乳）	25 mL
牛乳	牛乳 STEP1 の蒸しパン 1/8 切れを 4 等分に切る		ホワイトソルガム粉	15.0
			砂糖	7.0
			重曹	0.2
			かぼちゃ	25.0
			牛乳	26.0
			水	10.0
			合計	83.2 g

食　品			ピーナッツ・木の実類・ごま	48 g
ピーナッツまたはごま			（かぼちゃ団子）	
			かぼちゃ	40.0
			砂糖	5.0
			ピーナッツパウダー	3.0
			または　すりごま	
			合計	48.0 g

食　品	STEP2		STEP3	
鶏卵	蒸しケーキ（全卵）		炒り卵（そぼろ）	45 g
	かぼちゃ		全卵	1 個
	または	40.0	砂糖	3.0
	さつまいも		食塩	0.1
	卵黄	1/2 個	なたね油	3.0
	砂糖	5.0	袋ケチャップ	12.0
	合計	70.0 g		
	一切れ（平均）	6.4 g		

食　品	うどん	50 g	うどん	200 g
小麦	ゆでうどん（讃岐）	50.0	ゆでうどん（讃岐）	200.0
	┌ 砂糖	2.0	┌ 砂糖	3.0
	｜ アレルギー対応しょうゆ	6.0	｜ アレルギー対応しょうゆ	9.0
	｜ アレルギー対応つゆ	14.0	｜ アレルギー対応つゆ	21.0
	└ 水（湯冷まし）	120.0	└ 水（湯冷まし）	180.0

食　品	ヨーグルト	48 g	牛乳	200 mL
牛乳	ヨーグルト	48.0	牛乳（普通牛乳）	200 mL

食　品	ピーナッツ・木の実類・ごま	48 g		
ピーナッツまたはごま	（かぼちゃ蒸しパン）			
	ホワイトソルガム粉	30.0		
	砂糖	20.0		
	ピーナッツパウダー	10.0		
	または　すりごま			
	重曹	0.5		
	かぼちゃ	30		
	水	40		
	合計	130.5 g		

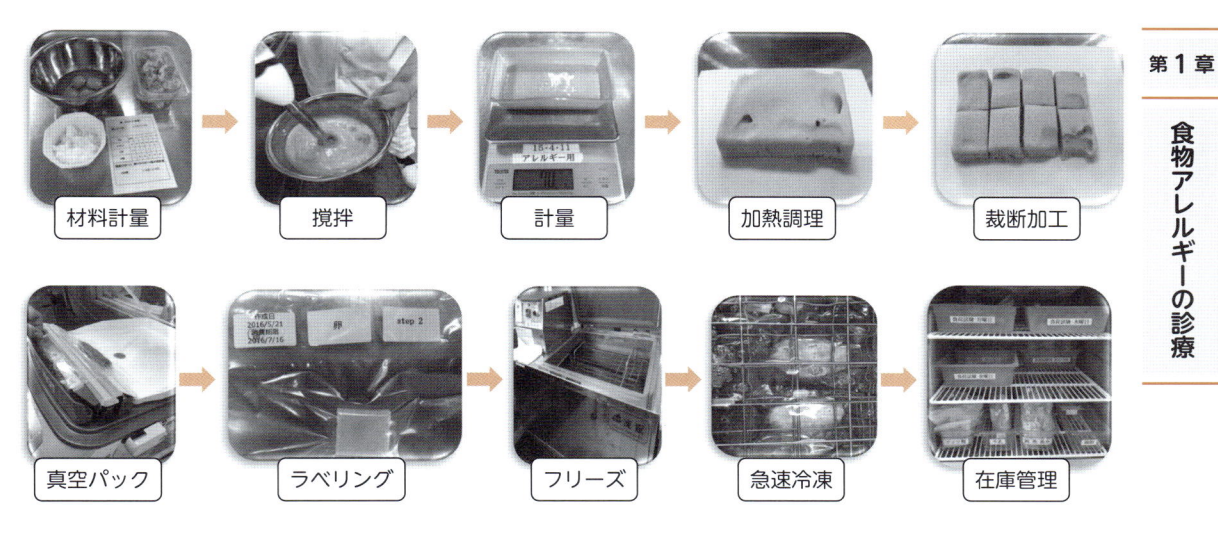

材料計量	撹拌	計量	加熱調理	裁断加工
真空パック	ラベリング	フリーズ	急速冷凍	在庫管理

栄養管理室における全卵入りのかぼちゃケーキ作成の手順

	総重量	抗原タンパク量
全卵入りかぼちゃケーキ（作成直後）	47.9 g	17.3 mg/g
全卵入りかぼちゃケーキ（急速冷凍 2 か月後）	47.9 g	20.7 mg/g

使用キット：RIDASCREEN FAST Ei/Egg Protein（γ-biopharm 社製）

図 18　急速冷凍による負荷試験食準備の効率化

表 14　市販されている負荷試験用粉末

製品名	主要な原材料	アレルゲン	負荷量	抗原タンパク量[注1]	粉末重量	保存	賞味期限	食事指導での利用	水溶性	味	溶解方法
たまこな25	加熱全卵	全卵0.2 g	微量[注2]	25 mg	2 g/包	室温	1 年	○	○	弱い甘み	約 10 mL〜15 mL の水やリンゴジュース等を加え，かき混ぜて摂取
たまこな250	加熱全卵	全卵2 g	少量	250 mg	1 g/包	室温	2 年	○	△[注3]	スイートポテト	リンゴジュース 20 mL〜40 mL やおかゆ，ゼリー，ジャム等に混ぜて摂取
たまこな750	加熱全卵	全卵6 g	中等量	750 mg	4 g/包	室温	2 年	○	○	ミックスフルーツ	約 25 mL の水を加え，かき混ぜて摂取
みるこな100	脱脂粉乳	牛乳3 mL	少量	100 mg	2 g/包	室温	1 年	×	○	バニラアイス	約 10 mL〜15 mL の水を加え，かき混ぜて摂取

注1：ケルダール法による測定.
注2：食物アレルギー診療ガイドライン 2021 では，本項目に該当する表現はないため，今回新たに「微量」とした.
注3：他の製品のように，ただちに懸濁されないが，液体内で数分放置すると他と同様に懸濁するため，△と判断した.
（榎本真宏ほか. 食物経口負荷試験用食品の標準化に向けて. 日本小児臨床アレルギー学会誌. 2023；21(1)：1-8[19] より）

（3）入院中の誤食対策

　食物アレルギー患者の除去内容は個々に異なるため，病院食の提供は困難を伴ううえ，誤食リスクの増大にもつながる．入院中の誤食対策として，定型の食物アレルギー患者用の代替食メニューなどを活用することで，入院中の給食の誤配膳が起きないように工夫することができる[20,21]．

負荷試験は食物アレルギー診療において必須である．生活の質の改善のためには，食生活での除去食物は必要最小限であることが望まれる．そのためますます負荷試験の重要性は増すと考えられ，今後も多職種で連携して実施体制の整備を進めていく必要がある．

7 ……症状と評価・対応

［参考文献：59 頁掲載］

1）食物アレルギーの誘発症状

食物アレルギーによる誘発症状は，原因食物を摂取後数分から，多くの場合には2時間以内に出現する．症状は，皮膚・粘膜，消化器，呼吸器，循環器，神経など複数の臓器にみられることがあり，臓器ごとに症状の重症度を評価する[1]．誘発症状において急速に全身に症状が出現し，生命に危機を与えうる重篤な反応をアナフィラキシーと呼び，とくに迅速な対応が必要となる[2]（**表 15**）．

（1）皮膚・粘膜症状

皮膚症状としては，皮膚のかゆみ，じんましん，紅斑（赤くなること）がある．症状が軽い場合には体の一部分だけにじんましんが現れたり，口唇が腫れたり，口腔内の症状として口の中やのどのかゆみを訴えたりするだけであるが，進行すると我慢できない強いかゆみを伴い，じんましんが体全体に拡大する．顔全体が腫れることもある．

（2）消化器症状

消化器症状としては，腹痛や嘔吐，下痢などが現れる．軽い場合には弱い腹痛や1回嘔吐しただけで症状が改善することもあるが，ひどい場合には我慢できないほどの腹痛や嘔吐，下痢を繰り返す．一見，食中毒や胃腸炎の症状に似ているため，じんましんや咳などの他の臓器の症状などを伴っているか，原因食物を摂取した後すみやかに症状が現れたのかなどを確認しながら判断する．

（3）呼吸器症状

呼吸器症状はとくに命にかかわる症状のため，注意が必要である．軽い場合にはくしゃみ，鼻水，軽い咳がみられる．ひどくなると咳が止まらなくなったり，喘鳴（ゼーゼー），顔色が悪くなる，のどや胸が締め付けられるような感覚を起こしたりすることもある．また，声がかすれる，イヌが吠えるような咳（犬吠様咳嗽）は，のどの腫れを疑わせるサインであり，進行すると窒息の恐れがあるためエピペン® を含めた迅速な対応が必要になる．

アナフィラキシーとアナフィラキシーショックとエピペン®

アナフィラキシーとは重篤な全身性の過敏反応であり，2つの診断基準がある．1つは全身性の皮膚症状に加え，重度の呼吸器・消化器または循環器症状のいずれか1つ以上の症状が急速に合併する場合，もう1つはアレルゲンに暴露されたのち，血圧低下，気管支攣縮，喉頭症状のいずれか1つ以上の症状が急速に出現した場合である．

アナフィラキシーのうち，血圧の低下や意識障害を伴うものをアナフィラキシーショックといい，生命の危機的な状況に陥っている．アナフィラキシーの症状に対する治療の第一選択薬がアドレナリン筋肉注射である．アドレナリンを自宅や学校等の医療機関外で自己注射できるようにしたのがエピペン® である．

表 15 食物アレルギーの誘発症状の重症度と対応

	軽度の症状	中等度の症状	重症の症状 （緊急性が高い症状）
皮膚粘膜症状	・部分的なじんましん ・軽いかゆみ ・まぶたや唇の腫れ	・全身的なじんましん ・強いかゆみ ・顔全体が腫れる	－
消化器症状	・口の中やのどのかゆみ ・弱い腹痛 ・1回の嘔吐・下痢	・のどの痛み ・強い腹痛 ・数回の嘔吐や下痢	・持続する強い腹痛 ・繰り返し吐き続ける
呼吸器症状	・鼻汁・くしゃみ ・軽い咳	・咳を繰り返す ・軽い息苦しさ	・のどや胸が締め付けられる ・声がかすれる ・イヌが吠えるような咳 ・息がしにくい ・持続する強い咳込み ・ゼーゼーする呼吸
循環器症状	－	－	・脈が触れにくいまたは不規則 ・唇や爪が青白い
神経症状	・元気がない	・眠気 ・軽い頭痛 ・恐怖感	・ぐったり ・意識もうろう ・尿や便を漏らす
治 療	・皮膚粘膜症状：抗ヒスタミン薬の内服・外用 ・呼吸器症状 ：気管支拡張薬の吸入 ※呼吸器症状が改善しない，あるいは進行した場合にはエピペン®の使用を考慮		・エピペン®の注射 ・可能なら抗ヒスタミン薬の服用，気管支拡張薬の吸入
対 応	・急激に症状が進行しないか観察 ・必要により医療機関を受診	・急激に症状が進行しないか観察．進行するようならエピペン®を使用する ・医療機関を受診	・アナフィラキシーの対応を実施（図 23 参照） ・救急車で医療機関に搬送する

（日本アレルギー学会，監修．Anaphylaxis 対策委員会，編集．アナフィラキシーガイドライン 2022：2022[2] をもとに作成）

（4）循環器症状・神経症状

　循環器症状も命にかかわるため，最大限の注意が必要である．また神経症状との区別が難しい．はじめのうちは，元気がない様子や眠気，不機嫌が現れ，ひどくなるとぐったりしたり，意識もうろう，逆に興奮，唇や爪が青白い，脈が触れにくい，または脈が不規則，尿便失禁といった症状が現れる．これらのサインが認められた場合には，エピペン®を含めた迅速な処置が必要となる．

2）重症度の評価と対応

　アナフィラキシーと判断した場合には，エピペン®をもっている患者はすみやかに使用し，すぐに医療機関を受診する必要性がある．具体的には表 15 にある各臓器の症状のうち「重症の症状」を1つでも認めた場合は，すみやかにエピペン®を使用する．

　誘発症状は出現時には重篤ではなくても，時間とともに急速に悪くなることをよく経験するので，

症状を認めはじめたらしっかりと観察し変化を見逃さず，必要に応じて医療機関を受診させる．「重症の症状」の場合は，救急車での緊急搬送が必要である．

　軽度から中等度の症状の場合には，じんましんなどの皮膚症状や，鼻汁・くしゃみの症状に対しては抗ヒスタミン薬の内服を使用する．咳などの呼吸器症状では気管支拡張薬の吸入（携帯用気管支拡張薬やネブライザーを用いる）を行う．

3）アナフィラキシー時の対応

　アナフィラキシーでは，数分の間に急速に症状が悪化することもあるため，緊急の対応が必要である．図19に重篤なアナフィラキシー時の対応についてフローチャートで示した．

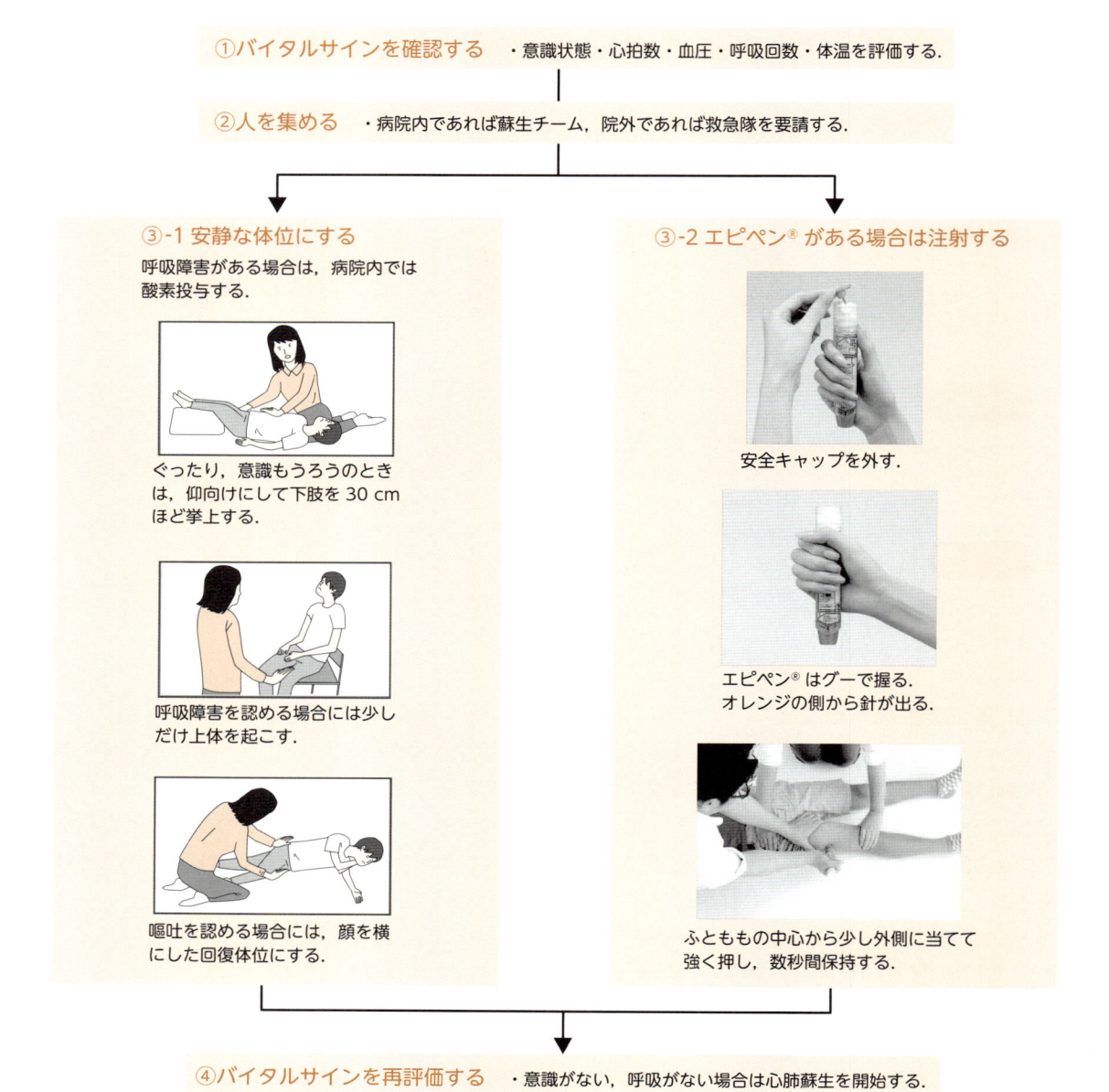

①バイタルサインを確認する　・意識状態・心拍数・血圧・呼吸回数・体温を評価する．

②人を集める　・病院内であれば蘇生チーム，院外であれば救急隊を要請する．

③-1 安静な体位にする
呼吸障害がある場合は，病院内では酸素投与する．

ぐったり，意識もうろうのときは，仰向けにして下肢を 30 cm ほど挙上する．

呼吸障害を認める場合には少しだけ上体を起こす．

嘔吐を認める場合には，顔を横にした回復体位にする．

③-2 エピペン® がある場合は注射する

安全キャップを外す．

エピペン® はグーで握る．オレンジの側から針が出る．

ふとももの中心から少し外側に当てて強く押し，数秒間保持する．

④バイタルサインを再評価する　・意識がない，呼吸がない場合は心肺蘇生を開始する．

図 19　重篤なアナフィラキシー時の対応

① 意識状態や心拍数，呼吸などのバイタルサインを確認する．心拍や呼吸が止まっている場合にはすぐに心肺蘇生を開始する．

② 助けを呼び，人を集める．アナフィラキシー治療では，複数人でチームとしての治療が必要である．病院外の場合では救急車を要請する．

③ エピペン®を携帯している場合には，すみやかに使用する．エピペン®を所持している児童生徒・園児に対して，緊急時に救命のために学校の職員や保育士，救急救命士が使用することについては，やむを得ない措置として認められている（「学校のアレルギー疾患に対する取り組みガイドライン」[3]，「保育所におけるアレルギー対応ガイドライン」[4]を参照）．エピペン®は，緊急時では衣類の上からでも注射可能である．

エピペン®注射の前に患者を仰向けの体位にする．急激に体を起こすと，ショックが悪化することがあるため注意が必要である．下肢は30 cmほど挙上して上半身への血流を確保する．呼吸が苦しい場合には，少し上体を起こすと楽になる．また，嘔吐を伴う場合には，顔を横に向けた回復体位にすることで嘔吐による窒息のリスクを減らす．

④ バイタルサインを再評価する．症状改善がみられない場合には，再度エピペン®の必要性がある場合がある．病院外ではすみやかに医療機関へ搬送を行う．

8 …… 経口免疫療法・食事療法

[参考文献：59頁掲載]

食物アレルギー管理の原則は，「正しい診断に基づいた必要最小限の原因食物の除去」である[1]．この言葉には，不安や自己判断による除去を避け，正確な診断による原因食物のみを除去するという意味と，アレルギー症状を誘発する原因食物であっても，食品によっては，摂取可能な範囲までは摂取を行うという2つの意味が含まれている．アレルギーと確定診断された原因食物であっても，食物経口負荷試験（oral food challenge：OFC）陰性が確認できた範囲まではできるだけ摂取を行うよう指導し，より多い量のOFCを予定する．このように数回のOFCを繰り返して解除を目指すようにすることが基本姿勢である．

その一方で経口免疫療法とは，「自然経過では早期に耐性獲得が期待できない症例に対して，事前のOFCで症状誘発閾値を確認した後に原因食物を医師の指導のもとで継続的に経口摂取させ，脱感作状態や持続的無反応の状態としたうえで，究極的には耐性獲得を目指す治療」と定義されている[1]．幼児期を過ぎても少量OFCで陽性となる鶏卵・牛乳・小麦アレルギー患者や，ピーナッツ・木の実類など自然耐性獲得の期待しにくい食物がおもな対象となる．

ここでは食物アレルギー診療における原因食物摂取である，食べることを目指した食事指導と経口免疫療法に関して述べる．この2つは似て非なるものであり，その違いを十分に理解する必要がある．

1）食べることを目指した食事指導

原因食物除去を適切に行うことも重要な食事指導であるが，ここでは食べることを目指した食事指導に関して述べる．日常的な摂取機会が多く，将来の耐性獲得が期待できる食物（鶏卵，牛乳，小麦，大豆など）に比較的軽症のアレルギーがある乳幼児に対しては，可能な範囲で原因食物を摂取する指導を行い，摂取可能な量の再評価を繰り返すことが望まれる．その結果，摂取可能量が増えると

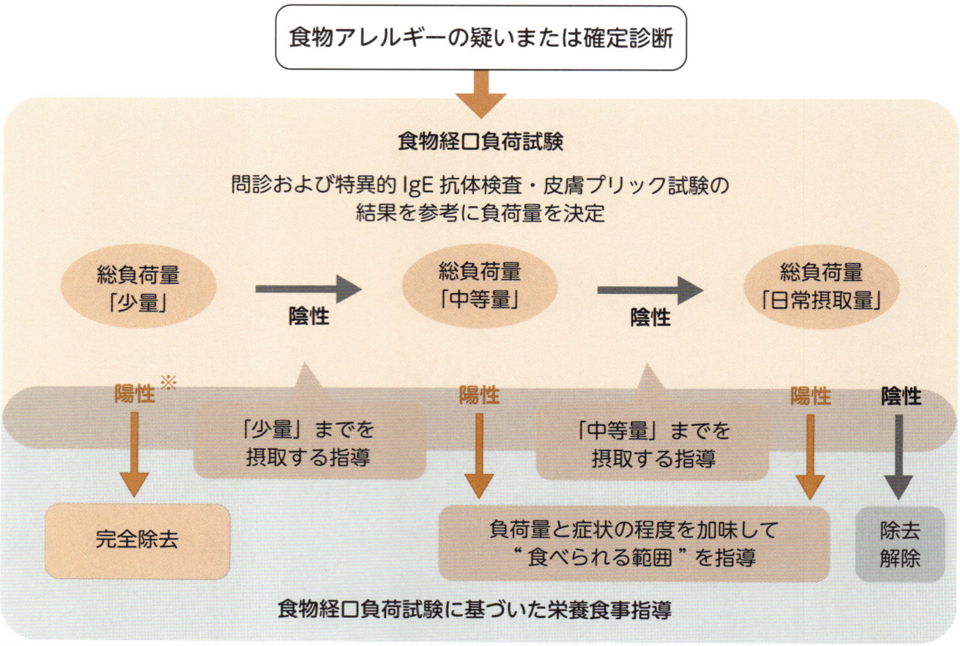

※少量の食物経口負荷試験でアナフィラキシーを誘発した症例や繰り返し陽性となる場合には専門の医療機関への紹介を考慮する.

これは個人の食べられる範囲（摂取可能量）に合わせて除去解除を目指す場合の考え方である．保育所および学校の集団給食でのアレルギー対応は,「保育所におけるアレルギー対応ガイドライン」（厚生労働省）および「学校給食における食物アレルギー対応指針」（文部科学省）に従う.

図 20　食物経口負荷試験に基づいた栄養食事指導の流れ

（厚生労働科学研究班．海老澤元宏，研究代表者．食物アレルギーの栄養食事指導の手引き 2022：2022[2] より）

原因食物の微量混入による症状誘発が防止され，患者・家族の QOL が改善するとともに将来的な耐性獲得の促進も期待できる．

詳細な問診で代用可能な場合もあるが，摂取可能な量を正確に把握する方法としては OFC が基本となる．OFC における摂取量は少量，中等量，日常摂取量に大別されている．原因食物ごとの具体的な量の目安に関しては，食物経口負荷試験の稿（35 頁）を参照されたい．OFC 後の食事指導は，OFC での総負荷量と，誘発症状の有無（重症度）により判断される．OFC により，一定量の原因食物を摂取できると判断した場合，その量をできるだけ正確に提示すると同時に，摂取可能な料理や加工食品などの具体例を提示するように心がける．主要な食品・加工食品に含まれる原因食物の量はアップデートしつつ把握して，患者へ説明できるようにしておくとよい．ただし，体調不良や食物摂取後の運動，加工食品の成分変更などによっては，これまで症状を誘発しなかった食品であっても，アレルギー症状が誘発される恐れがある．そのため，患児の体調不良時等や加工食品のパッケージ変更時の注意についても説明し，安全域を十分に考慮した指導が必要となる．

通常まず少量の OFC を行い，陰性であった場合はその総負荷量を超えない原因食物の量を自宅で反復摂取させて安全性を確認する（**図 20**）[2]．このような確認は，OFC で摂取した食品そのものを計量して摂取し，その摂取量や誘発症状を記録してもらうようにすると確実に行うことができる．少量の原因食物を安全に摂取できることが確認された場合には，中等量の OFC を実施する．中等量以上の OFC は，総負荷量を増量しながら複数回繰り返し実施することにより，摂取可能量を確認し摂取量を増やす指導を行う場合もある．摂取可能な量と同時に，それを超えない範囲で摂取できる料理

や加工食品などを指導することで，食生活の幅を広げて QOL を改善することと，本人の意欲を高めることも心がけるようにする．中等量の原因食物を安全に摂取できることが確認された場合には，日常摂取量の OFC を実施する．

中等量の摂取が可能な患者に日常摂取量に至る指導を行う場合，食物アレルギーに習熟した専門医と管理栄養士が摂取記録表などを用いて摂取可能量を正確に評価して，それを計画的に自宅で増量していく指導を行う場合もある[3]．しかし，早期の耐性獲得が期待しにくい重症者に対して同様の指導を行うことは，経口免疫療法と考えられる．食べることを目指した食事指導と経口免疫療法の違いは OFC で確認された閾値を超えるかどうかといった方法論ではなく，対象とする患者の重症度によるものである．

2) 経口免疫療法

「食物アレルギー診療ガイドライン 2021」において，経口免疫療法とは「自然経過では早期に耐性獲得が期待できない症例」に対して行う治療とされている[1]．つまり，軽症の乳幼児等では，比較的早期の耐性獲得が期待できるため，経口免疫療法の対象とはいえず，ある程度の年齢になっても少量の OFC が明らかな陽性となるような重症者が対象となるということを意味している．また，経口免疫療法を食物アレルギーの一般診療としては推奨しないことが明記されている．同ガイドラインに記載されているシステマティックレビューでは，国内外のさまざまな報告を統合した結果，鶏卵と牛乳のアレルギーに対する経口免疫療法の推奨度をともに「2：行うことを弱く推奨する（提案する）」と結論している[1]．これは一定の効果は認められるものの，安全性をはじめとした問題点も存在するため，すべての患者に対して推奨できるわけではない，ということを示している．また，経口免疫療法の実施にあたっては，医療体制が整っており，ある程度治療に習熟した施設で行われるべきであるとの記載もなされている．

3) 経口免疫療法の流れと患者の状態

一般的な経口免疫療法の流れを図21に示す．症状誘発閾値よりも少ない量から原因食物摂取を開始し，目標量まで摂取量の増量を行う期間があり，その後に同量で維持する期間が続く．この時期は摂取している量までは脱感作状態であるといえる．この後，摂取を中断してもこの状態が持続するかどうか，つまり，持続的無反応（sustained unresponsiveness：SU）となっているかどうかを評価するために，一定期間（数週間〜数か月間），原因食物摂取を中止し，その後食物経口負荷試験を行うことがある．このように経口免疫療法を受けている患者の状態は，脱感作，持続的無反応という段階がある．そしてこれらは耐性獲得とは区別される．

脱感作とは，原因食物を継続的に摂取することにより反応閾値が上昇し，一定量の原因食物を症状なく摂取できる状態を指す．摂取頻度の低下，運動，体調不良などの要因が加わると症状が誘発されることがある．このうち原因食物摂取のみでは症状が誘発されないが，摂取後に運動を行った場合に誘発されるアレルギー症状が残存する場合がある[4,5]．この状態の発生頻度は食物により異なり，小麦と牛乳では多く，鶏卵では少ないと報告されている[6]．

脱感作状態での原因食物摂取（維持期）を一定期間継続すると，摂取を一定期間中止した後に再開しても症状の誘発がない状態に到達できる場合があり，これを持続的無反応と呼ぶ．通常，数週間〜数か月間原因食物を完全除去したうえで，OFC により陰性を確認する．しかし，確認された期間を超えて除去が続いた場合の安全性は担保できず，持続的無反応状態を維持するためには，一定頻度以

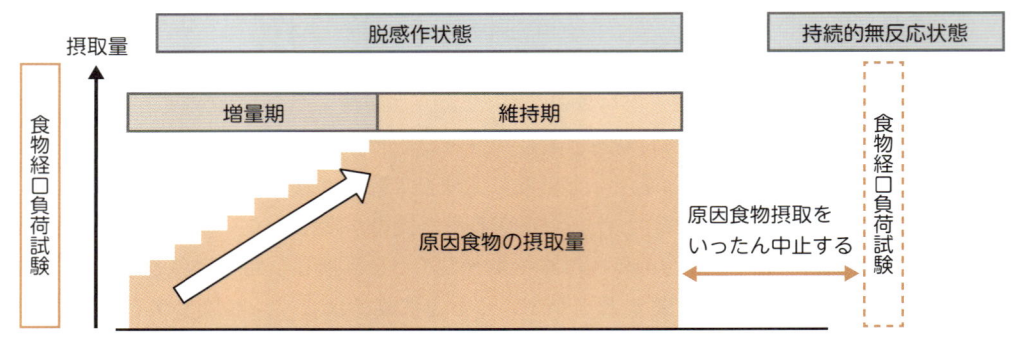

図21　一般的な経口免疫療法の流れ
（海老澤元宏ほか，監修．日本小児アレルギー学会食物アレルギー委員会，作成．食物アレルギー診療ガイドライン 2021：2021[1] より改変）

上の一定量の原因食物摂取が必要と考えられている．長期経過のなかでは，摂取頻度の低下，運動，体調不良などに伴って症状が誘発されることがある[7]．

　一方で耐性獲得とは，原因食物の摂取状況によらず，症状の誘発が完全に消失した状態を指す．この状態では，原因食物を頻度，量，運動，体調などに関係なく，制限なく摂取することが可能である．

　経口免疫療法は，症状誘発閾値の上昇や脱感作といった効果を期待できるものの，短期間で耐性獲得に至る可能性は低い．その一方で，実施に伴う副反応の危険性は高く，重症症状が誘発される可能性も存在することから，患者・家族には十分に説明と指導を行い，治療意欲を十分に確認することが重要である．また，このような効果と安全性の点から，目標摂取量を日常摂取量ではなく，より少量とすることが多くなってきている．このような少量の原因食物摂取を行う経口免疫療法でもその維持量を超える閾値上昇が得られ[8]，また日常摂取量を目指した経口免疫療法と比較して高い安全性が期待できる[9]．

4）ゴールの設定

　食べることを目指した食事指導も経口免疫療法も，究極的な最終目標はかつてアレルゲンであった食品でもその他の食品と同じように日常的に摂取できるようにすることである．しかし，医学的に摂取可能となった後も，さまざまな理由により過去の原因食物の摂取を嫌がる患者が存在する．無理に摂取することがすべての患者の目指すゴールとは言い切れないが，少なくとも，過去の原因食物を含む料理を食べることへの不安感や，外食の不自由などを含む QOL の低下を残していないことを確認することは重要である[1]．

　経口免疫療法は治療効果や安全性に限界があるため，日常摂取量まで増量しない選択も考えられる．どのような選択の場合も，将来起こり得る問題を含め，本人・家族が十分納得しており，かつ栄養的問題や大きな QOL 低下を残していないか定期的に確認を繰り返すことが必要である．このような点から，経口免疫療法は経験豊富な専門医のもとで行うべき治療であり，患者・家族の背景・希望と医療者の専門的知識を合わせ，共同して意思決定を行いながら進めるべき治療であるといえる．そのような意味を込め，わが国のガイドラインでは「日常診療としてではなく，臨床研究として行う」と表現されているとも考えられる．

9 ····· 移行期医療

1）移行期医療とは

　小児，とくに乳幼児期に発症した疾患をもつ児では，その疾患が治らない場合，年齢とともに変化する自身を取り巻く社会環境への対応が求められる．さらに，ほかの疾患の合併などにより，小児期医療から成人期医療へと提供する医療の内容も変化する（移行期医療）．

　日本小児科学会の提言によると，「小児期発症疾患の継続診療が必要となる場合，成人期医療への移行が相応しい時期になっても，医療体制が整っていないために，あるいは本人の準備が整わないために，成人期医療への移行が円滑に行われないことがある．さらに，患者が小児期医療の場に留まると，医療側は保護的な医療を継続してしまい，自律的な医療を提供できないことも懸念される」と記されている[1]．

　小児期医療では，一般的に小児科医が保護者と一緒に子どもにどのような医療を行うかを決定する．本来であれば，このような保護的な小児期医療から患者自身が自分の考えに沿って治療を選択できる自律的な医療（成人期医療）へ年齢とともに自然と変化していくことが望ましい．しかし，実際には患者自身が自身の治療に参加できておらず，保護者に頼りきりになっているケースや，治療への意欲をなくし通院が中断してしまうケースなど，スムーズに移行できないケースも多く経験する．移行期医療は，小児期医療と成人期医療をつなぐ架け橋であるが，現状では十分に提供できておらず，置き去りになってしまっている患者と保護者への支援が求められている．

2）食物アレルギー児への移行期医療

（1）移行支援の基本的な考え方

　移行支援の基本は，「食生活において患児が自律と自立を獲得できるよう，保護者・患児ともに関連したヘルスリテラシーを高めることにある」とされる[2]．すなわち，保護者ではなく患者自身の考えや判断基準をもち（自律），それに基づいて行動できる（自立）ことを目指す．そのためには食物アレルギーがどのような疾患であるのか，患者自身が正しく理解する必要がある（ヘルスリテラシーの獲得）．

（2）食物アレルギーに関するヘルスリテラシーの向上

　食物アレルギーの移行支援を考えるうえで，管理や治療の特徴を理解する必要がある．

　食物アレルギーをもつ子どもの管理・治療では，患者や保護者に対し，以下の 3 つの点が求められる．

①原因食物の除去

　食物アレルギーの原因となる食物そのもの，およびそれらが使われている食品は摂取できない．自宅では原因食物を使用しないで日々の食事を作らなければならず，外食時には原材料を確認したうえで摂取できるメニューを選択しなければならない．

②食事指導

　"必要最小限の原因食物の除去" が食物アレルギーの管理の原則である．そのため，原因食物においても医師から指示された症状なく食べられる範囲を自宅で摂取させる．お菓子などの加工食品を食

べる場合には，どの程度の量を食べてよいのか，正しく理解しなければ安全に摂取することができない．

③誤食によるアレルギー症状出現時の対応

自宅や外出先，学校などで誤食によるアレルギー症状が出てしまうことがあるため，症状出現時のセルフマネジメントを理解する必要がある．アレルギー症状の重症度に応じて自ら治療できるようにする．とくにアドレナリン自己注射薬エピペン®が処方されている場合には，繰り返しトレーニングし，使用方法を習得する必要がある．

食事は毎日欠かさずに行わなければならない行動である．しかし，食物アレルギーの子どもは，原因食物の誤食により，アレルギー症状，時にはアナフィラキシーなどの重篤な症状をきたす可能性があり，そのリスクを回避する必要がある．そのため食行動はすべて大人により管理されている．本来であれば年齢とともに食べてよいものを判断する方法やアレルギー症状が出たときの対応の仕方を教えてもらい，徐々に身につけ"自律"していくのが望ましい．しかし，実際には「心配だから……」などの理由から保護者が管理し続けるケース，患者自身が疾患を理解していないケースなど"自律"できていないケースを多く経験しており，"自立"へのハードルはかなり高いと感じている．

3）食物アレルギーの移行支援に求められていること

食物アレルギーの子どもが，成人期にシームレスな移行ができるように，ライフステージに合わせた段階的，計画的な支援が必要である．支援は診断されたときから始まり，食物アレルギーの個別性，子どもの発達段階や家庭および社会環境の変化を踏まえて実施する．また食物アレルギーという疾患の特徴から，移行支援は患者本人だけでなく，保護者に対しても必要だと考える．支援は医師をはじめ，栄養士（病院，学校等），看護師，薬剤師などすべてのメディカルスタッフが関与する．患者や保護者のなかにはメンタルヘルスに障害をきたしたケースもあるので，臨床心理士などのサポートが得られるとさらによい．

以下にライフステージ別のポイントを記載する．

（1）乳児〜幼児期前半

移行支援は食物アレルギーと診断されたときからスタートする．乳児〜幼児期前半は患者本人への支援ではなく，保護者への支援が中心となる．保護者のヘルスリテラシーを高めるために，食物アレルギーとはどのような疾患であるのか，誤食のリスクや予後についても丁寧に説明し，そのうえで，保護者が日常生活で対応すべき以下のことについて指導する．

- ・基本的な栄養管理，必要最小限の除去，食品表示の理解など
- ・原因食物の特性の理解，アレルギー症状の重症度の理解，緊急時の対応力の向上など
- ・保育園や幼稚園などの集団生活における注意点など

栄養士の役割

保護者が不安なく日常生活を送れることが，移行支援の第一歩と考えられる．そのため診断初期の栄養食事指導は非常に重要であり，その後，患者・保護者との良好な関係を築くための一翼を担っている．まずは，必要最小限の除去の考え方，具体的な実行の仕方，食品表示の見方などを説明し，原因食物を適切に除去できるよう支援する．さらに，医師からの指示に従い，"食べられる範囲"の具体的な広げ方を説明し，摂取可能な加工食品の情報などを提供する．

（2）幼児期後半〜小学生

　幼児期後半から，徐々に患者本人への支援を開始する．保育園・幼稚園などでの集団生活のなかで，自分がほかの友達と異なることを認識しはじめる時期である．周囲からの理解を得ながら，自分自身でも食物アレルギーをもっていることをネガティブにとらえないようにかかわりをもつ．小学校入学とともに，子ども自身が食物アレルギーに問題意識をもつことが，移行支援を受ける動機づけにつながり，学童期は自律を促し，自立への準備をはじめる非常に重要な時期となる．そのため，患者本人が以下の点を理解できるように指導するとともに，患者本人と一緒に治療方針について考え，決定していけるとよい．

- ・自身の原因食物について
- ・食品表示の見方
- ・アレルギー症状が出たときの対応について
- ・自身の原因食物を他人に伝えることについて

栄養士の役割

　集団給食での食物アレルギー対応について支援が必要となる．保護者と保育所や学校との具体的なやりとりの内容を傾聴したうえで，家庭とは異なる大量調理の特性などを伝え，保護者や患者に施設側の安全性重視の姿勢を理解してもらう．そのうえで，よりよい対応方法をともに考える．患者にとって除去していた食物は慣れない味であり，食べ進めることに対する不安な気持ちもある．そのため，まずは患者や保護者の気持ちを傾聴し，受け止める．そのうえで，患者の好きな料理，好きな味つけを聞き出し，できるだけ抵抗なく除去していた食物を食べられるように子どもに合った調理方法を伝える．さらに，"食べられる範囲"を広げていくことのメリット（将来的に食べられる食品の選択肢が広がっていくことなど）を伝える．

（3）中学生以降

　ヘルスリテラシーに基づき，自律および自立を支援する時期である．治療方針の決定は，医師と保護者・患者本人と一緒に行い，社会生活を送るうえで必要な疾患への理解を深める．また重症度が高く，患者自身が原因食物の摂取に前向きになることができない場合には，実現可能な目標を一緒に考え，除去解除に向かえるよう支援する．

栄養士の役割

　自宅での食事や給食などの与えられる食行動のみから，友人との外食や一人暮らしなど，自分で食べるものを選択する自立的な食行動へ移行する時期である．患者本人の状況（原因食物や食べられる範囲など）をもとに，本人の求めている情報を適切に提供する．また原因食物の除去解除に向けた食事摂取に取り組めていない場合，本人の希望や生活スタイルに応じ，実現可能性の高い方法を提供する．

10 …… 発症リスクと予防

［参考文献：59頁掲載］

1）食物アレルギーの発症リスクに関する正しい知識をもとう

　食物アレルギーが発症する仕組みは，現在でも十分に解明されているとはいえない．しかし近年は，新しい知見が次々に登場しており，かつて「予防法」として一部で指導されていたことが，かえって逆効果となり食物アレルギーを発症させやすくする可能性があることがわかってきた．そのため，アレルギー疾患が発症しやすい乳児期の指導を担う栄養士にとって，発症リスクを正しく理解しておくことはとても重要である．信頼できる最新情報を，常日頃から取り入れて適切に指導できるよう心がけたい．

2）食物アレルギーの発症リスクとは（図22）

（1）遺伝的素因

　食物アレルギーに関する遺伝学的研究はさまざまなアプローチにより行われているが，研究の方法や食物アレルギーの定義などにばらつきがあり，現在でも決定的な解釈を見出すことは難しいとされる．そのような限界にもかかわらず，近年は複数の関連遺伝子が報告されており，多くは上皮バリア関連遺伝子と免疫関連遺伝子がともに関与していることが示唆されている[1]．もっともよく知られる遺伝的な素因として，後述する「フィラグリン遺伝子」という皮膚バリア機能を担うものがあげられるが，遺伝子検査で食物アレルギーの発症を予知することは現実的ではない．

（2）皮膚バリア機能の低下とアトピー性皮膚炎

　かつて，食物アレルギーをアトピー性皮膚炎の原因と考え，治療や予防としての「食物除去療法」が検討される時代があった．しかし，海外でピーナッツオイルを含むスキンケアを行うとピーナッツアレルギーが発症しやすいなどの観察研究から，「経皮的に」アレルゲンに感作され得る（経皮感作）という報告[2]がある．さらに離乳食でピーナッツをよく与えるイスラエルと比べると，ピーナッツを与えないイギリスのほうがピーナッツアレルギーに約10倍なりやすい．つまり「経口的に」アレ

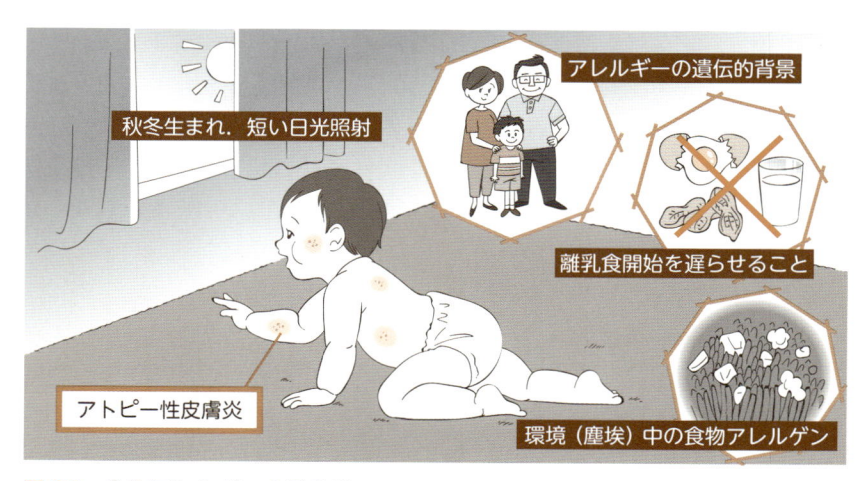

図22　食物アレルギーの発症リスク

ルゲンに曝露されると感作されにくいことが報告された（二重アレルゲン曝露仮説[3]）.

また，フィラグリン遺伝子（皮膚の天然保湿因子などにかかわる遺伝子）に変異があるとピーナッツアレルギーに5.3倍なりやすいという報告[4]や，乳児期に湿疹があると鶏卵アレルギーに5〜10倍なりやすいなどの報告[5]が次々に登場し，「皮膚バリア機能低下やアトピー性皮膚炎が存在する場合は，より食物アレルギーになりやすい」ことが示唆されている.

（3）環境中の食物アレルゲン

屋内環境のベビーベッドやテーブル，保護者の体表，塵埃などには食物抗原が存在しており，わが国の調査でも，鶏卵アレルゲンは測定した家庭の子どもの寝具100%から検出され，鶏卵タンパク質の中央値は43.7 μg/g dustとダニアレルゲン Der 1の7.8 μg/g dustと比較し高濃度であることが示されている[6].また，家庭内におけるピーナッツの消費量が埃中のピーナッツ抗原量と相関し[7]，埃中のピーナッツ抗原量と乳児のピーナッツ感作に正の相関が認められることが報告され[8]，家庭環境中の食物抗原量と食物アレルギー発症の関与が示されている.

（4）出生季節・日光照射とビタミンD

米国におけるエピペン®処方数は，南部に比べて北部で多い[9].出生季節が秋から冬であることも疫学的に食物アレルギーの発症リスクであることが知られており[10]，日光照射が少ないことは食物アレルギーの発症リスクであると考えられている.その理由として，日光により体内で産生されるビタミンDの関与が考えられているが，妊娠中や乳児期のビタミンD濃度と関連，あるいはビタミンDを投与すれば食物アレルギーを発症予防できるか否かの決着はついておらず[11]，さらなる検討が必要である.

3）食物アレルギーの予防はどこまで検討されているか（表16）

（1）妊娠・授乳中の母親の食物除去

現在，妊娠・授乳中の母親の食物除去による食物アレルギー発症予防効果は，明確に否定されている[12].さらに，食物除去により母体と児に栄養障害をきたす恐れがあり，食物アレルギー発症予防のために，妊娠・授乳中に母親が食物除去を行うことは有害であり，推奨されない[13].

（2）完全母乳栄養・普通ミルク・アレルギー用ミルク

母乳には多くの有益性があり，乳児の栄養として最適である.ただし「アレルギーの発症予防」に対する「完全」母乳栄養の有効性については統一した見解は得られていない.また近年では，（部分および完全）加水分解乳（アレルギー用ミルク）が，普通調製粉乳（普通ミルク）または母乳と比較しアトピー性皮膚炎や牛乳アレルギーの発症リスクを減じるエビデンスはないとしている[14].

加えてSakiharaらは，491人の乳児に対するランダム化比較試験を実施し，生後1〜2か月の間に10 mL以上の普通調製粉乳を毎日摂取することにより牛乳アレルギーの発症を0.12倍へ減ずる予防効果を示した[15].一方でUrashimaらによる312人の新生児に対するランダム化比較試験では，生後3日間に普通調製粉乳を哺乳した群と比較し，母乳（＋アミノ酸乳）のみであった児では1歳時点における感作のリスクが0.52であったと報告された[16].

以上より，普通調製粉乳を利用するのであれば，生後数か月の時期において継続的に摂取すること

表 16 食物アレルギー発症予防に関するまとめ

項　目	日本小児アレルギー学会「食物アレルギー診療ガイドライン 2021」としてのコメント
妊娠中や授乳中の母親の食事制限	食物アレルギーの発症予防のために妊娠中と授乳中の母親の食事制限を行うことを推奨しない.
母乳栄養	母乳には多くの有益性があるものの，食物アレルギー予防という点で母乳栄養が混合栄養に比べて優れているという十分なエビデンスはない.
人工乳	普通ミルクを避けて加水分解乳や大豆乳を用いることで，食物アレルギー発症が予防される十分なエビデンスはない．生後 3 日間だけ 1 日 5 mL 以上の人工乳を追加した児では，1 歳時点の牛乳アレルギーが多かったという報告がある．生後 1 か月以降に普通ミルクを 1 日 10 mL 以上追加すると，その後の牛乳アレルギー発症が抑制されたという報告がある.
離乳食の開始時期	生後 5 〜 6 か月頃が適当「授乳・離乳の支援ガイド（2019 年改定版）」であり，離乳食の開始を遅らせることは推奨されない.
鶏卵の早期摂取	生後 5 〜 6 か月から加熱卵黄を摂取開始してよい.
乳児期発症早期からの湿疹の治療	乳児期早期の湿疹が食物アレルギーのリスク因子となることは多くの疫学研究から明らかであり，離乳食開始前には，湿疹発症早期から治療を開始し，すみやかに湿疹を十分にコントロールしておくことは推奨される.
腸内フローラ	乳児期早期の腸内フローラがその後のアレルギー発症に関連するという疫学研究はあるが，妊娠中や授乳中のプロバイオティクス，プレバイオティクス，シンバイオティクスの使用が食物アレルギーを予防する十分なエビデンスはない.
ビタミン・魚油	ビタミン・魚油の摂取が食物アレルギーを予防する十分なエビデンスはない.

（海老澤元宏ほか，監修．日本小児アレルギー学会食物アレルギー委員会，作成．食物アレルギー診療ガイドライン 2021：2021 [13] より作成）

によって，牛乳アレルギーの発症リスクを低減することが示唆されている.

（3）離乳食の開始時期

　わが国の「授乳・離乳の支援ガイド（2019 年改定版）」[17] に準拠し，離乳食の開始時期は生後 5 〜 6 か月頃が適当であり，食物アレルギーの発症を心配して離乳食の開始を遅らせることは推奨されない.

　かつて，食物アレルギーの発症予防として，鶏卵やピーナッツなど，原因となりやすい食品は離乳期早期からの摂取を避けることが望ましいと考える時期があった．1995 年の「改訂・離乳の基本」には，卵黄は生後 5 〜 6 か月頃に 2/3 個以下から開始し，7 〜 8 か月より全卵 1/2 個と記載されていたが，2005 年の調査で鶏卵の開始を 7 か月以後としている乳児が 90 ％以上にのぼる実態が報告され，2007 年の「授乳・離乳の支援ガイド」では，より遅い生後 7 〜 8 か月頃から卵黄を開始，と記された．しかし 2015 年，LEAP スタディ [18] において生後 4 か月以上 11 か月未満のハイリスク乳児（アトピー性皮膚炎や鶏卵アレルギーがあり発症リスクが高い乳児）を対象に，ピーナッツ摂取と回避のいずれがピーナッツアレルギー発症予防に有効かをランダム化比較試験で検討したところ，5 歳における発症率は摂取群で有意に減少し，さらに効果は 5 歳から 1 年間完全除去の期間を経た後も継続することが報告された [19]．この報告から「ピーナッツアレルギーの発症リスクが高い国では，乳児の離乳時期においては "遅く" ではなく，むしろなるべく "早く" ピーナッツの摂取を開始するほうが有益である」との国際的なコンセンサスステートメント [20] とともに，アレルギーの原因となりやすい食品についても，乳児期に完全除去することの不利益性が認識された.

　わが国におけるアトピー性皮膚炎の乳児を対象としたランダム化比較試験（PETIT スタディ）[21] では，生後 6 か月からごく少量の加熱鶏卵を段階的に導入した群において，12 か月まで除去した群

と比較し有意に鶏卵アレルギーの発症を減少させることが示された．このとき明らかな有害事象は報告されず，加えて対象者はステロイド外用薬を用いた積極的な湿疹コントロールによる寛解状態を維持していた．

これらの結果より 2017 年，日本小児アレルギー学会食物アレルギー委員会により「鶏卵アレルギー発症予防に関する提言」[22] を公表し，一般に向けた情報発信を行っている．さらに近年のシステマティック・レビュー[23] では，「離乳期早期（4〜6 か月）からの摂取は食物アレルギーの発症リスクを低下させる」という結論を得ている．

(4) 食の多様性

Food Diversity（食の多様性）という考え方があり，アレルギー以外の疾患でも健康によい影響を与えることが知られている．これまで複数の出生コホート研究で，乳児期に摂取する食物のカテゴリーが多いほどその後のアレルギー疾患の発症リスクが低下することが示され[24]，とくに酪酸産生菌の増加に伴う影響などが寄与すると考えられており，離乳食を遅らせないことに加えて，食の幅を広げることがアレルギー疾患の発症予防につながる可能性が示唆されている．

(5) 乳児期のアトピー性皮膚炎への治療

乳児期のアトピー性皮膚炎やかゆみを伴う湿疹が食物アレルゲンの感作リスクを増すことから，皮膚炎症状出現後に早期に積極的な外用療法による介入，つまり寛解導入に加え寛解維持状態を継続することで食物アレルギーの発症リスクを下げる可能性が示された．生後 7〜13 週のアトピー性皮膚炎 650 人を対象とした多施設共同大規模ランダム化比較試験（PACI スタディ）[25] では，強力なステロイド外用療法（2 週間の連日塗布に続く週 2 回塗布によるプロアクティブ療法）を行った群では，標準治療群（ステロイド外用薬を湿疹が出現した部位のみに診療ガイドラインに基づいて使用）と比較し，生後 28 週における食物経口負荷試験（生卵パウダーを使用）で定義される鶏卵アレルギーの有病率が有意に低く抑えられた（ただし同試験では強力治療群における成長障害が有意に認められたため，ステロイド外用薬の使用期間や減量スケジュールは個々の症例によって慎重に検討し副作用を回避することが重要である）．これらの結果から，抗炎症薬による皮疹への介入は，程度によっては食物アレルギーの発症を抑える可能性が示されている．

近年の食物アレルギーの発症予防に関して得られた新たな知見のうち，とくに重要なことは「ハイリスク乳児において，乳児期に完全除去を行うことはかえって発症リスクとなり得る」ことについて，確固たるコンセンサスが得られたことであろう．しかし，近年増加傾向にある食物蛋白誘発胃腸症との関係性や，いつ，どのような量や形で，乳児が食べやすく安全なものを開始すべきか，離乳食の具体的な導入方法については，いまだ研究段階である．食物アレルギー発症予防の観点を含め，広く健康維持や国・地域の食習慣の違いなどを包括した離乳食の見直しが，これからの課題である．

●参考文献●

1 … 食物アレルギーとは（2頁〜）

1) 海老澤元宏，伊藤浩明，藤澤隆夫，監修．日本小児アレルギー学会食物アレルギー委員会，作成．食物アレルギー診療ガイドライン 2021：協和企画；2021.
2) 厚生労働科学研究班．海老澤元宏，研究代表者．食物アレルギーの診療の手引き 2023：2024.
https://www.foodallergy.jp/wp-content/uploads/2024/04/FAmanual2023.pdf
3) 厚生労働科学研究班．海老澤元宏，研究代表者．食物アレルギーの栄養食事指導の手引き 2022：2022.
https://www.foodallergy.jp/wp-content/uploads/2024/04/nutritionalmanual2022.pdf

2 … 食物アレルギー（5頁〜）

■ 新生児・乳児食物蛋白誘発胃腸症（新生児・乳児消化管アレルギー）（6頁〜）

1) Yamada Y, Recent topics on gastrointestinal allergic disorders. Clin Exp Pediatr. 2023；66(6)：240-9.
2) 厚生労働科学研究班．海老澤元宏，研究代表者．食物アレルギーの診療の手引き 2023：2024.
https://www.foodallergy.jp/wp-content/uploads/2024/04/FAmanual2023.pdf
3) Suzuki H, Morisaki N, Nagashima S, et al. A nationwide survey of non-IgE-mediated gastrointestinal food allergies in neonates and infants. Allergol Int. 2024 Apr；73(2)：264-74.
4) Akashi M, Hayashi D, Kajita N, et al. Recent dramatic increase in patients with food protein-induced enterocolitis syndrome（FPIES）provoked by hen's egg in Japan. J Allergy Clin Immunol Pract 2022；10(4)：1110-2. e2.
5) 厚生労働省好酸球性消化管疾患研究班，ほか．新生児・乳児食物蛋白誘発胃腸症診療ガイドライン：2018.
6) Nowak-Węgrzyn A, Chehade M, Groetch ME, et al. International consensus guidelines for the diagnosis and management of food protein-induced enterocolitis syndrome：Executive summary-Workgroup Report of the Adverse Reactions to Foods Committee, American Academy of Allergy, Asthma & Immunology. J Allergy Clin Immunol. 2017；139(4)：1111-26. e4.
7) 海老澤元宏，伊藤浩明，藤澤隆夫，監修．日本小児アレルギー学会食物アレルギー委員会，作成．食物アレルギー診療ガイドライン 2021：協和企画；2021. p151-7.

■ 口腔アレルギー症候群（OAS）／花粉 - 食物アレルギー症候群（PFAS）（11頁〜）

1) 海老澤元宏，伊藤浩明，藤澤隆夫，監修．日本小児アレルギー学会食物アレルギー委員会，作成．食物アレルギー診療ガイドライン 2021：協和企画；2021. p205, 210.
2) 厚生労働科学研究班．海老澤元宏，研究代表者．食物アレルギーの診療の手引き 2023：2024.
https://www.foodallergy.jp/wp-content/uploads/2024/04/FAmanual2023.pdf
3) Inuo C, Okazaki F, Shiraki R, et al. Generalized allergic reaction in response to exercise due to strawberry gibberellin-regulated protein：a case report. Allergy Asthma Clin Immunol. 2022；18(1)：49.
4) Kobayashi T, Shimojo N, Nakamura M, et al. A case of food-dependent exercise-induced anaphylaxis due to grape gibberellin-regulated protein. Pediatr Allergy Immunol. 2022；33(9)：e13850.
5) 宇理須厚雄，総監修．ぜん息予防のためのよくわかる食物アレルギー対応ガイドブック 2021 改訂版：独立行政法人環境再生保全機構；2021.
6) Ortolani C, Pastorello EA, Farioli L, et al. IgE-mediated allergy from vegetable allergens. Ann Allergy. 1993；71(5)：470-6.
7) Asero R, Ariano R, Aruanno A, et al. Systemic allergic reactions induced by labile plantfood allergens: Seeking potential cofactors. A multicenter study. Allergy. 2021；76(5)：1473-9.
8) Wagner S, Breiteneder H. The latex-fruit syndrome. Biochem Soc Trans. 2002；30(6)：935-40.

■ 食物依存性運動誘発アナフィラキシー（FDEIA）（14頁〜）

1) 海老澤元宏，伊藤浩明，藤澤隆夫，監修．日本小児アレルギー学会食物アレルギー委員会，作成．食物アレルギー診療ガイドライン 2021：協和企画；2021. p222-30.
2) Manabe T, Sato S, Yanagida N, et al. Long-term outcomes after sustained unresponsiveness in patients who underwent oral immunotherapy for egg, cow's milk, or wheat allergy. Allergol Int. 2019；68(4)：527-8.
3) Aihara Y, Takahashi T, Kotoyuki T, et al. Frequency of food-dependent, exercise-induced anaphylaxis in Japanese junior-high-school students. J Allergy Clin Immunol. 2001；108(6)：1035-9.
4) Manabe T, Oku N, AiharaY. Food-dependent exercise-induced anaphylaxis among junior high school students：a 14-year epidemiological comparison. Allergol Int, 2015；64(3)：285-6.
5) Manabe T, Oku N, AiharaY. Food-dependent exercise Induced anaphylaxis in Japanese elementary school children. Pediatr Int. 2018；60(4)：329-33.
6) 相原雄幸．食物依存性運動誘発アナフィラキシー．アレルギー．2007；56(5)：451-6.

■ 成人に独特な食物アレルギー（17頁〜）

1) 濱田祐斗．成人食物アレルギー Update．アニサキスアレルギー Update．アレルギーの臨床．2017；37(9)：851-5.
2) 海老澤元宏，伊藤浩明，藤澤隆夫，監修．日本小児アレルギー学会食物アレルギー委員会，作成．食物アレルギー診療ガイド

ライン 2021：協和企画；2021．p224-5.

3) 原田　晋．成人食物アレルギー Update．調理現場における食物アレルゲン曝露と食物アレルギーの発症．アレルギーの臨床．2017；37(9)：846-50.

4) 原田　晋，福永　淳．食物アレルギー．調理現場での感作が関与する職業性食物アレルギー．栄養．2017；2(4)：229-35.

5) 南　崇史，福冨友馬，関谷潔史，他．食物アレルギー　疫学・病態 調理従事者における手湿疹と食物アレルギーリスクの疫学的な関係．アレルギー．2017；66(4/5)：584.

6) 福冨友馬．アレルギー疾患とバリア障害．皮膚バリアと成人のアレルギー疾患．アレルギー・免疫．2017；24(6)：738-43.

7) 福冨友馬．香粧品・添加物とアレルギー．化粧品中の加水分解タンパク質による即時型アレルギー事例．アレルギーの臨床．2015；35(5)：422-6.

8) 福冨友馬．（旧）茶のしずく石鹸による小麦アレルギー問題からの教訓．日本職業・環境アレルギー学会雑誌．2013；20(2)：1-11.

9) 竹尾直子，波多野　豊．経皮感作からとらえる皮膚疾患．コチニール色素アレルギーと経皮感作．Derma．2016；245：35-9.

10) 板垣康治．香粧品・添加物とアレルギー．甘味料によるアレルギーについて　エリスリトールを中心として．アレルギーの臨床．2015；35：445-7.

11) 海老澤元宏，林　典子，杉崎千鶴子．エリスリトール（甘味料）等の摂取による即時型アレルギー全国調査（続報）．アレルギー．2015；64(314)：621.

3 … 疫学（19頁〜）

1) Ebisawa M, Sugizaki C. Prevalence of pediatric allergic diseases in the first 5 years of life. J Allergy Clin Immunol. 2008；121：(2) Suppl 1 S237.

2) 野田龍哉．保育園における食物アレルギー対応全国調査より．食物アレルギー研究会誌．2010；10(2)：5-9.

3) 日本学校保健会．令和4年度アレルギー疾患に関する調査報告書：2022.

4) 日本学校保健会．児童生徒の健康状態サーベイランス事業報告書（平成26年度）：2016.

5) 相原雄幸．食物依存性運動誘発アナフィラキシー．アレルギー．2007；56(5)：451-6.

6) Manabe T, Oku N, Aihara Y. Food-dependent exercise-induced anaphylaxis among junior high school students：A 14-year epidemiological comparison. Allergol Int. 2015；64(3)：285-6.

7) 吉村史郎．Oral allergy syndrome オオバヤシャブシ花粉症と OAS．医学のあゆみ．2004；209(3)：155-9.

8) Miyazawa T, Itabashi K, Imai T. Retrospective Multicenter Survey on Food-Related Symptoms Suggestive of Cow's Milk Allergy in NICU Neonates. Allergol Int. 2013；62(1)：85-90.

9) 消費者庁．令和3年度食物アレルギーに関連する食品表示に関する調査研究事業報告書：2022.
https://www.caa.go.jp/policies/policy/food_labeling/food_sanitation/allergy/assets/food_labeling_cms204_220601_01.pdf

4 … 食物アレルゲン（22頁〜）

1) 海老澤元宏，監修．今井孝成，高松伸枝，林　典子，編集．新版 食物アレルギーの栄養指導：医歯薬出版；2018．p20-1.

2) 伊藤浩明，編集．食物アレルギーのすべて 改訂第2版．Ⅱ食物アレルゲン：診断と治療社；2022．p75-134.

3) 海老澤元宏，伊藤浩明，藤澤隆夫，監修．日本小児アレルギー学会食物アレルギー委員会，作成．食物アレルギー診療ガイドライン 2021．第3章食物アレルゲン：協和企画；2021．p26-39.

4) 伊藤浩明，監修．おいしく治す食物アレルギー攻略法 改訂第2版．ピーナッツ・ナッツ類の外見と分類：認定NPO法人アレルギー支援ネットワーク；2018．p28.

5 … 病歴の把握と検査（30頁〜）

1) 海老澤元宏，伊藤浩明，藤澤隆夫，監修．日本小児アレルギー学会食物アレルギー委員会，作成．食物アレルギー診療ガイドライン 2021：協和企画；2021.

2) Furuya K, Nagao M, Sato Y, et al. Predictive values of egg specific IgE by two commonly used assay systems for the diagnosis of egg allergy in young children：a prospective multicenter study. Allergy. 2016；71(10)：1435-43.

3) 長尾みづほ，平口雪子，德田玲子，ほか．アラスタット3 gAllergy とイムノキャップ®によるアレルゲン特異的IgE抗体測定値の比較：反復喘鳴を呈した乳幼児における検討．日本小児アレルギー学会誌．2013；27(2)：170-8.

4) 長尾みづほ，藤澤隆夫．新しいアレルゲン特異的IgE同時多項目測定検査 View アレルギー39の特性に関する検討　MAST IV と ImmunoCAP との比較．アレルギー・免疫．2017；24(6)：796-801.

5) Komata T, Soderstrom L, Borres MP, et al. The predictive relationship of food-specific serum IgE concentrations to challenge outcomes for egg and milk varies by patient age. J Allergy Clin Immunol. 2007；119(5)：1272-4.

6) 厚生労働科学研究班．海老澤元宏，研究代表者．食物アレルギーの診療の手引き 2023：2024.
https://www.foodallergy.jp/wp-content/uploads/2024/04/FAmanual2023.pdf

7) Sampson HA. Utility of food-specific IgE concentrations in predicting symptomatic food allergy. J Allergy Clin Immunol. 2001；107(5)：891-6.

8) Okada Y, Yanagida N, Sato S, Ebisawa M. Better management of cow's milk allergy using a very low dose food challenge test: a retrospective study. Allergol Int. 2015；64(3)：272-6.

9) Okada Y, Yanagida N, Sato S, Ebisawa M. Better management of wheat allergy using a very low-dose food challenge：A retrospective study. Allergol Int. 2016；65(1)：82-7.

10) Yanagida N, Sato S, Asaumi T, et al. Safety and feasibility of heated egg yolk challenge for children with egg allergies. Pediatr Allergy Immunol. 2017；28(4)：348-54.

11) Beyer K, Grabenhenrich L, Härtl M, et al. Predictive values of component-specific IgE for the outcome of peanut and hazelnut food challenges in children. Allergy. 2015；70(1)：90-8.

12) Ando H, Movérare R, Kondo Y, et al. Utility of ovomucoid-specific IgE concentrations in predicting symptomatic egg allergy. J Allergy Clin Immunol. 2008；122(3)：583-8.

13) Haneda Y, Kando N, Yasui M, et al. Ovomucoids IgE is a better marker than egg white-specific IgE to diagnose boiled egg allergy. J Allergy Clin Immunol. 2012；129(6)：1681-2.

14) Nomura T, Kanda Y, Kato T, et al. Probability curves focusing on symptom severity during an oral food challenge. Ann Allergy Asthma Immunol. 2014；112(6)：556-7.

15) Horimukai K, Hayashi K, Tsumura Y, et al. Total serum IgE level influences oral food challenge tests for IgE-mediated food allergies. Allergy. 2015；70(3)：334-7.

16) García-Ara MC, Boyano-Martínez MT, Díaz-Pena JM, et al. Cow's milk-specific immunoglobulin E levels as predictors of clinical reactivity in the follow-up of the cow's milk allergy infants. Clin Exp Allergy. 2004；34(6)：866-70.

17) Komata T, Söderström L, Borres MP, et al. Usefulness of wheat and soybean specific IgE antibody titers for the diagnosis of food allergy. Allergol Int. 2009；58(4)：599-603.

18) Morita E, Matsuo H, Chinuki Y, et al. Food-dependent exercise-induced anaphylaxis -importance of omega-5 gliadin and HMW-glutenin as causative antigens for wheat-dependent exercise-induced anaphylaxis. Allergol Int. 2009；58(4)：493-8.

19) Ito K, Futamura M, Borres MP, et al. IgE antibodies to omega-5 gliadin associate with immediate symptoms on oral wheat challenge in Japanese children. Allergy. 2008；63(11)：1536-42.

20) Ebisawa M, Brostedt P, Sjölander S, et al. Gly m 2 S albumin is a major allergen with a high diagnostic value in soybean-allergic children. J Allergy Clinical Immunol. 2013；132(4)：976-8.

21) Yagami A, Inaba Y, Kuno Y, et al. Two cases of pollen-food allergy syndrome to soy milk diagnosed by skin prick test, specific serum immunoglobulin E and microarray analysis. J Dermatol. 2009；36(1)：50-5.

22) Kleine-Tebbe J, Vogel L, Crowell DN, et al. Severe oral allergy syndrome and anaphylactic reactions caused by a Bet v 1-related PR-10 protein in soybean, SAM22. J Allergy Clin Immunol. 2002；110(5)：797-804.

23) 海老澤元宏，伊藤浩明．ピーナッツアレルギー診断における Ara h2 特異的 IgE 抗体測定の意義．日本小児アレルギー学会誌 2013；27(4)：621-8.

24) Ebisawa M, Movérare R, Sato S, et al. The predictive relationship between peanut- and Ara h 2-specific serum IgE concentrations and peanut allergy. J Allergy Clin Immunol Pract. 2015；3(1)：131-2.

25) Sato S, Yamamoto M, Yanagida N, et al. Jug r 1 sensitization is important in walnut-allergic children and youth. J Allergy Clin Immunol Pract. 2017；5(6)：1784-6.

26) Sato S, Movérare R, Ohya Y, et al. Ana o 3-specific IgE is a predictive marker for cashew oral food challenge failure. J Allergy Clin Immunol Pract. 2019；7(8)：2909-11. e4.

6 … 食物経口負荷試験の実際（35 頁〜）――――――――――――――――――――

1) 海老澤元宏，伊藤浩明，藤澤隆夫，監修．日本小児アレルギー学会食物アレルギー委員会，作成．食物アレルギー診療ガイドライン 2021：協和企画；2021.

2) Yanagida N, Okada Y, Sato S, et al. New approach for food allergy management using low-dose oral food challenges and low-dose oral immunotherapies. Allergol Int. 2016；65(2)：135-40.

3) 厚生労働科学研究班．海老澤元宏，研究代表者．食物経口負荷試験の手引き 2023：2024.
https://www.foodallergy.jp/wp-content/uploads/2024/04/OFCmanual2023.pdf

4) Yanagida N, Sato S, Asaumi T, et al. Risk Factors for Severe Reactions during Double-Blind Placebo-Controlled Food Challenges. Int Arch Allergy Immunol. 2017；172(3)：173-82.

5) Yanagida N, Sato S, Asaumi T, et al. Safety and feasibility of heated egg yolk challenge for children with egg allergies. Pediatr Allergy Immunol. 2017；28(4)：348-54.

6) Yanagida N, Sato S, Nagakura KI, et al. Relationship between serum allergen-specific immunoglobulin E and threshold dose in an oral food challenge. Pediatr Allergy Immunol. 2023；34(3)：e13926.

7) Okada Y, Yanagida N, Sato S, et al. Better management of cow's milk allergy using a very low dose food challenge test：a retrospective study. Allergol Int. 2015；64(3)：272-6.

8) Yanagida N, Imai T, Sato S, et al. Do Longer Intervals between Challenges Reduce the Risk of Adverse Reactions in Oral Wheat Challenges? PLoS One. 2015；10(12)：e0143717.

9) Yanagida N, Minoura T, Setsuko K, et al. A three-level stepwise oral food challenge for egg, milk, or wheat. J Allergy Clin Immunol Pract. 2017. 2018；6(2)：658-60.

10) Okada Y, Yanagida N, Sato S, et al. Better management of wheat allergy using a very low-dose food challenge：a retrospective study. Allergol Int. 2016；65(1)：82-7.

11) Taylor SL, Hefle SL, Bindslev-Jensen C, et al. A consensus protocol for the determination of the threshold doses for allergenic foods：how much is too much? Clin Exp Allergy. 2004；34(5)：689-95.

12）柳田紀之，箕浦貴則，貴田岡節子．小児食物アレルギーに対する段階的な食物経口負荷試験が食物除去に与える影響．医療．2015；69（11）：471-8.

13）Mitomori M, Yanagida N, Nishino M, et al. Threshold and safe ingestion dose among infants sensitized to hen's egg. Pediatr Allergy Immunol. 2022；33（7）：e13830.

14）Glaumann S, Nopp A, Johansson SG, et al. Oral peanut challenge identifies an allergy but the peanut allergen threshold sensitivity is not reproducible. PLoS One. 2013；8（1）：e53465.

15）柳田紀之，佐藤さくら，真部哲治，ほか．食物経口負荷試験（即時型）手技編．日本小児アレルギー学会誌．2014；28（5）：835-45.

16）Niggemann B. When is an oral food challenge positive? Allergy. 2010；65（1）：2-6.

17）Niggemann B, Lange L, Finger A, et al. Accurate oral food challenge requires a cumulative dose on a subsequent day. J Allergy Clin Immunol. 2012；130（1）：261-3.

18）柳田紀之，佐藤さくら，海老澤元宏．全卵粉末入りジュースを用いた食物経口負荷試験の検討．アレルギー．2016；65（3）：193-9.

19）榎本真宏，岡藤郁夫，田中裕也，ほか．食物経口負荷試験用食品の標準化に向けて．日本小児臨床アレルギー学会誌．2023；21（1）：1-8.

20）柳田紀之，佐藤さくら，林　典子，ほか．食物アレルギー児に対する定型除去食の検討．日本小児アレルギー学会誌．2015；29（1）：86-92.

21）柳田紀之．定型除去食メニューは誤配膳を減少させる．日本小児アレルギー学会誌．2013；27（4）：580-4.

7 … 症状と評価・対応（42 頁〜）

1）海老澤元宏，伊藤浩明，藤澤隆夫，監修．日本小児アレルギー学会食物アレルギー委員会，作成．食物アレルギー診療ガイドライン 2021：協和企画；2021．p74-86.

2）日本アレルギー学会，監修．Anaphylaxis 対策委員会，編集．アナフィラキシーガイドライン 2022：日本アレルギー学会；2022.
https://www.jsaweb.jp/uploads/files/Web_AnaGL_2023_0301.pdf

3）文部科学省初等中等教育局健康教育・食育課，監修．学校のアレルギー疾患に対する取り組みガイドライン．令和元年度改訂：日本学校保健会；2020.
https://www.gakkohoken.jp/book/ebook/ebook_R010060/R010060.pdf

4）厚生労働省．保育所におけるアレルギー対応ガイドライン（2019 年改訂版）：2019.
https://www.cfa.go.jp/assets/contents/node/basic_page/field_ref_resources/e4b817c9-5282-4ccc-b0d5-ce15d7b5018c/cc94d067/20240205_policies_hoiku_86.pdf

8 … 経口免疫療法・食事療法（45 頁〜）

1）海老澤元宏，伊藤浩明，藤澤隆夫，監修．日本小児アレルギー学会食物アレルギー委員会，作成．食物アレルギー診療ガイドライン 2021：協和企画；2021.

2）厚生労働科学研究班．海老澤元宏，研究代表者．食物アレルギーの栄養食事指導の手引き 2022：2022.
https://www.foodallergy.jp/wp-content/uploads/2024/04/nutritionalmanual2022.pdf

3）小林貴江，漢人直之，羽根田泰宏，ほか．鶏卵経口負荷試験陽性者に対する除去解除を目指した食事指導（第 2 報）．日本小児アレルギー学会誌．2013；27（5）：692-700.

4）Furuta T, Tanaka K, Tagami K, et al. Exercise-induced allergic reactions on desensitization to wheat after rush oral immunotherapy. Allergy. 2020；75（6）：1414-22.

5）Kubota S, Kitamura K, Matsui T, et al. Exercise-induced allergic reactions after achievement of desensitization to cow's milk and wheat. Pediatr Allergy Immunol. 2021；32（5）：1048-55.

6）Tsuji G, Matsui T, Takasato Y, et al. Exercise-Induced Allergic Reactions in Children Desensitized to Hen's Eggs and Cow's Milk by Oral Immunotherapy. J Allergy Clin Immunol Pract. 2023；11（10）：3187-3194.e2.

7）Manabe T, Sato S, Yanagida N, et al. Long-term outcomes after sustained unresponsiveness in patients who underwent oral immunotherapy for egg, cow's milk, or wheat allergy. Allergol Int. 2019；68（4）：527-8.

8）Sugiura S, Kitamura K, Makino A, et al. Slow low-dose oral immunotherapy：Threshold and immunological change. Allergol Int. 2020；69（4）：601-9.

9）Yanagida N, Okada Y, Sato S, et al. New approach for food allergy management using low-dose oral food challenges and low-dose oral immunotherapies. Allergol Int. 2016；65（2）：135-40.

9 … 移行期医療（49 頁〜）

1）日本小児科学会移行期の患者に関するワーキンググループ．小児期発症疾患を有する患者の移行期医療に関する提言：2013.
https://www.jpeds.or.jp/uploads/files/ikouki2013_12.pdf

2）厚生労働科学研究班．海老澤元宏，研究代表者．食物アレルギーの栄養食事指導の手引き 2022：2022.
https://www.foodallergy.jp/wp-content/uploads/2024/04/nutritionalmanual2022.pdf

10 … 発症リスクと予防（52 頁〜）

1）Kanchan K, Clay S, Irizar H, et al. Current insights into the genetics of food allergy. J Allergy Clin Immunol. 2021；147（1）：

15-28.

2) Lack G, Fox D, Northstone K, et al, Team ALSoPaCS. Factors associated with the development of peanut allergy in childhood. N Engl J Med. 2003；348(11)：977-85.

3) Lack G. Epidemiologic risks for food allergy. J Allergy Clin Immunol. 2008；121(6)：1331-6.

4) Irvine AD, McLean WH, Leung DY. Filaggrin mutations associated with skin and allergic diseases. N Engl J Med. 2011；365(1)：1315-27.

5) Tsakok T, Marrs T, Mohsin M, et al. Does atopic dermatitis cause food allergy? A systematic review. J Allergy Clin Immunol. 2016；137(4)：1071-8.

6) Kitazawa H, Yamamoto-Hanada K, Saito-Abe M, et al. Egg antigen was more abundant than mite antigen in children's bedding：Findings of the pilot study of the Japan Environment and Children's Study (JECS). Allergol Int. 2019；68(3)：391-3.

7) Brough HA, Liu AH, Sicherer S, et al. Atopic dermatitis increases the effect of exposure to peanut antigen in dust on peanut sensitization and likely peanut allergy. J Allergy Clin Immunol. 2015；135(1)：164-70.

8) Fox AT, Sasieni P, du Toit G, et al. Household peanut consumption as a risk factor for the development of peanut allergy. J Allergy Clin Immunol. 2009；123(2)：417-23.

9) Camargo CA, Clark S, Kaplan MS, et al. Regional differences in EpiPen prescriptions in the United States：the potential role of vitamin D. J Allergy Clin Immunol. 2007；120(1)：131-6.

10) Matsui T, Tanaka K, Nakagawa T, et al. Sun exposure inversely related to food sensitization during infancy. Pediatr Allergy Immunol. 2015；26(7)：628-33.

11) Molloy J, Koplin JJ, Allen KJ, et al. Vitamin D insufficiency in the first 6 months of infancy and challenge-proven IgE-mediated food allergy at 1 year of age：a case-cohort study. Allergy. 2017；72(8)：1222-31.

12) Kramer MS, Kakuma R. Maternal dietary antigen avoidance during pregnancy or lactation, or both, for preventing or treating atopic disease in the child. Evid Based Child Health. 2014；9(2)：447-83.

13) 海老澤元宏，伊藤浩明，藤澤隆夫，監修．日本小児アレルギー学会食物アレルギー委員会，作成．食物アレルギー診療ガイドライン 2021：協和企画；2021.

14) Boyle RJ, Ierodiakonou D, Khan T, et al. Hydrolysed formula and risk of allergic or autoimmune disease：systematic review and meta-analysis. BmJ. 2016 Mar 8：352：i974.

15) Sakihara T, Otsuji K, Arakaki Y, et al. Randomized trial of early infant formula introduction to prevent cow's milk allergy. J Allergy Clin Immunol. 2021；147(1)：224-32.e8.

16) Urashima M, Mezawa H, Okuyama M, et al. Primary Prevention of Cow's Milk Sensitization and Food Allergy by Avoiding Supplementation With Cow's Milk Formula at Birth：A Randomized Clinical Trial. JAMA Pediatr. 2019；173(12)：1137-45.

17) 厚生労働省．授乳・離乳の支援ガイド（2019 年改定版）：平成 31 年 3 月．

18) Du Toit G, Roberts G, Sayre PH, et al. Randomized trial of peanut consumption in infants at risk for peanut allergy. N Engl J Med. 2015；372(9)：803-13.

19) Du Toit G, Sayre PH, Roberts G, et al. Effect of Avoidance on Peanut Allergy after Early Peanut Consumption. N Engl J Med. 2016；374(15)：1435-43.

20) Fleischer DM, Sicherer S, Greenhawt M, et al. Consensus communication on early peanut introduction and the prevention of peanut allergy in high-risk infants. J Allergy Clin Immunol. 2015；136(2)：258-61.

21) Natsume O, Kabashima S, Nakazato J, et al. Two-step egg introduction for prevention of egg allergy in high-risk infants with eczema (PETIT)：a randomised, double-blind, placebo-controlled trial. Lancet. 2017；389(10066)：276-86.

22) 福家辰樹，大矢幸弘，海老澤元宏，ほか．鶏卵アレルギー発症予防に関する提言．日本小児アレルギー学会誌．2017；31(3)：i-x.

23) Scarpone R, Kimkool P, Ierodiakonou D, et al. Timing of Allergenic Food Introduction and Risk of Immunoglobulin E-Mediated Food Allergy：A Systematic Review and Meta-analysis. JAMA Pediatr. 2023；177(5)：489-97.

24) Roduit C, Frei R, Depner M, et al. Increased food diversity in the first year of life is inversely associated with allergic diseases. J Allergy Clin Immunol. 2014；133(4)：1056-64.

25) Yamamoto-Hanada K, Kobayashi T, Mikami M, et al. Enhanced early skin treatment for atopic dermatitis in infants reduces food allergy. J Allergy Clin Immunol. 2023；152(1)：126-35.

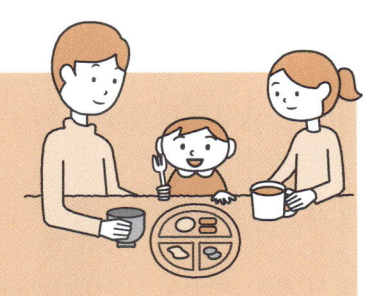

第2章
食物アレルギーの栄養指導に必要な知識

1 …… おもな原因食物の考え方

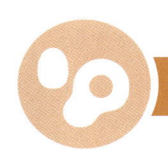

鶏 卵

[参考文献：106頁掲載]

1）除去の指導

（1）除去が必要な食品

　鶏卵を完全除去する場合で，容器包装された加工食品を選ぶ際には，食品表示を必ず確認して鶏卵を含まない製品を選択する．マヨネーズ，多くの練り製品（焼きちくわ，かまぼこ，はんぺんなど），ハム，ウインナー，ベーコンには卵白が使用されているが，卵白を含まない銘柄も市販されているので確認して選ぶ．パンやクッキーも，鶏卵を含む製品と含まない製品が混在し，同じ銘柄でも原材料が変わることがあるので，常に表示をみる習慣をつけておくことが必要である．

　卵殻カルシウムは，卵の殻からつくられた添加物である．焼成，未焼成の製法があり，焼成はタンパク質が残留しない．未焼成はタンパク質が残留するため，アレルギー表示として「卵」の表示が必要である．しかし，いずれも鶏卵タンパクの混入はほとんど問題にならず，大部分の鶏卵アレルギー患者では摂取可能である．

（2）交差抗原性

　鶏肉や魚卵は，卵白とは交差反応しないため，原則として除去する必要はない．うずら卵は，鶏卵との交差抗原性があるため，除去の対象となる場合がある．なかには，うずら卵のみに反応する症例もある．

（3）加熱凝固によるアレルゲン性の変化

　卵白の主要アレルゲンであるオボアルブミンは，加熱によって変性凝固し不溶化することでアレルゲン性が低下する．一方でオボムコイドは100℃以下の加熱では変性せず，アレルゲン性は低下しにくい．

　このため，おもにオボアルブミンに反応する鶏卵アレルギー患者は，加熱の程度によって同じ鶏卵製品であっても摂取できたり，症状が誘発されたりする．一般的にはスープ状，クリーム状，気泡性

が高く凝集がないもの（フワフワ，トロトロの食感），口溶けのよい料理や加工食品のほうが，症状誘発リスクが高まる．

（4）安全管理

鶏卵は，調理過程のあらゆる場面で混入する危険性がある．洗浄不十分な調理器具や生卵に触れた箸，ビュッフェ形式で使用したトングからの微量アレルゲンの混入で症状を起こしたケースがある[4]．また，和菓子にも鶏卵成分が使われるケースがあり，「和菓子だから大丈夫」と表示を確認せずに与えてしまう誤食報告もある．自宅では，兄弟（姉妹）の食べ残し，テーブルに置き忘れた菓子，ゴミ箱に捨てた卵の殻に触れた症状誘発例，学校ではマヨネーズの容器を使った水鉄砲遊びが問題となった例もある．

（5）代替食

鶏卵除去中に不足しやすい栄養素はタンパク質である．主菜としての鶏卵代替には，肉や魚，大豆・大豆製品などタンパク質が豊富な食品を用いる．また，主食，副菜とともにバランスよく摂取することも指導する．

鶏卵を除去していても，味や風味，栄養素の劣らない代替調理は可能である．ハンバーグのつなぎにはかたくり粉，ホットケーキの色づけにはかぼちゃペーストなどで代用して，おいしくつくることができる．

2）除去解除を目指した食事指導

（1）摂取可能量の決定

摂取可能なアレルゲン量を決定するためには，医療機関内で食物経口負荷試験（oral food challenge：OFC）を行う（35頁参照）．鶏卵OFCに用いる食品は，ゆで時間を決めたゆで卵白，タンパク質量が明示された鶏卵粉末食品，あるいは調理法を一定にした卵焼きやパンケーキなどを用いる．安定した患者指導を行うためには，各施設で用いる負荷食品をできるだけ統一しておくことが望ましい．

（2）摂取指導

ゆで卵白（鶏卵1個当たり40gと換算）の摂取量を基準として，それを超えない範囲で摂取可能な加工食品を指導する資料例を図1[6,7]に紹介する．この資料は，多くの加工食品の商品情報や標準的な調理方法をもとに含有するタンパク質量が定量基準を超えないものを選んでいる．また，ゆで卵白10g（1/4個）相当までにあげた料理や食品の多くは，小麦と混合して十分加熱されたものであり，

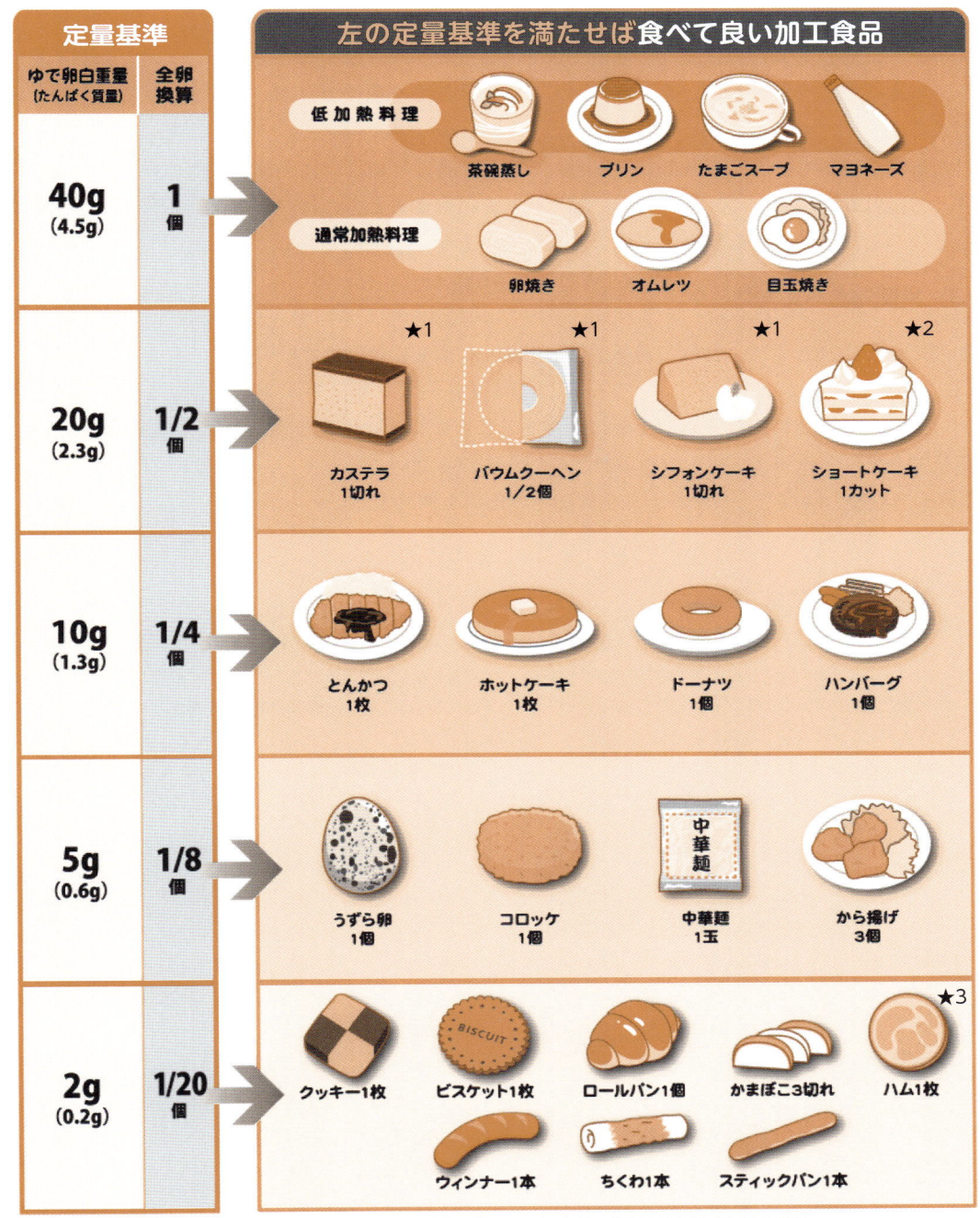

図1 摂取可能量に基づいた指導例（鶏卵）

※医師・栄養士の指導のもとで利用してください．複数の食物に対してアレルギーがある場合はご注意ください．
　このリストは，左側の定量基準量を食べられることが確認できたら，安全に摂取できる加工食品の目安を示しています．
　逆に，右側にあげた加工食品の1つが食べられても，他の加工食品や定量基準量が食べられるとは限りませんので，ご注意ください．
★1：カステラ，バウムクーヘン，シフォンケーキは，それぞれに含まれる鶏卵の加熱温度，加熱時間が異なるので慎重にすすめる．
★2：ショートケーキのクリームにメレンゲ（卵白）が含まれていないもの．
★3：ハム類は非加熱での摂取で症状が出ることがあるので加熱して食べる．

（小林貴江, ほか. 日本小児アレルギー学会誌. 2013；27（5）：692-700 [6], 伊藤浩明, 監修. あいち小児保健医療総合センターアレルギー科, 作成. おいしく治す食物アレルギー攻略法：2014 [7] より一部改変）

ゆで卵単体と比較して症状誘発を起こすリスクは低い.

　例外的に注意が必要なのは一部の卵ボーロである. 卵ボーロは全卵とばれいしょでん粉が主材料であり, 他の小麦を含む食品とは異なり, マトリックス効果を期待できず, 比較的症状を誘発しやすいとされる[8].

　ゆで卵白 20 g（1/2 個）相当までの食品になると, 調理・加工に伴う加熱凝固の程度が反応性に影響する可能性が大きくなる. そのため, 加工食品を摂取するときには, 少量から始めて違和感がないことを確認し, 次第に量を増やしていくといった注意が必要である.

（3）集団給食への対応

　加熱鶏卵を主菜とする 1 食量（鶏卵 1 個, 3 歳未満は 1/2 個）まで摂取できていることが確認されれば, 医師の指導のもとにプリン, 茶碗蒸し, マヨネーズなどにチャレンジできるように指導する（図 1）. しかし, 定量摂取で鶏卵 1 個に到達するまでには長い時間を要し, 卵料理全般への「怖さ」は払拭できず, スムーズに摂取できる料理の幅が広がらないことも多い. そのような場合には, 鶏卵 1/4 個相当程度の時点で, 少量の低加熱食品への応用を開始することもある.

> ### マトリックス効果
>
> 　食物アレルギーの原因食物におけるマトリックス効果とは, 特定の食物抗原 A を別の食材 B と一緒に調理したときに, A の抗原性が低下する効果を指す. たとえば鶏卵と小麦を一緒に調理することで, 鶏卵の抗原性が低下することが報告されている. メカニズムとして, 鶏卵タンパク質の不溶化や相互のタンパク質の複合体が生成されることなどが提案されているが, 明らかではない.

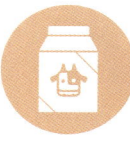

牛　乳

［参考文献：106 頁掲載］

1）除去の指導

（1）除去が必要な食品

　乳成分のアレルギー食品表示については, 用語を正しく理解するための指導が必要である. 乳酸菌, 乳化剤, 乳酸カルシウムなどは, 「乳」という文字を含むことで誤解されやすいが, 除去の必要はない. 一部の乳化剤には乳を含むものもあり, 別途表示されている.

　乳糖は, 乳の拡大表記に位置づけられているが, 乳糖に残存するタンパク質は 0.3% 程度とされており, 最終商品に含まれるアレルゲン量は表示が免除される微量レベルであることも多い[1]. なお, 医薬品に含まれる日本薬局方 乳糖水和物は一般に精製度が高いため, アレルギー症状を起こす患者はほとんどいない.

（2）交差抗原性

　牛乳アレルギー患者の一部は, 加熱の不十分な牛肉（血液が凝固していないもの）にアレルギー症

状を起こすことがある．ヤギ乳やめん羊乳は牛乳と強い交差反応を示す[2]．

（3）安全管理

外食では表示義務がないため，注意が必要である．たとえば，サイコロステーキなどの加工肉の結着剤として牛乳由来のカゼインナトリウムが使用されていることがある[3]．また，豆腐料理への牛乳使用による誤食事例もある．さらに牛乳は液体であるため，こぼした牛乳に接触して症状が誘発されやすい．その他，石鹸やスキンケアクリーム，入浴剤などにも乳タンパク質を含有する商品があり，これらを使用することによって症状が出ることがある．

う歯予防のリカルデントとして市販されている多くの食品や，歯科でフッ素処置などと同時に塗布される医薬品には，乳を主成分とするカゼインホスホペプチド−非結晶性リン酸カルシウム（CPP-ACP）が使用されており，アナフィラキシー例が報告されている[4]．

（4）代替食

幼児期は成長盛んな時期であり，体重1 kg 当たりのタンパク質，カルシウムの推奨量は成人の約2倍である[5]．牛乳を除去した食事を考えるうえで大切なのは，とくに不足しがちなカルシウムを何で補うかであり，保護者，患児と相談のうえ決めていく．

牛乳には100 mL 当たり100 mg のカルシウムが含まれており，子どもの主要なカルシウム摂取源である．カルシウムを多く含む食品（**表1**）[6] を積極的に取り入れて，目標量の摂取を目指す必要がある．しかし，牛乳完全除去ではその達成は非常に困難で，カルシウムを強化した機能性表示食品などの使用も考慮する．

特別用途食品（病者用食品）のミルクアレルゲン除去食品（いわゆるアレルギー用ミルク）として，タンパク加水分解乳（ミルフィー HP®，ニュー MA-1®），アミノ酸乳（エレメンタルフォーミュラ®）および調製粉末大豆乳（和光堂ボンラクト® i）が市販されている（**表2**）[7]．いずれも，育児用粉乳の栄養基準を満たしているが，アミノ酸乳では脂質含有量が少ないことに注意が必要である．各商品の特徴を把握して，調乳だけでなく，離乳食や料理に利用してカルシウムや鉄を補う目的でも使用することができる．

表1 カルシウム 100 mg を含有する食品

乳製品	牛乳 100 mL ヨーグルト 100 mg スライスチーズ 1 枚（14 g）
乳製品以外	しらす干し（半乾燥）19 g（大さじ 3 杯） 素干し桜えび 5 g（大さじ 1 杯強） 豆乳 320 mL 豆腐 100 g（1/3 丁） 納豆 100 g（2 パック） アレルギー用ミルク 180 〜 200 mL（出来上がり量） ひじき（乾燥）7 g（大さじ 1 杯強） 小松菜・大根葉（生）40 〜 50 g

カルシウム推奨量は幼児期 400 〜 600 mg，学童期 600 〜 800 mg とされています．牛乳除去が続くと，骨格形成の盛んな成長期では，身長・体重にも影響します．カルシウムを多く含む食品を 1 日にどれだけとればよいか理解しましょう．
（伊藤浩明，監修．あいち小児保健医療総合センターアレルギー科，作成．おいしく治す食物アレルギー攻略法 改訂第 2 版：2018[6] より改変）

表 2　ミルクアレルゲン除去食品（アレルギー用ミルク）

分　類		加水分解乳		アミノ酸乳	調製粉末大豆乳
商品名		ミルフィー HP®	ニュー MA-1®	エレメンタル フォーミュラ®	和光堂ボンラクト®i
メーカー		明治	森永乳業	明治	アサヒグループ食品
標準調乳濃度		14.5%	15%	17%	14%
最大分子量 (Da)		3,500	1,000	アミノ酸	－
浸透圧 (mOsm/kg/H_2O)		290	320	445	290
原材料		乳清分解物	カゼイン分解物	精製アミノ酸	分離大豆たんぱく
栄養素（標準調乳 100 mL の含有量）	エネルギー (kcal)	67.0	69.9	66.5	67.2
	たんぱく質 (g)	1.7	2.0	2.0	1.8
	脂質 (g)	2.5	2.7	0.4	2.9
	炭水化物 (g)	9.6	9.5	13.4	8.7
	ビオチン (μg)	1.6	2.3	1.6	1.4
	亜鉛 (mg)	0.4	0.5	0.5	0.5
	カルシウム (mg)	53.7	60.0	64.6	53.2
	セレン (μg)	1.9	0.9*	1.85	1.0*
	鉄 (mg)	0.9	0.9	1.1	1.0
	カルニチン (mg)	1.3	1.8	1.3	0.84

*：社内分析値

（食物アレルギー診療ガイドライン 2021（日本小児アレルギー学会）から引用改変）
（厚生労働科学研究班. 海老澤元宏, 研究代表者. 食物アレルギーの栄養食事指導の手引き 2022：2022[7] より）

2）除去解除を目指した食事指導

（1）摂取可能量の決定

　医師が指示する摂取可能な牛乳の量を他の乳製品に応用する場合は，「日本食品標準成分表 2020 年版（八訂）」（文部科学省）[8] に基づいて，タンパク質含有量を計算する．摂取しようとする食品の栄養表示（タンパク質量）を参考にすることもできる[6]．牛乳のアレルゲンは加熱や加工による変化がほぼ認められないため，牛乳・乳製品中のタンパク質量をもとに計算できる[2]．

　おもな乳製品の 100 g 当たりのタンパク質含有量（表 3）は，牛乳（3.3 g），ヨーグルト（3.6 ～ 4.3 g）に対し，バターは 0.6 g（約 1/5 量），プロセスチーズは 22 g（約 7 倍）と食品によって大きく異なる．細かくは製品による含有量の違いがあるので，各製品の栄養表示に記載されているタンパク質含有量を参考に換算する．

（2）摂取指導

　牛乳が安全に摂取できる可能量が増えてくると，そのタンパク含有量を超えない範囲で，さまざまな加工食品や牛乳を使う料理を試すように指導することができる．たとえば，牛乳 10 mL が摂取できれば，市販食パン 6 枚切り 1 枚が摂取可能といえる．牛乳 30 mL に到達していれば，加工食品の栄養表示を参考に換算し，乳酸菌飲料やチョコレートを一定量まで試すことができる[6]（図 2）．

表3 おもな乳製品のタンパク質含有量　　　　　　（100 g 当たり）

乳製品		タンパク質含有量（g）
牛乳	牛乳	3.3
	脱脂粉乳	34.0
ヨーグルト	全脂無糖	3.6
	脱脂加糖	4.3
	ドリンクタイプ	2.9
クリーム	乳脂肪	1.9
アイスクリーム類	アイスクリーム高脂肪	3.5
	アイスクリーム普通脂肪	3.9
	ソフトクリーム	3.8
チーズ	プロセスチーズ	22.7
	ナチュラルチーズ／クリーム	8.2
	ナチュラルチーズ／チェダー	25.7
	ナチュラルチーズ／パルメザン	44.0
バター	有塩バター	0.6
	無塩バター	0.5

実際には製品によって異なるので，各製品の栄養表示を参照することが望ましい
（文部科学省科学技術・学術審議会資源調査分科会．日本食品標準成分表 2020 年版（八訂）：2021[8] より）

（3）集団給食への対応

　学校給食で牛乳の除去解除をする際には，給食で提供される牛乳・乳製品の使用量を理解しておく必要がある．学校給食では，文部科学省が提示する学校給食摂取基準[9] を満たすように献立構成がなされており，カルシウムの摂取目標量を満たすために，脱脂粉乳を含む乳製品が，パンやカレー，シチューのルウなどにも用いられている．そこで，給食1食分に相当する牛乳・乳製品を摂取して問題がないことをあらかじめ確認しておかなければならない．さらに学校では，給食後の体育も想定して，摂取後に運動しても症状が誘発されないことを確認しておく[10]．

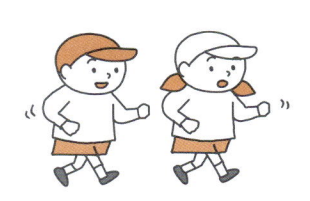

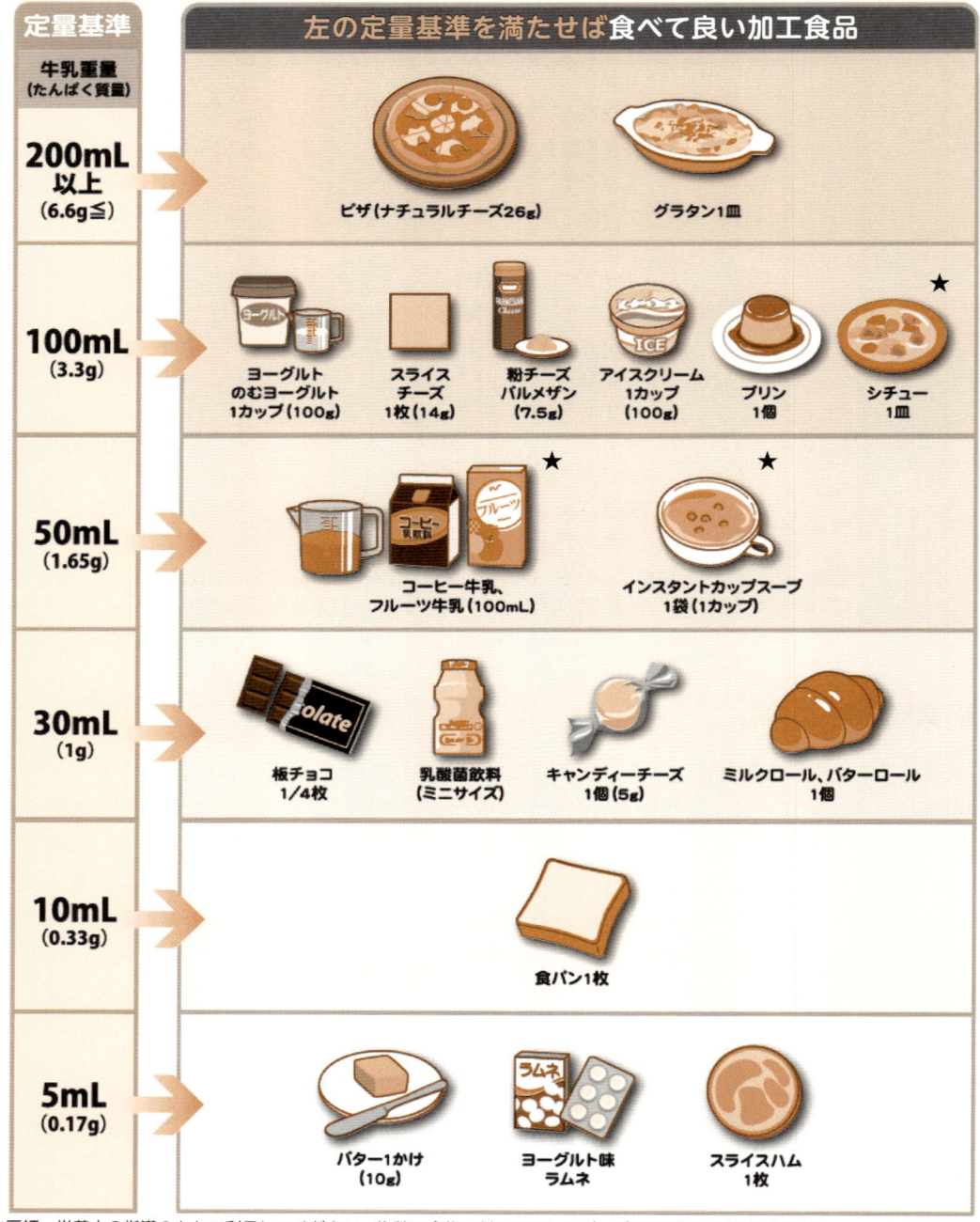

図2 摂取可能量に基づいた指導例（牛乳）

※医師・栄養士の指導のもとで利用してください．複数の食物に対してアレルギーがある場合はご注意ください．
このリストは，左側の定量基準量を食べられることが確認できたら，安全に摂取できる加工食品の目安を示しています．
逆に，右側にあげた加工食品の1つが食べられても，他の加工食品や定量基準量が食べられるとは限りませんので，ご注意ください．

★：コーヒー牛乳，インスタントカップスープ，シチューなどは，レシピによって牛乳の量がそれぞれ50 mL，100 mLを超えることがあるので，乳タンパク量，牛乳の量によって食べて良い加工食品の量を検討すること．

（小田奈穂，ほか．日本小児アレルギー学会誌 2013：27（5）：701-9 [10] より一部改変）

小　麦

［参考文献：106頁掲載］

1）除去の指導

（1）除去が必要な食品

　小麦アレルギーの場合，パン，うどん，パスタ，そばなどのおもに主食となるもの，市販のルウやパン粉などの加工品，だしの素などの調味料，ハムやウインナーなどの肉加工品，ぎょうざや春巻きの皮，ビスケット，スポンジケーキなどの小麦を主とした菓子類などの除去が必要になる．小麦タンパク質がアミノ酸まで分解されている調味料（みそ・しょうゆ・酢）は，最重症者を除いて摂取できる．小麦タンパク加水分解物は，タンパク質を酸や酵素によって分解して旨味成分（アミノ酸等）を生成させ，濃縮した調味料である．製法によって生成物が異なり，一部はタンパク質やペプチドが残存するため，アレルギー表示がある場合は，除去対象となる．

　麦芽糖（マルトース）は，工業的にはとうもろこしでん粉などを酸や酵素分解して得られる．伝統的製法では，米，いも，大麦麦芽が使用される．小麦の表示がなければ，原則として除去する必要はない[1]．

（2）交差抗原性

　海外文献では，小麦と大麦・ライ麦で20％程度の交差反応が報告されている．重症小麦アレルギー患者の一部が交差反応を示すが，小麦摂取可能量が増えれば通常，大麦も摂取可能となる．逆に，小麦アレルギーをもたない小児の大麦アレルギー患者は，国内では報告されていない[2]．そのため，大麦と大麦加工品等（押し麦），大麦麦芽，麦芽エキスとライ麦に関しては，医師の指示があった場合に除去をする．焙煎した大麦を煮出した液である麦茶（大麦）は，ごく一部の最重症者を除いて摂取できる．

　はとむぎやえんばく（燕麦，オートムギ，オーツ麦，カラス麦と同義）は，摂取可能であることが多い．

（3）安全管理

　小麦は，特定原材料であるため，容器包装された加工食品は原材料表示を確認して選択する（94頁参照）．ただし，大麦・ライ麦は加工食品への表示の義務がないため，大麦，ライ麦のアレルギーの場合には，メーカーに確認が必要である．

　ふ類（麩）は小麦グルテンそのものだが，小麦由来であることを見落として誤食しやすい．米粉でつくられる柏餅や団子，コーンフレークなどシリアルの一部には，小麦や大麦，ライ麦が含まれる製品もある．市販されている米粉パンには，小麦グルテンを使用した製品が多いため，注意が必要である．また，普通のパンやケーキをつくる厨房で，米粉パンや米粉のケーキがつくられている場合，小麦粉のふるい操作によって周囲5mに小麦粉が飛散し，20分間浮遊することが報告されている[3]．コンタミネーションと患者の症状誘発の関連は明らかでないが，調理場での小麦粉の扱いには注意が必要である（表4）．

表4　小麦（大麦・ライ麦）の含有を見落としやすい食品

食　品	理　由
麩	小麦グルテンそのものだが，認識されにくい．
かしわ餅，団子	米粉に大麦を混ぜた商品がある．
米粉パン	小麦グルテン使用，製造場所で小麦粉の混入．
米粉のケーキ	製造場所で小麦粉の混入．
とうもろこし粉など	製造過程の貯蔵庫などで小麦の混入．とくに輸入商品．
コーンフレーク・シリアル	小麦，大麦を含む商品がある．
五穀茶など	大麦，ライ麦を含む商品がある．

表5　小麦のおもな代替食品

	小麦加工品	代替食品
主　食	うどん	米めん，ビーフン，フォー，はるさめ
	パスタ	グルテンフリーパスタ（米粉・雑穀・とうもろこし粉など小麦グルテンを含まないもの）
	パン	米粉パン（小麦グルテンを含まないもの）
粉　類	小麦粉	かたくり粉，タピオカ粉，ホワイトソルガム 米粉（上新粉，米粉，製菓用米粉） コーンフラワー
	ホットケーキミックス	米粉，大豆粉使用のミックス粉
その他	カレー・シチューのルウ	小麦を含まないルウ
	パン粉	米粉パン粉
	ぎょうざ・春巻きの皮	ライスペーパー，米粉のぎょうざの皮

　園，学校生活において，給食で麦ごはんが提供される場合は注意が必要であり，小麦粘土の使用の可否は主治医に確認が必要である．

（4）代替食

　パン，麺類などの主食は，米を原材料とした食品などに代替する．グルテン不使用の米粉パン，米を原料とした麺類，雑穀（あわ・ひえ・きびなど），大豆を原料とした麺類などが市販されているので，具体的な製品紹介の資料を揃えておく（表5）．

　小麦粉に替えて米粉を使用した調理をする場合は，原料米粉の種類，粒度やでんぷん組成，吸水率等に違いがあるため，料理のできあがりに影響することを考慮する．そのため，同じレシピであっても，米粉製品によって形成が困難であったり，生地が膨らまず，固すぎるクッキーや，重く餅っぽいパンとなることがある．そのため，レシピに合わせて粉の種類を見極め，水分量をうまく調整すること，場合によってはコーンスターチやホワイトソルガムなど小麦粉以外の粉をブレンドすることがポイントとなる．製菓用の米粉や製品化された小麦粉不使用のミックス粉を利用すると簡単に調理できる．揚げ物の衣やつなぎに使用する小麦粉は，かたくり粉や米粉からできたパン粉などで代用できる．小麦粉不使用のカレーやシチューのルウ，米粉を原材料としたぎょうざの皮などが市販されており，これらは通常の製品と同様の調理方法でつくることができ，味も大差ないことから，家庭や集団給食で通常メニューとしても活用できる．

　小麦の代替調理については，利用できる製品の特徴や調理のコツを具体的に伝えることが重要である．既存のレシピを紹介する場合も，栄養士自身が試作して，失敗しないポイントを伝えられるようにしたい．

表6　ゆでうどん 50 g に相当する小麦食品の量

小麦食品		食品量（g）	目　安
小麦粉	薄力粉 / 1 等	16	大さじ 2 杯
	強力粉 / 1 等	11	大さじ 1 杯
パン類	食パン	15	1/4 枚（6 枚切り）
	ロールパン	13	1/2 個
うどん・そうめん類	干しうどん / 乾	15	
	干しうどん / ゆで	42	
	そうめん・ひやむぎ / 乾	14	1/4 束
	そうめん・ひやむぎ / ゆで	37	
中華めん類	中華めん / ゆで	27	1/6 玉
マカロニ・スパゲッティ類	マカロニ・スパゲッティ / 乾	10	
	マカロニ・スパゲッティ / ゆで	22	
ふ（麩）類	焼き麩	5	
その他	ぎょうざの皮	14	2 枚
	パン粉 / 乾燥	9	大さじ 3 杯

（文部科学省科学技術・学術審議会資源調査分科会．日本食品標準成分表 2020 年版（八訂）[5]．タンパク質含有量データに基づいて換算）

2）除去解除を目指した食事指導

（1）摂取可能量の決定

　小麦のアレルゲンは，加熱の程度や加工法による反応性の変化は認められていない．したがって，アレルゲンを含むタンパク質量を摂取量の指標とする．強力粉，中力粉，薄力粉は，原料となる小麦の種類が異なるが，薄力粉より強力粉のほうがアレルゲン性が強いという考え方はせず，実際に摂取する食物中の小麦タンパク質量を考慮する[4]．

　食品成分表に記載された小麦食品のタンパク質含有量から計算して，ゆでうどん 50 g 相当の小麦タンパク質（1.3 g）を含有する食品量を**表6**[5]に示す．たとえば，ゆでうどん 1 食分 200 g に含まれる小麦タンパク質量は，食パン（6 枚切り）1 枚 60 g と同等と計算できる．

（2）摂取指導

　負荷試験のための食品を準備する場合には，小麦タンパク質のみを含有するうどん，スパゲッティなどが望ましい．摂取可能量が少量（5 g 以下）で家庭での継続摂取が指示された場合は，安全確保のために，負荷試験に用いた製品と同じものを指定することが望ましい．

　安全摂取可能量が増えてくると，そのタンパク質含有量を超えない範囲で，さまざまな加工食品や小麦粉を使う料理を指導することができる．たとえば，うどん 10 g を摂取できれば，薄力粉 3 g は使用できるため，唐揚げ 2，3 個なら摂取可能といえる．パン粉，ぎょうざの皮，ふ（麩）類などは，体積あたりの小麦タンパク質が多いため，この段階での摂取は難しい．たとえば，ぎょうざ 1 個（ぎょうざの皮 1 枚 7 g）を摂取するには，うどん 25 g が摂取可能かを確認する必要がある．栄養士自身が小麦粉やパン粉を用いた料理を試作して，1 食分に使用される小麦粉やパン粉の量を把握しておくとよい．

(3) 集団給食への対応

集団給食で小麦の完全解除をするためには，幼児ではゆでうどん 100 g（食パン 1/2 枚），学童期ではゆでうどん 400 g（食パン 2 枚）の摂取で症状が出ないことを確認する必要がある．これは，スパゲッティ 1 人前，食パン 2 枚，カレーうどん（麺＋ルウでうどん 350 g 程度に相当する）など 1 回の給食に提供される小麦の最大使用量による．さらに，摂取後に運動しても，症状が誘発されないことを医師の指導のもとで確認しておく必要がある．

小麦は，味を嫌って食べ進められない患者は比較的少ない．一方，小麦を摂取できても鶏卵や牛乳を除去している場合，摂取できる加工食品が限られるため，小麦粉を用いた手づくり料理やおやつのレパートリーを提案することが望ましい．

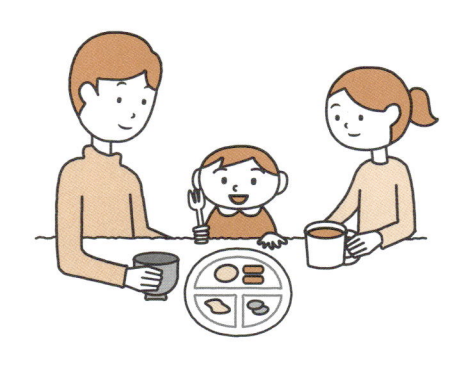

鶏卵・牛乳・小麦アレルギーへの対応食品の紹介

食品メーカーでは食物アレルギーに対応した食品を多く扱うようになってきている.

アレルギーに対応した食品を探すツールとして，アプリケーション[※1] などがある．加工食品の商品名を入力すると含有アレルゲンや原材料が表示され，近くの店舗やネットストアが紹介されるものもある．ただし，紹介される加工食品の原材料が最新情報と異なる場合もあるため，購入の際には食品メーカーの公式ホームページや店頭にて原材料を十分確認する必要がある.

また，栄養指導では食物アレルギーに対応した料理のレシピが公開されているサイトも参考にできる[※2].

本稿では，家庭だけでなく集団給食でも手軽に利用できる食物アレルギー対応食品を紹介する.

米粉および米粉製品など（表7）

米粉パンや米粉麺類を料理に取り入れること

表7 米粉および米粉製品など（例）

	製造元	商品名
米粉	波里	お米の粉　お料理自慢の薄力粉
	淡路製粉	しあわせ米粉
	富澤商店	製パン用米粉
米粉パン	日本ハム	みんなの食卓® 米粉食パン
米麺	ケンミン食品	お米100%ビーフン
	ケンミン食品	ライスパスタ
	ユウキ食品	フォー
ぎょうざの皮	モランボン	お米で作った餃子の皮
ライスペーパー	ユウキ食品	ライスペーパー生春巻の皮
シリアル	日清シスコ	シスコーン®

[※1] アレルギー対応食品検索アプリケーションなど
・e食なび：https://www2.ebase-jp.com/eshoku_navi/
・アレルギーチェッカー：https://www.willmore.jp/allergychecker
・クミタス：https://www.kumitasu.com/#page/1

[※2] アレルギー対応のレシピサイト
・独立行政法人環境再生保全機構「食物アレルギーの子どものためのレシピ集」：
　https://www.erca.go.jp/yobou/zensoku/allergy/recipe/index.html
・食物アレルギー協同取り組み　プロジェクトA　食物アレルギー配慮レシピ：
　https://www.otafuku.co.jp/product/otafuku_allergy/pja/recipe-c01.html
・ニッポンハム　食物アレルギー対応のレシピ：
　https://www.nipponham.co.jp/recipes/food_allergy/
・株式会社明治　食育　卵・牛乳・小麦を使わないレシピ集：
　https://www.meiji.co.jp/meiji-shokuiku/food-allergy/recipe/

で主食のバリエーションが広がる．米粉のぎょうざの皮はすいとん，ピザ，クレープ風デザートなどさまざまな料理にアレンジできる．

プレミックス粉（Prepared Mix の略）（表8）

プレミックス粉とは，粉類，膨張剤，糖類，油脂，食塩などが用途に合わせて配合されている調整粉のことで，材料の準備や計量する手間を省くことができる．ホットケーキミックスはドーナツ，マフィン，ケーキなどさまざまな料理にアレンジできる．

調理済み食品（表9）

1食で牛乳1本（200 mL）分より多くのカルシウムを摂取できる顆粒タイプのスープもある．調理済み食品は災害用備蓄食にも適している．

食肉製品・練り製品（表10）

食肉製品や練り製品には卵タンパクや乳タンパクが含まれていることが多く，誤食の原因になる場合がある．特定原材料不使用の食品を選択すると皆が同じものを食べられるため，調理の負担が軽減され，誤食防止にもつながる．

表8　プレミックス粉（例）

	製造元	商品名
パンプレミックス	グリコ	小麦アレルギー物質検査済 こめの香 米粉パン用ミックス粉（グルテンフリー）
	みたけ	お米で作った簡単パンミックス
ホットケーキミックス	みたけ	グルテンフリー砂糖不使用パンケーキミックス
	共立食品	米粉のホットケーキミックス
天ぷら粉	波里	お米で作った天ぷら粉
お好み焼き粉	桜井食品	お米を使ったお好み焼粉
	オタフクソース	お好み焼・たこ焼の素
チヂミ粉	波里	お米で作ったチヂミ粉
	マルコメ	ダイズラボ® 大豆粉のチヂミ粉

表9　調理済み食品（例）

	製造元	商品名
スープ	エスビー食品	スープの王子さま® 顆粒* （アレルギー特定原材料等28品目不使用）
カレーなど	永谷園	アンパンマンミニパックハヤシ　ポーク
	永谷園	エー・ラベル® あたためなくてもおいしいカレー 甘口　5年保存
肉加工品	日本ハム	みんなの食卓® ハンバーグ
	石井食品	いっしょがいいね　プチミート　トマト味
魚缶詰	はごろもフーズ	シーチキン® ファンシー

＊：カルシウム強化食品

調味料（表 11）

鶏卵を使用せずに植物油脂に食酢や砂糖を添加したマヨネーズ風調味料がある．また，魚の骨からつくられたカルシウムが添加されただしの素などもある．

豆乳製品など（表 12）

大豆飲料や植物由来の原料でつくられたアイス，ヨーグルトなどがある．カルシウムを補うためにはカルシウム強化食品を選ぶとよい．

表 10　食肉製品・練り製品（例）

	製造元	商品名
食肉製品	日本ハム	みんなの食卓® ロースハム
	伊藤ハム	The GRAND アルトバイエルン®
練り製品	ニッスイ	活 焼ちくわ

表 11　調味料（例）

	製造元	商品名
ソース	オタフクソース	1 歳からのお好みソース
	ハインツ日本	ハインツトマトケチャップ
	イカリソース	イカリウスターソース
マヨネーズ風調味料	日清オイリオ	日清マヨドレ®
	キユーピー	キユーピー® エッグケア
だし・スープの素	理研ビタミン	素材力だし® 本かつおだし
	味の素	毎日カルシウム・ほんだし®＊
	味の素	丸鶏がらスープ™
	ネスレ日本	マギー® ブイヨン 無添加 アレルギー特定原材料等 28 品目不使用
ルウ	エスビー食品	シチューの王子さま® 顆粒 アレルギー特定原材料等 28 品目不使用
	ハウス食品	特定原材料 8 品目不使用　完熟トマトのハヤシライスソース®
	永谷園	アンパンマン カレールゥ

＊：カルシウム強化食品

表 12　豆乳製品など（例）

	製造元	商品名
大豆飲料	大塚食品	ミルクのようにやさしいダイズ＊
豆乳飲料	マルサンアイ	まめぴよ® ココア味，いちご味
アイス	クラシエ	Soy マルチバニラ，Soy マルチチョコ，Soy マルチイチゴ
豆乳ヨーグルト	マルサンアイ	豆乳グルト®
	ポッカサッポロフード＆ビバレッジ	ソイビオ豆乳® ヨーグルト プレーン無糖
チーズ風食品	マルサンアイ	豆乳シュレッド
	マリンフード	私のヴィーガン植物シュレッド
ホイップ	スジャータめいらく	乳製品を使っていない豆乳入りホイップ
マーガリン	創健社	発酵豆乳入りマーガリン

＊：カルシウム強化食品

ケーキ・菓子類・製菓材料（表13）

アレルギーに対応したケーキにはアーモンドなどの木の実類が粉末などで含まれていることがあるので，木の実類のアレルギーの場合は原材料に注意する．

ベビーフード（表14）

食物アレルギーに配慮されたベビーフードが数多く市販されている．カルシウムの添加されたせんべいなどもある．

表13　ケーキ・菓子類・製菓材料（例）

	製造元	商品名
ケーキ	タカキベーカリー	卵・乳製品・小麦不使用 アレルギー対応　すこやかストロベリーケーキ
	シャトレーゼ	乳と卵と小麦粉を使用していないデコレーション
菓子	ウイングエース（販売元）	ロッキーマウンテン® マシュマロ
	イオン（販売元）	やさしごはん まろやかチョコレート
製菓材料	森永製菓	チョコレートシロップ

表14　ベビーフード（例）

製造元	商品名
キユーピー	すまいるカップ® 北海道コーンのチキンドリア
キユーピー	にこにこボックス® レバーと野菜のトマト煮弁当
和光堂	栄養マルシェ　しらすの雑炊
和光堂	具たっぷりグーグーキッチン　まぐろの炊き込みご飯
和光堂	赤ちゃんのおやつ＋Ca カルシウム　鉄入り小魚せんべい*
ピジョン	元気アップ® カルシウム　お野菜すなっく（かぼちゃ＋おいも）*

＊：カルシウム強化食品

【注意】
・2024年8月現在，食品メーカーの公式ホームページ公開の情報である．
・原材料が変更される場合があるため，使用する際は必ず原材料を確認する．
・紹介している食品すべてが食物アレルギーに配慮された専用の施設などで製造された食品とは限らないため，個人の原因食物や重症度に応じて利用を検討する．

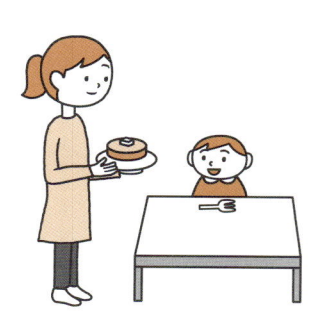

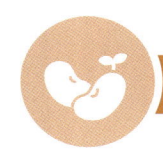

大　豆

[参考文献：106 頁掲載]

1）除去の指導

（1）除去が必要な食品

　大豆の種類には，黄大豆，黒大豆（黒豆），青大豆（枝豆）などがある．その他加工品として，豆腐や油揚げ，きな粉，大豆もやしなど大豆を主とする食品や大豆タンパク，大豆エキスを除去する（**表 15**）．

　もやしは，緑豆，ブラックマッペなど大豆と異なる種のものは，摂取できることがほとんどである[1-3]．

　大豆の発酵食品であるみそとしょうゆ，および大豆油まで除去する必要性は通常ないが，主治医に確認する．また，豆乳は非加熱で摂取すると，OAS 症状を呈する場合がある．これは，大豆の PR-10（Gly m 4）に反応しており，ハンノキ科花粉と交差反応している PFAS である（11 頁参照）．学童期以降に近年増加している．

（2）交差抗原性

　大豆とその他の豆類（ピーナッツ，小豆，緑豆，いんげんまめなど）との関係性については，交差反応する豆・しない豆が混在した症例報告にとどまっている．したがって，原則として一律に除去する必要はないが，摂取時の症状が疑われる場合は個別に診断することが望ましい[4]．

（3）安全管理

　大豆は特定原材料ではないため，容器包装された加工食品の原材料の一部に大豆が使われていても表示されないことがある．

　近年，大豆は健康食として好まれる傾向があり，大豆粉やおからを使用したハンバーグやドーナツ，ミックス粉，豆乳アイスクリームやプリン，大豆エキスを含むドレッシングなどの調味料等が販売されている．ベビーフードにも調味料以外に大豆製品を使用しているものが多くみられるため，注意を促す．また，乳製品不使用の「アレルギー対応食品」として販売される製品は，原材料に大豆が含まれることがあるので，原材料の確認は不可欠である．

　園や学校行事として，節分の豆まきで大豆を使用するようであれば，参加や代替品への変更の可否についてあらかじめ相談しておく．

（4）代替食

　非常にまれではあるが，しょうゆやみそも除去しなければならない場合には，米，雑穀（あわ・きび・ひえ）などを原料とした調味料で代替する．一般のスーパーマーケットでは購入が困難であるため，取扱店や購入方法を把握し患者へ紹介する．

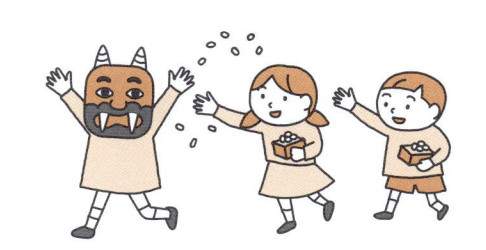

表 15　大豆および大豆を主とする食品

分　類	食　品
豆類	黄大豆，黒大豆（黒豆），青大豆（枝豆）
大豆を主とする加工品	豆腐，油揚げ，厚揚げ，油揚げ，おから，がんもどき，納豆，高野豆腐，豆乳，湯葉，きな粉，大豆もやし，大豆粉，しょうゆ，みそ
その他	大豆タンパク，大豆エキス

表 16　幼児期の食品構成量として必要な木綿豆腐（50 g）に相当するその他の大豆食品量

豆腐（木綿）50 g		食品量（g）	目　安
全粒・全粒製品	大豆／ゆで	27	20 粒
	きな粉	9	大さじ 1
豆腐・油揚げ類	絹ごし豆腐	66	1/6 丁
	油揚げ／生	15	1/2 枚
	がんもどき	23	小 1 個
	凍り豆腐／乾	7	1/2 枚
納豆類	糸引き納豆	21	1/2 パック
その他	湯葉／干し／乾	6.9	
	おから／生	57	
	無調整豆乳	97	

（文部科学省科学技術・学術審議会資源調査分科会．日本食品標準成分表 2020 年版（八訂）[5]．タンパク質含有量データに基づいて換算）

　大豆は離乳食の時期から使用するタンパク質源であり，大豆を除去する場合には鶏卵，牛乳，魚，肉などで代替するように指導を行う．幼児期の 1 食あたりの摂取タンパク質量は，木綿豆腐なら 50 g（タンパク 3.5 g）で，肉・魚であれば約 20 g に相当する．

　アレルギー対応レシピでは，牛乳を豆乳に代替しているものが多い．牛乳と大豆が原因食物である場合は，ライスミルク，ココナッツミルク，甘酒などで代替する．これらの食品は，スーパーマーケットなどで手に入りやすくなってきているのでレシピと合わせて紹介できるようにする．

2）摂取指導

　大豆は比較的早期に耐性獲得されやすい食品で，食物経口負荷試験などで摂取可能な豆腐や煮豆などの量が確認されたら，できる限り同じ商品で摂取を継続し，それを増量する際も医師の指示に従う．

　大豆の加工品は，タンパク質含有量が大きく異なる（表 16）．木綿豆腐で摂取可能量が医師から指示された場合は，タンパク質量がそれを超えないようにその他の大豆の加工食品の摂取を勧める．

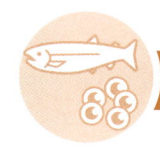

魚類・魚卵

［参考文献：106頁掲載］

1）除去の指導

（1）除去が必要な食品

魚類の主要なアレルゲンは，パルブアルブミンというタンパク質である．かつては白身魚，赤身魚，青背魚といったように魚肉の色や魚の外観によって区分し，除去を指導することがあったが，魚肉の色はミオグロビン量で規定され，魚類のアレルゲンであるパルブアルブミンとは関連性がない．また，青背魚の色は単に外観上の違いであることからも白身魚，赤身魚，青背魚と区分することには意味がなく，アレルゲン性の違いはない[1]．よって，魚類の摂取可否は色で判断せず，食物経口負荷試験などに基づき，摂取可能な魚種を取り入れた食事とすることが望ましい．

なお，魚類を喫食してアレルギー反応を起こす場合には，魚類のアレルギーではなく，魚類に寄生するアニサキスに対するアレルギーの可能性もある[1]．

魚アレルギーの場合には，医師から指示される特定の魚種のみを除去する場合と，魚類全般を除去するケースがある．一方で，魚のだしにはタンパク質があまり含まれていないため，重症患者でなければかつお，いりこなどのだしは摂取可能であることが多い．

（2）交差抗原性

①魚　類

パルブアルブミンは，ほぼすべての魚種に存在し，アミノ酸配列の相同性は魚種間で50〜80％と高く，多くの魚で交差抗原性が認められ，実際，魚アレルギー患者のほぼ半数は他の魚にアレルギー症状を経験している．しかし，魚肉中のパルブアルブミン含有量は，魚種や部位によって大きく異なっている[1]．そのため，「魚類全般」を除去しなければならない場合もあるが，臨床的には「特定の魚種のみ」の除去，または「複数ではあるが多品種でない魚種」を除去するにとどまることが多い[3]．

よって，すべての魚をひとくくりに除去せず，問診や食物経口負荷試験で摂取可能な魚種を選別することが望ましい．

②魚　卵

魚卵アレルギーの多くはイクラアレルギーである．イクラの主要アレルゲンは，たらこと交差抗原性を示す一方で，鶏卵や魚肉とは交差抗原性を示さない．また，魚卵間でもイクラアレルギー患者が焼きたらこ，子持ちししゃもでアレルギー症状を経験する割合は高くない．よって，魚卵の場合もすべてをひとくくりに除去する必要はなく，問診や食物経口負荷試験で摂取可能な魚卵を選別することが望ましい[1]．

（3）調理・加工によるアレルゲン性の変化

魚の主要なアレルゲンであるパルブアルブミンは，熱および消化酵素に耐性を有するが，水溶性であり，高圧処理によって低アレルゲン化される[1]．そのため，高圧処理によってタンパク質が分解さ

れるまぐろ水煮缶や，加工過程で水さらし処理を行う焼きちくわやかまぼこなどの練り製品は，魚アレルギーであっても摂取できる場合がある [2]．

ただし，パルブアルブミン以外でアレルゲンとなる成分にコラーゲンがあり，コラーゲンは魚種を問わず広く含まれているため魚類間で交差反応性を示す．また，コラーゲンは不溶性であることから，魚をすり身にする工程でも残存するため，コラーゲンがアレルゲンとなっている場合は，練り製品も除去しなければならないこともある．したがって，魚類アレルギーの場合は，患者の状況に応じた必要最小限の食物除去を考えるべきである．

（4）安全管理

食品表示法の特定原材料8品目には，魚類や魚卵は含まれておらず，特定原材料に準ずるもの20品目に魚類では「さけ」「さば」が，魚卵では「イクラ」が含まれている．患者は魚類，魚卵が加工食品の原材料欄に表示されない場合があることを理解する必要がある．また，「タンパク加水分解物」などの複合原材料に魚由来の成分が含まれることもあり，注意を要する．加工食品を購入する際は，魚類，魚卵の使用について詳細を製造会社に問い合わせて確認する．

（5）代替食

魚類は，おもに主菜として用いる食品であり，タンパク質，ビタミンDの供給源となる．魚類全般を除去しなければならない患者は，ビタミンD不足に注意をしなければならない．乳幼児患者では牛乳と鶏卵，魚類の除去によるくる病 [4] や，牛乳と魚類の除去に伴う成長障害が報告されている [5]．

したがって魚類全般を除去する場合には，魚類以外でビタミンD含有量の多い食品の積極的利用を促す必要がある（**表17**）．また，乳幼児の場合は

表17　ビタミンD　1 μg の目安

焼き鮭（べにざけ）	1口	3 g
しらす干し（半乾燥）	小さじ1	2 g
ツナ缶（水煮）	1/2缶	35 g
卵黄	1/2個	8 g
乾燥きくらげ	1片	1 g
干ししいたけ	2本	6 g
アレルギー用ミルク		80〜100 mL

（厚生労働科学研究班．海老澤元宏，研究代表者．食物アレルギーの栄養食事指導の手引き 2022：2022 [5] より一部改変）

アレルギー用ミルクを調理に活用し，ビタミンD補給に用いてもよい [3]．なお，ビタミンDは脂溶性であり，油で炒める，種実類を合わせて調理するなどで吸収効率が向上する．

また，ビタミンDは紫外線照射によって皮下で合成されるため，戸外での適度な活動が推奨される [6]．

2）摂取指導

患者は医師の指示に従い，食べられる食品の種類を増やしていくことになるが，一般的には魚類の摂取を開始する際には，まずタンパク質量の少ないだし汁から試し，その後，加工により低アレルゲン化されている缶詰や，練り製品を試す．そのうえで，煮魚や焼き魚等の加熱調理した魚料理，刺身等をすすめる．

魚類は種類が多く，すべての魚種に対する症状誘発の有無を，食物経口負荷試験にて確認していくことは困難である．そのため，医師の指導のもと，さけやたらなど汎用性の高い魚（地域特性として高頻度に食べられる魚種も考慮する）や，給食にて使用される魚を優先的に確認するとよい．

栄養士は，医師の指示に基づき，患者の状況に応じて食べられる魚，魚卵，加工品を具体的に説明する．

甲殻類・軟体類・貝類

[参考文献：107頁掲載]

1）除去の指導

（1）除去が必要な食品

甲殻類等は，冷凍食品，練り製品，菓子，調味料などさまざまな加工食品に含まれる（**表18**）．中華料理や韓国料理には食材のほか，エキス等の形で調味料に使用されていることが多い．煮込み料理の煮汁や，身や殻を利用してだしをとったスープには，主要アレルゲンのトロポミオシンが水溶性である性質上溶出しており，摂取により症状が起こる場合がある．当該食品を避けているつもりでも，わかりにくい形で含まれていることがあるので注意する．

甲殻類アレルギーの感作経路には経口以外に経気道や経皮による感作がある[1]．重度の場合は調理時の蒸気の吸入や調理等を介した接触によって症状が出る場合もあり，配慮が必要である．

ちくわやかまぼこなどの練り製品は，原材料となる魚がえびやかに等を餌として捕食することでアレルゲンが混入する可能性があるが，摂取により症状が誘発される患者は少ない．えびせんべいやスナック菓子は，重度でなければ摂取できる場合が多いとされている．トロポミオシンには耐熱性があるが，一部の甲殻類アレルギー患者のなかには，加熱されたものには反応しないケースもある．したがって栄養食事指導では，加工食品や調理法によって症状誘発に個人差があることを理解し，摂取歴を詳しく確認するとともに，医師の診断に基づき摂取可能な食品を説明する．

軟体類は，一般的には生物学的分類上の頭足綱のいかやたこ，貝類は，腹足綱のあわびやさざえ，二枚貝綱のあさりやほたてなどを指す[2]．これらは甲殻類との交差反応性はあまり高くないため，甲殻類アレルギーの場合に，軟体類や貝類をひとくくりにして除去する必要はない[3]．食物経口負荷試験で症状が確認されたものだけを除去するよう指導する．

（2）交差抗原性

甲殻類，軟体類，貝類のトロポミオシンには交差抗原性がある．分類上同じ仲間同士の交差抗原性は強く[2,4]，わが国の調査では[5]，甲殻類のえびアレルギー患者の65％は，かにでもアレルギー症状を示しており，えびとかにはあわせて除去するように指示されることが多い．一方，違う仲間同士の

表18 甲殻類等が含まれる加工食品例

種別	食品例
冷凍食品 チルド食品 市販総菜	天ぷら，フライ，コロッケ，ぎょうざ，シュウマイ，春巻き，チャーハン，ピラフ，グラタン，ピザ，スパゲッティ（ボンゴレ，ペスカトーレ），お好み焼き，たこ焼きなど
インスタント食品 レトルト食品	カップ麺（具，スープ），インスタントスープ，パスタソース，クラムチャウダーなど
練り製品	さつまあげ，はんぺん，ちくわ，魚肉ソーセージ，風味かまぼこなど
漬物など	塩辛，キムチ，ふりかけ，味付けのりなど
菓子	せんべい，スナック菓子など
調味料	オイスターソース，XO醤，チャーハンの素，中華スープの素，鍋の素など

交差抗原性はそれほど強くなく，甲殻類に対する軟体類，貝類の交差反応性は20%程度である．

（3）安全管理

えびとかには特定原材料であるので，容器包装された加工食品中に含まれていれば必ず表示される．アレルギー表示の対象範囲[6]は，日本標準商品分類における「えび類（いせえび・ざりがに類を除く）」，「いせえび・うちわえび・ざりがに類」，「かに類」が該当し，生物学的に十脚目に分類されるものが含まれる（94頁，表24参照）．しかし，「その他の甲殻類」に該当するしゃこ類，あみ類，おきあみ類，フジツボ，カメノテなどは，アレルゲン性はえびやかにと同等と考えられているが，十脚目ではないため表示の対象外となっているので注意が必要である．

軟体類のいか，貝類のあわびは，特定原材料に準ずるものとして表示が推奨されている．いかは，すべてのいか類が対象となる．あわびは，あわび類としておもにあわびととこぶしがあるが，とこぶしは現在のところあわびとの交差反応性が確認されておらず表示対象外である．その他たこ，あさり，ほたて，しじみなどは，対象品目ではないので原材料で確認する．

魚介類の加工品は，捕食・混獲・共生による他種の魚介類の混入があることから，注意喚起表示が認められている．「本製品で使用しているしらすは，○○が混ざる漁法で採取しています」，「本製品で使用しているイトヨリダイは，○○を食べています」などと表記されるが，摂取可能なことも多いため，医師に確認して摂取の可否を判断する．

2）摂取指導

食物経口負荷試験で摂取可能な食物とその量が明らかになったら，医師の指示に基づき食べられる範囲を広げていく．摂取に不安が強い場合などは，風味づけにえびが用いられる程度のアレルゲン含有量の少ない加工食品から試すとよい．また，刺身など生の料理よりも，加熱調理した料理・加工食品から摂取する．調理では，「焼く」よりも「ゆでる」ほうが，ゆで汁に水溶性のトロポミオシンが流出するため低アレルゲン化が期待できる．

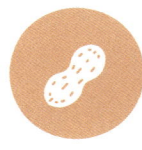 # ピーナッツ

［参考文献：107頁掲載］

1）除去の指導

（1）除去が必要な食品

ピーナッツアレルギーの場合には，ピーナッツとピーナッツを含む加工食品を除去する．ピーナッツを含む加工食品としては，**表19**に示すような食品があり，そのほか粉末状やペースト状などに形を変えて，思いがけない食品に混ざっている場合もある．また，加工食品にうまみやコクを加える隠し味として，ピーナッツオイルが使われることもある．沖縄にはジーマミー豆腐というピーナッツを

表19　ピーナッツを含む加工食品の例

菓子類	ピーナッツバター，菓子パン，クッキー，アイスクリームのトッピング
調味料など	カレーのルウ，ラーメンのたれ，ドレッシングなど

使用した郷土料理があり，沖縄を訪れた観光客がピーナッツ入りと知らずに食べて，アレルギー症状が誘発され，救急搬送されるという事例も報告されている[1]．

（2）交差抗原性

ピーナッツは，木の実類の1つと誤解されやすく，ピーナッツアレルギーと診断された患者が，木の実類を除去していることがきわめて多い．いわゆる種実類（木の実類を含む）とは，マメ科，クルミ科，ウルシ科，カバノキ科，バラ科など多種の科に属する実の総称であり，それぞれのアレルゲンは異なる．また，ピーナッツは豆類に属する．したがって，ピーナッツアレルギー患者は，基本的に木の実類を除去する必要はない（28頁参照）．ピーナッツアレルギー患者が，木の実にもアレルギー反応を示すか否かは，食物経口負荷試験などによる診断が必要である．ピーナッツアレルギーの患者の豆類除去においても同様である．

（3）安全管理

ピーナッツは，特定原材料の1つである．加工食品は原材料表示を確認してピーナッツや落花生の記載がない食品を選ぶ．しかし，飲食店や店頭で調理された惣菜や弁当，パンなどに対しては表示の義務がないため，ピーナッツが使用されているか否かは，店員などに直接確認する．

幼稚園や保育施設などの節分の豆まきで，大豆の代わりに殻付きのピーナッツを使用する場合がある．ピーナッツの殻にもピーナッツのアレルゲンが含まれているため，舞い上がる欠片や粉末を吸入することで症状が誘発される重症児も存在する．また，ピーナッツオイルは，ボディークリームなどに使用されている場合もある．食品以外でも症状が誘発される患者がいることに留意する．

ピーナッツのアレルゲンは，高温加熱処理をすることによりメイラード反応▶用語が起こり，アレルゲン性が増強される[2]．つまり，ピーナッツをゆでる（100℃程度で加熱），あるいは揚げる（120℃程度で加熱）よりも，焙煎（ロースト）（170℃程度で加熱）されたもののほうが，アレルゲン性が強くなる[3]．通常，"ゆで"や"生"など表示がない市販のピーナッツ（殻付きのものを含む）は，収穫後乾燥させ，ローストしたものである．また，バターピーナッツは，皮を取り除いたピーナッツを乾燥後，油で揚げて調味したものである．ピーナッツバターは，ローストしたピーナッツをすりつぶし，砂糖などを加えて練ったものであるが，ピーナッツ100％のピーナッツバターもあれば，水あめなどの添加物が多いものがあり，一概に抗原量を既定できない．

Column
離乳期以降の食物摂取の考え方

食物アレルギーの発症に関して，乳児期や離乳早期から普通ミルクや鶏卵などの摂取を開始することで，その予防効果が複数報告されている．このため，離乳期以降のピーナッツや木の実類なども同様に早期摂取することによる発症予防を期待される場合がある．

しかし，乳児期や離乳早期の普通ミルクや鶏卵の摂取ですら，その発症予防効果はいまだ確定的なものではなく，議論の途上にあり，ましてや離乳期以降のピーナッツや木の実類などの早期摂取に関しても同様である．

ガイドラインでは，「食物の摂取を遅らせることによる発症予防効果はない」までの記述であり，それぞれの食材は，適切な時期に摂取を開始すればよい．

メイラード反応（アミノカルボニル）▶食物を煎ったり焼いたりする際にアミノ化合物と還元糖が反応を起こしメラノイジンという褐色物質を生み出す反応のこと．メラノイジンはアレルギーコンポーネントのタンパク質構造に対して，凝集させるなどの作用を及ぼし，アレルゲン性の増強あるいは減弱にかかわる．

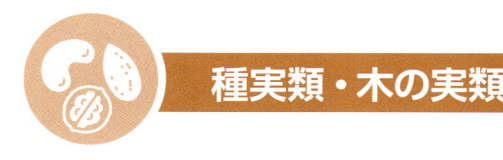

種実類・木の実類

[参考文献：107 頁掲載]

1）除去の指導

（1）除去が必要な食品

一般的に食物アレルギーの原因となる種実類・木の実類として，下記が考えられる．

アーモンド，カシューナッツ，くり，ぎんなん，くるみ，ココナッツ，カカオ（ココア），ピスタチオ，ペカン，ヘーゼルナッツ，マカダミアナッツ，ごま，松の実，あまに（亜麻仁），えごま（荏胡麻），からし（マスタード），ひまわりの種，かぼちゃの種など．

原因となる種実・木の実と，その種実・木の実を含む加工食品を除去する．原因となる種実・木の実以外は，ひとくくりにして除去する必要は基本的にない．

種実類・木の実類を含む加工食品は，パスタソースなどの調味料，チョコレート，クッキーなどの菓子類，パン，グラノーラなどのシリアル食品，アーモンドミルクなどの飲料，ココナッツオイルなどの油脂のほか，サラダのトッピングなどがある（**表 20**）．また，ごまを含む加工食品には，練りごま，ごま豆腐のほか，芝麻醤，七味唐辛子，カレールウなどの調味料，ふりかけ，ドレッシングや焼肉のたれ，棒棒鶏の素，ちゃんぽんスープ，和菓子の餡などがある．一般的にごま油は，精製度が高く，タンパク質がほぼ残存しないとされることから，種実類アレルギーの場合でも基本的に油脂類を除去する必要はないが，摂取については主治医に確認が必要である．

その他の種実類・木の実類として，あまにやえごま，からし，ひまわりの種，松の実などは，パンのトッピングやシリアル食品，中国料理の材料などに使用される．また，あまにやえごまは，油脂や調味料として使用される場合もある．あまにやひまわりの種，松の実では，まれに症例報告がなされている．

（2）交差抗原性

くるみは，同じクルミ科に属するペカンと強い交差抗原性を示し，カシューナッツは同じウルシ科に属するピスタチオと強い交差抗原性を示している[1]．しかし他の木の実類が食べられるか否かは，食物経口負荷試験で確認していく必要がある（28 頁参照）．

表 20 種実類・木の実類が含まれる加工食品

調味料	カレールウ，パスタソース，練りごま，芝麻醤，七味唐辛子，焼肉のたれ，ドレッシング，棒棒鶏の素，麻婆豆腐の素，担々麺スープ，ちゃんぽんスープの素など
菓子類など	チョコレート，アイスクリーム，クッキー，ケーキ，パン，中華菓子や和菓子の餡やだんごなど
飲　料	アーモンドミルク　ココナッツウォーターなど
その他	ふりかけ，ミューズリー，グラノーラ，ごま豆腐，佃煮，冷やし中華など
油脂類	ごま油，アーモンドオイル，ココナッツオイル，あまに油，えごま油など

（3）安全管理

　加工食品や料理材料に用いられる種実類は，粉砕したものや粉末状，ペースト状に加工して用いられることが多く，外見では見分けがつきにくく，誤食につながりやすい.

　種実類のうちくるみは特定原材料に指定されているため加工食品の表示義務がある．アーモンド，カシューナッツ，ごま，マカダミアナッツは，特定原材料に準ずるものとして，表示を推奨する品目に含まれている．しかし表示は義務ではないため，製造会社や販売会社に使用されているかを確認する必要がある．その他の種実類に関しては，アレルギー表示の対象外であるため，原材料に含まれている場合でも，食品表示に記載されないことがある．含有の有無については，製造会社や販売会社へ問い合わせが必要である.

果物・野菜

［参考文献：107 頁掲載］

1）除去の指導

　即時型の果物アレルギーはキウイフルーツ，バナナ，りんご，ももの順に多い．野菜類は果物に比べ頻度は少なく，トマト，アボカドなどが多い[1]．また OAS に限った場合，**図3** のようにりんご，もも（バラ科），キウイフルーツ，メロン（ウリ科）が多い[2]．筆者らが一般大学生および高齢者を対象に行った調査[3] では，食物アレルギーを訴える主原因に果物類があげられており，花粉症の罹患率上昇とともに PFAS の増加が懸念されている．その他，天然ゴム製品（手袋や風船，カテーテルなど）の接触でアレルギー症状を呈する患者の 30 ～ 50％に，特定の果物や野菜等の摂取で口腔症状からアナフィラキシーを含む即時型症状を生じることがある．これらは，ラテックス–フルーツ症候群（latex-fruit syndrome：LFS）と呼ばれている[4]（13 頁参照）.

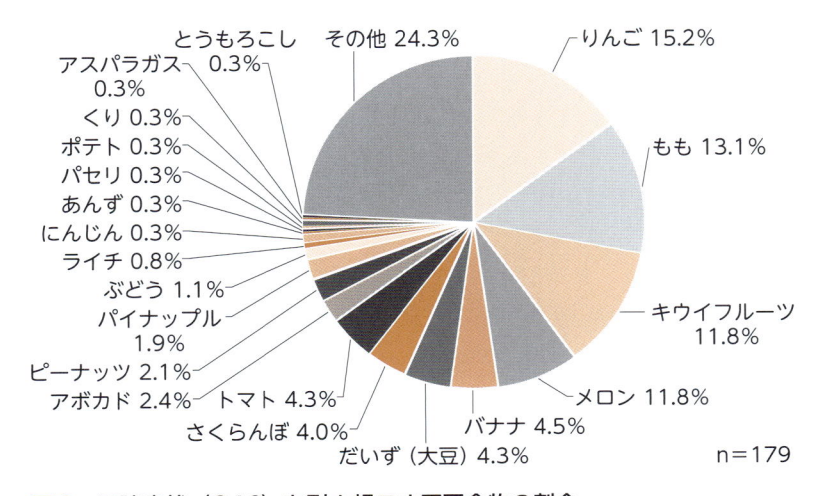

図3　口腔症状（OAS）を引き起こす原因食物の割合
（厚生労働省科学研究．森田栄伸，研究代表者．生命予後に関わる重篤な食物アレルギーの実態調査・新規治療法の開発および治療指針の策定：2014[1] より改変）

（1）除去が必要な食品

即時型症状はおもに乳幼児期に，PFAS は学童期以降に発症するといわれている．即時型症状の患者では，アナフィラキシーを呈することもある．一方，PFAS の患者は，それまで果物・野菜は好きで症状なく摂取できていたのに，あるときから食べるとイガイガする，耳の奥がかゆいなどを訴えることが多い．浮腫やじんましんがみられないと客観的な症状評価ができず，「気のせいではないか」と第三者からいわれたり，患者自身も「果物を食べるとピリピリするものだと思っていた」と自覚のないまま食べ続けていることもある．

①即時型症状

じんましん，アナフィラキシーなどの即時型症状の原因となるアレルゲンは，おもに耐熱性で安定した構造をもつタンパク質といわれている．これらは，缶詰や焼き菓子などの調理加工品であっても摂取により症状を引き起こす原因となりうる．したがって即時型症状と診断された患者では，原因食物およびその加工食品全般の除去が指示される．果物間や野菜間に交差抗原性があることから，一部の患者では複数の果物や野菜に対する除去指導が必要となる場合がある．

果物・野菜は種類が多く，加工食品も多彩である．原因果物・野菜がアレルギー表示対象外の場合では，加工食品の原材料以外に含まれるか否かの判断がつかず，完全除去の指導が困難となる．また，アレルギー表示対象品目であっても，対象範囲が限られる場合（たとえば柑橘類全般のアレルギーの場合，対象範囲はバレンシアやネーブルなどのオレンジ類であり，温州みかんなど他の柑橘類は対象外）がある．（95 頁，表 25 参照）[5]．

したがって，患者の日常の食物摂取状況から摂取可能な果物，加工食品とそうでないものを十分に把握し，医師と相談のうえで，慎重に加工食品を選択する指導が必要である．

② OAS/PFAS

OAS/PFAS の原因となるアレルゲンは，消化酵素や熱変性を受けやすいとされる．その性質から原因となる果物や野菜の新鮮なもの，あるいは搾りたて生ジュースなどでは症状があっても，水煮など十分加熱した料理，あるいは加熱殺菌された調理済み食品，ジャムやケチャップ，ソース，缶詰製品などでは症状の誘発が少なくなる．

PFAS の原因食物が多品目にわたる際には，厳密な除去は食生活の QOL の低下を招きやすい．よって重症患者を除き，症状が誘発されない程度の少量の摂取は医師から許可される場合が多い．しかし果物は，追熟の度合いや品種，摂取量などによって症状の程度が異なることもあるので，口腔内の違和感など軽微な症状が出現した時点で摂取を中止するように指導する．

（2）交差反応性

PFAS と関連する花粉と果物・野菜などについては，12 頁に示した．頻度の高い交差反応は，カバノキ科花粉とバラ科果物である．原因となるアレルゲンは植物性食品に共通のタンパク質であるため，果物・野菜にとどまらず豆類（とくに豆乳）や木の実類にわたることもある．

LFS の原因アレルゲンであるラテックスは，患者の多くでアボカド，バナナ，キウイフルーツに加え，種実類のくりと交差反応を生じやすいといわれている．

（3）安全管理

PFAS では原因花粉の飛散時期後に花粉症の症状が悪化して，原因となる果物の通常の摂取量で食

べづらさを感じたりすることがある．不意の症状出現に備えて，処方薬があればその管理の確認をする．また一部患者では，交差反応によって原因となる果物・野菜の種類が増えることがある．その場合には無理をせず，医師に相談をするようアドバイスを行う．集団給食では，保護者と施設で病態の特徴をとらえたうえで，対応内容を決定する．

果物・野菜アレルギーは PFAS の患者が非常に多いので，果物・野菜アレルギーは誤食しても重症化しないと誤解される傾向がある．これらのアレルギーでも，即時型でアナフィラキシーを誘発する患者も決してまれではないので，PFAS 患者と意識して区別する必要がある．

 **そ ば**

［参考文献：107 頁掲載］

1）除去の指導

（1）除去が必要な食品

わが国では，めん（そば）として食べることが多いが，他にもそば粉を使用した和洋菓子（そばぼうろ，クラッカー）やそば米，雑穀米などがある．また，そばを原材料として使用する食品として，スプラウト（新芽野菜）やそば茶，そば焼酎などがある．

そばは，世界各地で食用にされている．フランスではガレット（そば粉入りクレープ），イタリアではピッツォッケル（そば粉入りパスタ），朝鮮半島では冷麺，ロシアやウクライナなどの東欧ではカーシャ（そばの実の粥）など，そば料理は意外と種類が多く，わが国でも馴染みのある料理も多い．

そばアレルゲンは，水に溶けやすく，熱に強い性質がある．そばをゆでるときの蒸気や，そばと同じ釜でゆでたうどんなどでも症状が誘発されることがある[1]．また，そば殻枕でも症状が誘発されることがある．

（2）交差抗原性

そばアレルギーが臨床的に小麦や米と交差反応することは少なく，特異的 IgE 抗体価もそば単独で高値をとることが多い．

（3）安全管理

そばは特定原材料であり，容器包装された加工食品中に含まれる場合は，比較的回避しやすい食品である．患者を指導する際には，アレルギー表示確認の習慣化と同時に，外食ではコンタミネーションのリスク回避を念頭におくように指導する．

ところで，そばを原材料としためんに，生めんと乾めん（干しそば）がある．生めん製品で「そば」を品名とする場合，そば粉 30％以上と公正競争規約で定められている．しかし，乾めんや即席めん，外食で提供されるめんはその限りではない．一方，乾めん（干しそば）では，そば粉の配合割合が 30％未満の場合は，「2 割」「20％」等と記載することが食品表示基準で定められている．

このように製品によって，そばめん中のそば配合割合が異なることに留意し，食物経口負荷試験や耐性獲得後の食品選択を行う．

そばを除去しても栄養補給上は問題ない．そばアレルギーの患児がいる場合は，そば打ち体験などの学校内外の活動への参加には慎重な対応が必要である．

肉類・いも類・その他

［参考文献：107 頁掲載］

1）肉　類

肉類は，タンパク質が約 20％と高タンパク食品であるが，アレルギーの発症頻度は高くない．鶏肉と鶏卵，牛肉と牛乳は交差抗原性をもたないため，各々別の原因食物として考える．また，すべての畜肉（鶏肉，牛肉，豚肉など）の除去が必要になることはきわめてまれである[1]．

鶏肉，牛肉，豚肉などのアレルゲンは，いずれも血清アルブミンが主である．血清アルブミンは熱変性しやすく，肉の加熱によってアレルゲン活性が低下し，しっかり加熱した肉は食べられることが多い．また，肉アレルギーであっても肉エキス（だし）は食べられる場合が多い[1]．

鶏肉，牛肉，豚肉は，いずれも特定原材料に準ずるものとしてアレルギー表示が推奨されているが，表示されていないこともあるので注意する．外食で提供される成形肉・加工肉（脂肪注入肉）には軟化剤や結着材等として，小麦，乳，卵，大豆等を含む食品添加物，ゼラチンや他の肉が使用されていることがあるが，外食ではアレルゲンの表示義務がないため注意する．

また，動物の咬傷やペット動物の飼育を契機に獣肉の食物アレルギーを発症することが報告されている（19 頁コラム参照）．前者は，マダニ咬傷によりマダニ由来の α-Gal に感作されると，α-Gal を含む牛肉および豚肉（おもに 4 つ足動物）などの摂取により遅発型に発症するのが特徴である（α-Gal 症候群）[2]．後者は，ネコの飼育を介してネコアレルゲンに経気道感作され，交差反応によって発症する豚肉・牛肉アレルギー（Pork-cat 症候群）が報告されている[2]．Pork-cat 症候群のアレルゲンはアルブミンであり，熱に不安定な性質をもつ．このため，十分に加熱した豚肉では症状が出ないことがある．非加熱の肉，干し肉，燻製肉は十分に加熱した肉よりも症状を誘発しやすい[2]．重症度に応じて除去の範囲は医師の指示に従う．

肉類の除去を行う場合，魚類や大豆製品などを用いることでタンパク質の代替は可能である（**表21**）．しかし，すべての肉類を除去する場合には，除去によるヘム鉄の不足に留意する必要がある．レバー類，赤身の魚や貝類，大豆製品など鉄を多く含む食品とともに，鉄の吸収を促進するビタミンC，銅，ビタミン B_6，ビタミン B_{12}，葉酸等を摂取することが重要となる（**表22**）．

2）いも類

いも類のアレルギーは，発症頻度が低い．また，じゃがいも，さつまいも，さといも，およびやまいもは植物学上の分類も異なるため，いも類としてまとめて除去する必要はない．用途として煮物などの材料のほかに，揚げ物の衣，練り製品のつなぎ，とろみ剤やぶどう糖の原材料，食品添加物（加工でん粉）として使用されることが多い．一般的に「かたくり粉」の原料のほとんどは，じゃがいもでん粉であるため，じゃがいもアレルギーでは注意が必要な場合もある．

誘発症状は，口腔症状から全身じんましん，アナフィラキシーなどである．一方，いもの中に含まれる薬理活性物質により，アレルギーと同様の症状が出ることがあり，確認・確定診断がなされないままアレルギーとして回避されていることがある（89 頁コラム参照）．生のさといもややまいもの下

表21　タンパク質6gを含む代替食品の目安

タンパク質6gの目安		
食品名	目安量	重量
肉（赤身）	薄切り2枚	25～35g
鶏卵	M玉1個	50g
魚	1/2切れ	25～35g
豆腐（木綿）	1/4丁	85g
牛乳	コップ1杯	180mL

（厚生労働科学研究班．海老澤元宏，研究代表者．食物アレルギーの食事栄養指導の手引き2022：2022[1]より）

表22　鉄を多く含む食品

食品名	可食部100g当たりの鉄の含有量（mg）
レバー類	
牛　生	4.0
鶏　生	9.0
豚　生	13.0
肉類	
和牛もも　生	2.8
鶏もも　皮なし　生	2.1
豚そともも　赤肉　生	1.1
魚介類	
まぐろ類　赤身　生	2.0～1.0
まぐろ　缶詰　味付け　フレーク	4.0
かつお類　生	2.6～1.9
かつお　缶詰　味付け　フレーク	2.6
あさり　生	2.2
しじみ　生	8.3
大豆製品	
油揚げ　生	3.2
糸引き納豆	3.3
卵黄　生	4.8
ほしひじき	
鉄釜　乾	58.0
ステンレス釜　乾	6.2
きくらげ　乾	35.0

（文部科学省科学技術・学術審議会資源調査分科会．日本食品標準成分表2020年版（八訂）[3]より）

処理をする際に，シュウ酸カルシウムの針状結晶と皮膚の摩擦のためにかゆみを生じるが，アレルギー症状ではないので区別する．

　やまいもは，特定原材料に準ずる20品目に含まれている．この「やまいも」の範囲は，自然薯，ながいも，つくねいも，いちょういも，やまといも等を対象としている．やまいも以外のいも類はアレルギー表示の対象外であるため，加工食品の原材料の確認が必要となる．

薬理活性物質による食物不耐症

　食物アレルギーは，食物により免疫学的機序を介して症状が誘発される．

　免疫学的機序を介さず，もともと食品中にも含まれている化学物質をたくさん含む食品を食べることによって，症状が誘発されるものを食物不耐症と呼ぶ．さばのヒスタミン中毒は典型例である．

　食物不耐症を誘発する化学物質（薬理活性物質）を，かつては仮性アレルゲンと呼んでいたが，実際はアレルゲンではないので，最近は仮性アレルゲンとはいわない．

3）その他

食品そのものではなく，食品添加物や種々の食品添加物成分等が食後にアレルギー症状をきたす原因となることがある．

(1) エリスリトール

昨今，タンパク質以外の低分子化合物であるエリスリトールの摂取によるじんましんなどの即時型アレルギーが報告されている．エリスリトールは，メロン，ぶどう，なしなどの果実やしょうゆ・みそ・清酒などの発酵食品に含まれている糖アルコールの一種で，ぶどう糖を酵母で発酵させることによって製造されたエネルギーゼロの甘味料である[4]．低エネルギー製品の清涼飲料水や健康食品などに広く使用されている．

エリスリトールを含有する食品摂取の回避を指導するが，エリスリトールは表示義務のある食品添加物ではなく，「食品」として扱われているため，表示が省略される場合がある．なお，エリスリトールは他の糖アルコールであるキシリトール，ソルビトール，マンニトールなどとは交差抗原性は低い[5]．エリスリトールは天然の食品にも含まれているが，多くの症例はこれらの摂取で症状が誘発されたエピソードはなく，通常は摂取回避不要である[2]．

(2) コチニール色素

食品中の色素により発症する食物アレルギーとしてコチニール色素によるアレルギーがある．化粧品の赤色染料として口紅やアイシャドウなどに，食品添加物としてかまぼこ，ベーコン等の加工肉，明太子などの赤色の食品に使用される．アイシャドウや口紅に含有されているカルミン（コチニール色素）により経皮粘膜感作を受けて，食品添加物として使用されている食品中のコチニール色素の経口摂取により症状が誘発される．

コチニール色素を含有している食品やカルミンを含有している化粧品の使用を回避するよう指導する．日本では，コチニール色素は食品添加物として表示義務が課せられている．法規制の異なる海外から輸入された食品や飲料の摂取により症状が惹起された症例が報告されている[2]．

(3) 経口ダニアナフィラキシー（パンケーキ症候群）

お好み焼き粉，ケーキミックス粉などを開封後，常温で数か月放置すると，粉中でダニが繁殖する場合がある．これを経口摂取した際にダニに対するアレルギー反応性を生じ，なかにはアナフィラキシーをきたすことがある．もともと吸入性のダニアレルギーを有している人に起こることが多い．

家庭では，小麦粉・お好み焼き粉などは開封後なるべく早く使い切り，開封後は密閉した容器に入れ，冷蔵庫内で保存するよう指導する．小麦アレルギーではないので，小麦製品は自由摂取とする．

2 ····· 加工食品とアレルギー表示

1）アレルゲンを含む食品に関する表示

　食物アレルギー患者の健康被害を防ぐことを目的に，2001（平成13）年，アレルギー物質を表示する制度が始まった．その後，消費者庁から新たな食品表示制度として，2015（平成27）年に「食品表示法」が施行となった．「食品表示法」はそれまでの「食品衛生法」，「JAS法」および「健康増進法」の3法の食品の表示に関する規定を統合したもので，食品の表示に関する包括的な制度である．

　2020年度に行われた消費者庁の全国実態調査では，即時型食物アレルギーの原因食物で木の実類，特に「くるみ」の増加が顕著であったことから，2023年3月より「くるみ」が表示義務化となった．この制度の経過措置は3年間であり，新旧それぞれの表示制度に基づく市販加工食品が，2025年3月末まで市場に混在するため，注意が必要である．また2024年3月には，特定原材料に準ずるものとして「マカダミアナッツ」が追加，「まつたけ」が削除された．詳細については，消費者庁のホームページを参照されたい．

- ・食品表示法等

  https://www.caa.go.jp/policies/policy/food_labeling/food_labeling_act/
- ・アレルギー表示に関する調査研究事業

  https://www.caa.go.jp/policies/policy/food_labeling/food_sanitation/allergy/#research

2）表示の対象

　表示基準では，食物アレルギー症状を引き起こすことが明らかになった食品のうち，とくに症例数や重篤度から勘案して，表示する必要性の高い食品8品目を「特定原材料」と定めている（食品表示基準別表第十四）．この特定原材料を原材料として含む，あるいは特定原材料に由来する添加物を含む加工食品▶用語に対して含む旨の表示を義務づけている．外食や中食（対面販売，デリバリーなど）の事業者によって販売される食品には，そもそもアレルギー表示のルールがない．このため，外食・中食では誤食事故が頻発している実態がある．栄養士は，食品表示のルールを指導するときに，この点に関して強調することが求められる．

　さらに，食物アレルギー症状を引き起こす食品のうち，症例数が継続して相当数あるが，特定原材料に比べると少ないものを「特定原材料に準ずるもの」とし，20品目が定められている．これらには表示義務はないが，可能な限り表示（表示推奨）することとなっている（**表23**）．

表23　食品表示法によって定められたアレルギー表示対象品目

表示区分	食品名	表　示
特定原材料（8品目）	えび，かに，くるみ，小麦，そば，卵，乳，落花生	表示義務
特定原材料に準ずるもの料（20品目）	アーモンド，あわび，いか，いくら，オレンジ，カシューナッツ，キウイフルーツ，牛肉，ごま，さけ，さば，大豆，鶏肉，バナナ，豚肉，マカダミアナッツ，もも，やまいも，りんご，ゼラチン	表示推奨（任意表示）

（消費者庁．食品表示基準について（平成27年3月30日消食表第139号）別添アレルゲン関係[1] より）

加工食品▶容器包装に入れられた消費者に販売される形態となっている食品をいい，設備を設けて飲食させる場合は除く．

3）表示の範囲

特定原材料および特定原材料に準ずるもの（以下「特定原材料等」）の表示の対象となるものは，「食品表示基準（平成 27 年 3 月 30 日消食表第 139 号）別添別表 1」の日本標準商品分類に定める範囲のものを指し，表示が必要となるのは，原材料の総タンパク質濃度が一定量（数 ppm▶用語，数 μg/g，数 μg/mL 以上）含まれる場合である．

これらは消費者に直接販売されない食品の原材料も含め，食品流通のすべての段階の表示が対象とされる．また，特定原材料に由来する食品添加物は，キャリーオーバー▶用語および加工助剤▶用語であっても最終製品まで表示される．さらに，複合原材料▶用語の特定原材料も表示の対象となる．

4）原材料とアレルギー表示の方法

原材料の表示は，原材料に占める重量の割合の高いものから順に記載され，続いて原材料と明確に区分して，食品添加物が表示される．

①個別表示

特定原材料等を原材料として含んでいる場合は，原則として原材料名の直後に括弧をつけて「○○（特定原材料等）を含む」旨の表示をする（図 4）．

特定原材料のうち「乳」については，「乳成分を含む」と表示される．また，魚介類については，網で無分別に捕獲したものをそのまま原材料として用いるため，どの種類の魚介類が入っているか把

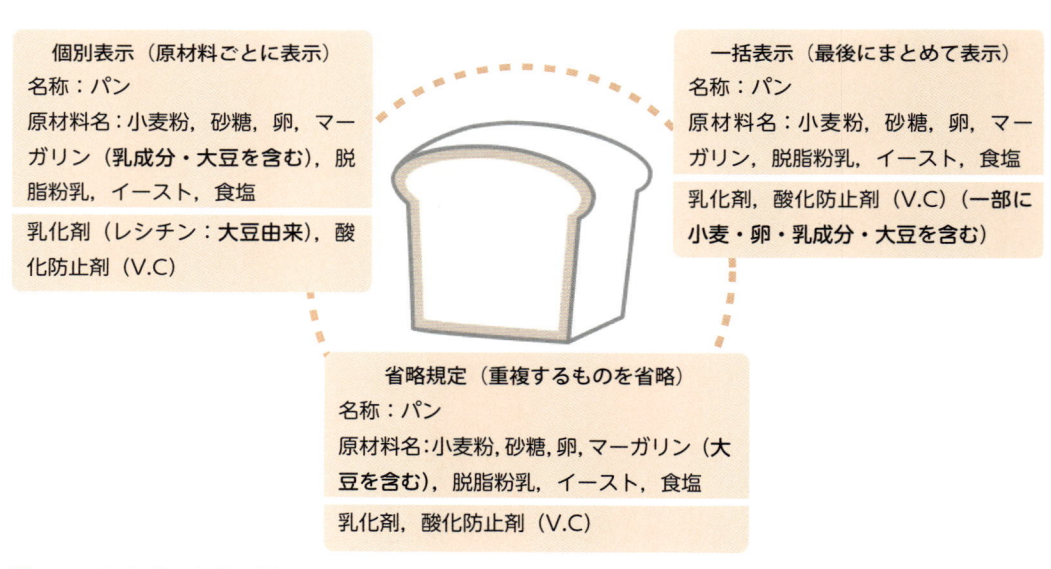

図 4　アレルギー表示の例

単位 ppm▶百万分の 1（1 ppm＝1 μg/mL，1 μg/g＝1 mg/L，1 mg/kg）
キャリーオーバー▶使用する原材料に含まれている食品添加物で，最終製品には残るが，そのなかでは効果を発揮しないもの（例：ビスケットに使用したマーガリンに含まれる乳化剤）．
加工助剤▶加工食品を製造する過程で使われ，最終製品の完成前に除去されるもの（例：大豆油を抽出する際に使用する溶剤で，油抽出後に蒸留して除かれるヘキサン）．
複合原材料▶2 種類以上の原材料からなる原材料をいう．複合原材料表示では，構成する原材料を分割して表示できる〔例：加工食品の「焼肉のたれ」で原材料に使用される「しょうゆ」（大豆，小麦，食塩などが原料からなる）〕．

握できないという製造工程上の理由から，「タンパク加水分解物（魚介類）」「魚醤（魚介類）」「魚醤パウダー（魚介類）」「魚肉すり身（魚介類）」「魚油（魚介類）」「魚介エキス（魚介類）」の6つに限り，例外的な表記が認められている．さらに，特定原材料等に由来する添加物を含む食品の場合も，原則として添加物の物質名の直後に括弧をつけて表示し，「○○（添加物）由来」と表示される．

②一括表示

表示面積が限られる，あるいはキャリーオーバー等による添加物表示免除の場合など，個別表示がなじまない場合には，原材料の最後に，特定原材料等をまとめて「一部に○○・△△を含む」などと記載する，「一括表示」が例外的に認められている（図4）．したがって表示可能面積が小さいものであっても，表示の省略は認められていない．

③省略規定

2種類以上の原材料に，同じ特定原材料等が重複して含まれる場合には，原材料のいずれかに記載すれば，繰り返しの表示は省略される場合がある．

図4の一括表示では，特定原材料等そのものの原材料表示や代替表記などで表示されているものも含め，すべての特定原材料等は原材料欄の最後にまとめて表示される．また，省略規定では脱脂粉乳による乳成分，マーガリン中の大豆が表示されているため，マーガリンの乳成分，および乳化剤の大豆表示が省略されている（図4）．

5）代替表記と拡大表記

特定原材料等と表記方法や言葉が違うが，特定原材料等の表示と同一のものと理解できる表記では，特定原材料等の表示に代えることができ，「含む」表示を省略できる．これを「代替表記」という．また，原材料名または添加物名に，特定原材料等または代替表記を含む場合，特定原材料等の表示に代える「拡大表記」が認められている．代替表記と拡大表記例を表24，25に示した．代替表記は，ここにあげられたもの以外は用いることができない．このなかで乳の代替表記・拡大表記は種類が多く，「乳」の文字が入らないものもあるので見落としやすい．留意したうえで患者指導を行う．

なお，「卵白」「卵黄」の表記では，卵白アレルギー患者が「卵黄」表示を誤認し，症状を誘発した事例が報告されたことから，「卵黄（卵を含む）」「卵白（卵を含む）」と表示されることになった．

6）コンタミネーションと注意喚起表示

食品を製造する際に，原材料として特定原材料等を使用していないにもかかわらず，製造工程上の問題などにより，特定原材料等が意図せずに最終製品に混入することをコンタミネーションという．製造者等は，製造工場において，他製品中の特定原材料等の混入を防ぐために製造ラインを十分に洗浄する，特定原材料等を含まない食品から順に製造する，または可能な限り専用器具を使用するなどして，患者への健康危害を防ぐための対策をとっている．しかし防止対策の徹底を図っても，コンタミネーションの可能性が排除できない場合は，原材料欄外での注意喚起の表記が推奨されている（図5）．また，しらす干しやちりめんなどのいわし類の稚魚は，網を用いて捕獲されるため，えびやかにが混獲されることがある．これらを加工過程で確実に除くことは困難である．人為的な製造過程のコンタミネーションではないが，意図しない混入の場合にも注意が喚起表示が認められている．

なお，特定原材料等に関して「入っているかもしれない」などの可能性表示は認められていない．

表24 特定原材料の表記と表示の範囲

特定原材料（食品表示基準で定められた品目）	代替表記 表記方法や言葉が違うが，特定原材料と同一であるということが理解できる表記	拡大表記（表記例）特定原材料名または代替表記を含んでいるため，これらを用いた食品であると理解できる表記例	表記の範囲（抜粋）
卵	玉子，たまご，タマゴ，エッグ，鶏卵，あひる卵，うずら卵	厚焼玉子，ハムエッグ	鶏卵，あひるの卵，うずらの卵，その他の食用鳥卵，鶏卵の加工製品・その他の加工卵製品
小麦	こむぎ，コムギ	小麦粉，こむぎ胚芽	国内産小麦（普通小麦，強力小麦），外国産小麦（普通小麦，準強力小麦，強力小麦，デュラム小麦），小麦粉（強力小麦粉，準強力小麦粉，薄力小麦粉，普通小麦粉，デュラムセモリナ，その他の小麦粉）
えび	海老，エビ	えび天ぷら，サクラエビ	くるまえび類（くるまえび，ふとみぞえび，くまえび，たいしょうえび，その他のくるまえび類），しばえび類（よしえび，しばえび，あかえび，とらえび，その他のしばえび類），さくらえび類（さくらえび，その他のさくらえび類），てながえび類（てながえび，すじえび，その他のてながえび類），小えび類（ほっかいえび，てっぽうえび，ほっこくあかえび，その他の小えび類），その他のえび類，いせえび類（いせえび，はこえび，その他のいせえび類），うちわえび類，ざりがに類
かに	蟹，カニ	上海がに，マツバガニ，カニシューマイ	いばらがに類（たらばがに，はなさきがに，あぶらがに），くもがに類（ずわいがに，たかあしがに），わたりがに類（がざみ，いしがに，ひらつめがに，その他のわたりがに類），くりがに類（おおくりがに（けがに），くりがに），その他のかに類
くるみ	クルミ	くるみパン，くるみケーキ	
そば	ソバ	そばがき，そば粉	
らっかせい	ピーナッツ	ピーナッツバター，ピーナッツクリーム	
乳	ミルク，バター，バターオイル，チーズ，アイスクリーム	アイスミルク，生乳 ガーリックバター，牛乳 プロセスチーズ，濃縮乳 乳糖，加糖れん乳 乳タンパク，調製粉乳	

（消費者庁．食品表示基準について（平成27年3月30日消食表第139号）別添アレルゲン関係[1] より）

7）わかりにくい表示

　原材料，食品添加物のうち，特定原材料等含有の有無がわかりにくい表示をあげた（**表26**）．タンパク加水分解物や酵母エキスなどは，製品によって質や量が異なり，特定原材料等がどの程度含まれるのかを判断することは困難である．したがって，製造者等は，製造過程の検証とともに，最終製品における特定原材料等の総タンパク質濃度から表示の有無の検討を行っている．ただし，表示の結果は，症状の誘発の有無を示すものではない．詳細を知りたい場合には，製造元へ直接問い合わせるか，食品メーカーのウェブサイト等による情報提供を参照する必要がある．

表 25　特定原材料に準ずるものの表記と表示の範囲

	代替表記	拡大表記（表記例）	表記の範囲（抜粋）
通知で定められた品目	表記方法や言葉が違うが，特定原材料に準ずるものと同一であるということが理解できる表記	特定原材料に準ずるものの名称または代替表記を含んでいるため，これらを用いた食品であると理解できる表記例	
アーモンド		アーモンドオイル	
あわび	アワビ	煮あわび	
いか	イカ	いかフライ，イカ墨	ほたるいか類，するめいか類，やりいか類（やりいか，けんさきいか，あおりいか，その他のやりいか類），こういか類（はりいか，まいか，もんごういか，その他のこういか類），その他のいか類（みみいか，ひめいか，つめいか，他に分類されないいか類）
いくら	イクラ，すじこ，スジコ	いくら醤油漬け，塩すじこ	すじこ，いくら
オレンジ		オレンジソース，オレンジジュース	ネーブルオレンジ，バレンシアオレンジ
カシューナッツ			
キウイフルーツ	キウイ，キウイー，キーウィー，キーウィ，キウィ	キウイジャム，キウイソース，キーウィージャム，キーウィーソース	
牛肉	牛，ビーフ，ぎゅうにく，ぎゅう肉，牛にく	牛すじ，牛脂，ビーフコロッケ	
ごま	ゴマ，胡麻	ごま油，練りごま，すりゴマ，切り胡麻，ゴマペースト	
さけ	鮭，サケ，サーモン，しゃけ，シャケ	鮭フレーク，スモークサーモン，紅しゃけ，焼鮭	さく河性さけ・ます類（しろざけ，べにざけ，ぎんざけ，ますのすけ，さくらます，からふとます，その他のさく河性さけ・ます類）
さば	鯖，サバ	さば節，さば寿司	さば類（まさば，ごまさば）
大豆	だいず，ダイズ	大豆煮，大豆たんぱく，大豆油，脱脂大豆	大豆，えだまめ，もやし（大豆もやし，その他のもやし）
鶏肉	とりにく，とり肉，鳥肉，鶏，鳥，とり，チキン	焼き鳥，ローストチキン，鶏レバー，チキンブイヨン，チキンスープ，鶏ガラスープ	
バナナ	ばなな	バナナジュース	
豚肉	ぶたにく，豚にく，ぶた肉，豚，ポーク	ポークウインナー，豚生姜焼，豚ミンチ	
マカダミアナッツ	マカデミアナッツ		
もも	モモ，桃，ピーチ	もも果汁，黄桃，白桃，ピーチペースト	砂子早生，倉方早生，大久保，白鳳，白桃，缶桃種，その他のもも
やまいも	山芋，ヤマイモ，山いも	千切りやまいも	ながいも，やまといも，その他のやまのいも
りんご	リンゴ，アップル	アップルパイ，リンゴ酢，焼きりんご，りんご飴	祝，つがる，王林，ゴールデンデリシャス，スターキングデリシャス，デリシャス，紅玉，国光，ジョナゴールド，ふじ，陸奥，世界一，その他のりんご
ゼラチン		板ゼラチン，粉ゼラチン	

（消費者庁．食品表示基準について（平成 27 年 3 月 30 日消食表第 139 号）別添アレルゲン関係[1]より）

「本製品の製造ラインでは，らっかせいを使用した製品も製造しています.」
「本製品で使用している「しらす」は，えび・かにが混ざる漁法で捕獲しています.」

図 5　注意喚起表示例

表 26　わかりにくい原材料・食品添加物

原材料・食品添加物	特　徴
カゼイン	牛乳中の主要タンパク質である.
ホエイパウダー	牛乳中の乳清に含まれるタンパク質である.
乳糖	牛乳を原料として精製される. 乳糖 1 g 当たり 4 〜 8 μg の乳タンパク質が残存するが，症状誘発はごくまれである．拡大表記が認められている.
乳化剤	乳化剤（乳由来）の記載がなければ，乳成分とは異なる.
乳酸	牛乳由来のものではない．酸味料として添加される．乳酸菌そのものは牛乳のタンパク質を含まないが，乳酸菌飲料は牛乳タンパク質を含む.
カカオバター	牛乳由来のものではない．カカオ豆から抽出される脂肪である.
ココナッツミルク	牛乳原料のものではない．ココナッツ種子の胚乳成分である.
グルテン	小麦タンパク質であるグリアジンとグルテニンに水を加えて練ると生ずる.
デュラムセモリナ	硬質小麦の品種名で，製粉したものをいう．パスタ類の原料となる.
麦芽糖	まれに小麦由来の酵素が使用されることがあるが，麦芽糖（小麦由来）の記載がなければ小麦成分とは異なる.
ゼラチン	コラーゲンと呼ばれるタンパク質の一種である．牛，豚，鶏，魚などの骨や皮が原料となる.
増粘多糖類 （糊料・ゲル化剤）	グァーガム，カラギーナン，キサンタンガム，ペクチン，などの名称で表示され，とろみづけなど食感を改善する目的で添加される糖類である．草木植物，海藻，果物より抽出される.
タンパク加水分解物	大豆や小麦，魚・肉類中のタンパク質を分解して得られるペプチドもしくはアミノ酸で，調味を目的として用いられる.
酵母エキス	酵母を酵素等で分解し，分離抽出して得られる成分で，調味目的に用いられる.
卵殻カルシウム	卵タンパク質の残存は認められないとされている.

3 —— ライフステージ別の食事の留意点，患者の悩み

［参考文献：107 頁掲載］

　食物アレルギー患者は，特定の食物を除去しなければならないため，日々の食事をはじめとした生活全般に多くの制限を抱えている．とくに小児の場合は患児の心身の成長，食習慣の形成などにも影響を及ぼす．乳幼児に発症し，成人まで寛解しない患者もいるなかで，患者の食生活を保護者が管理している状態から患者自身が自己管理することへの移行を見据えた患児教育や支援が不可欠となってきている.

　ここではライフステージ別の栄養指導のポイントを示す.

1） 各ライフステージにおける栄養指導のポイント

（1） 妊娠・授乳期

<u>不必要な除去の防止</u>

　食物アレルギー発症予防のために，妊娠・授乳中に母親が食物除去を行うことは推奨されない（53頁参照）．したがって，母親自身の健康維持，そして胎児，子どもの成長，発育に適切な栄養をバランスよく摂取するように指導する.

　また，授乳中の児が「食物アレルギーの関与する乳児アトピー性皮膚炎」と診断されていて，母親

が食物除去をするように医師から指示を受けることがあるが，母親の食物除去は最小限にとどめることが望ましい．患児が直接食物を口にする場合と異なり，母乳中に分泌されるタンパク質はわずかであり，重症の患児でなければ母親が食物除去を長期間継続するケースは少ない．

(2) 乳児期

離乳食の開始，進行の支援

食物アレルギーと診断されていても，離乳食の開始や進行を遅らせる必要はない（54頁参照）．離乳食は，医師より指示された原因食物を除去しながら，厚生労働省策定「授乳・離乳の支援ガイド」[1]に基づいて，生後5〜6か月頃より開始する．保護者の不安から"念のため"に摂取開始を遅らせている食物がないか，摂取している食物の種類や量を確認する．はじめての食物を与えるときは，患児の体調のよいときに新鮮な食材を十分に加熱し，少量から与える．医療機関が開いている時間帯に与えると，症状が出た場合に医師の診察を受けやすい．

また，離乳食開始前より患児にかゆみを伴う湿疹がある場合は，医師の指導のもとで早期に湿疹の改善を目指し，離乳食を開始できるよう支援する．

(3) 幼児期〜学童期

食べられる範囲を広げるための患児支援

幼児期は自我も発達してきて，食べムラや偏食が起こりやすい時期である．保護者が思い描くような食生活と実際の子の食事摂取状況には大きな差があることも少なくない．しかし，患者の様子をうかがいながら徐々に摂取できる食材の幅を広げていくことで，除去している食物で補えない栄養素を補給することが可能となる．とくに乳製品や魚にアレルギーがあり除去を続けている場合，カルシウムやビタミンD不足などにより骨の形成や成長に影響が出てくる可能性がある．栄養摂取状態に問題があると考えられる場合には，現在の食事摂取状況を確認したうえで，不足している栄養素を補う方法を指導する．また，保護者・患児ともに未摂取の食材や除去解除になった食材の摂取に対する不安を抱え，食の幅や経験が広がらない場合もある．このような場合は下記のようなステップで支援する．

① 患児や保護者の不安な気持ちや抵抗感をありのまま受け止める．
② 患児の嗜好を聞き取ったうえで食べやすい調理方法を一緒に考え提案する．
③ "食べられる範囲"が広がることが将来的に患児の生活の質を高めていくことを伝える．

集団給食での食物アレルギー対応の支援

保護者と保育所，学校との具体的なやりとりの内容，患児や保護者の困りごとを傾聴する．保護者からの不満や要望がある場合はまずはそのまま受け止め，気持ちに寄り添う．集団給食で個人の食べられる範囲に合わせた提供を行ってもらえないことへの不満がある場合には，集団給食ではアレルギー症状誘発のリスクを避けるために完全除去対応となることを説明し，施設側の安全性重視の姿勢を理解してもらう．

そのうえで，患児の成長や生活の質を維持・向上させることができるような対応方法をともに考える．

（4）青年期

<u>除去解除の目標設定の支援</u>

　重症度が高く，患者自身が原因食物の摂取に前向きになることができない場合には，患者本人と一緒に目標を設定し，そこまでのステップについてともに計画していく.

（5）成人期

<u>患者本人に対する栄養状態改善の支援</u>

　何らかの理由で治療を中断した場合，また幼少期，学童期の段階で正しい診断を受けることができず過剰な除去を長期にわたり継続した場合，偏った食生活により栄養状態が悪化し，他の疾病などへの合併などがみられる場合もある. 医師の指導のもと，臨床検査などの結果を用いてアセスメントを行い，不足している栄養素の補充方法など具体的な策を指導し，栄養状態の改善を目指す. また，患者の考え方を尊重しつつ，原因食物の代替食物や栄養補助食品など情報提供も行い，患者自身が自分の力で食生活を立て直していく支援をする.

2）患者（保護者）の悩みの内容と対応例

　患者や保護者の悩みの内容やその理由，背景について受け止め，ともに考えを整理し悩みを解消するための支援を行う必要がある.

　ここでは患者や保護者から相談が寄せられることが多い悩みと対応例を紹介する.

◆ **食物アレルギーが治るのか，いつまで除去が必要なのか**
　⇒ 小児の場合は鶏卵・牛乳・小麦アレルギーは3歳までに約50％，5〜6歳までに約60〜70％が治るといわれており，定期的に食物負荷試験を受けることで食べられる量の増加，除去解除を期待できることを伝える.

◆ **加工食品の原材料表示に書かれている用語がわからない**
　⇒ 基本的な表示のルール，代替表記・拡大表記や，紛らわしい表示などの説明を行い，適切に除去をするための表示を見る際のポイントを伝える（99頁参照）.

◆ **利用できる食品の選択肢が少ない**
　⇒ 市販の食物アレルギーに対応した食品や，その入手方法について情報提供する（73頁参照）.

◆ **献立のレパートリーが少ない**
　⇒ 患者の状況に応じて原因食物を使用しないレシピを紹介する. 患児の食の経験が広がるように，味つけや食感などが単調にならないような提案をする（73頁参照）.

◆ **外食が自由にできない**
　⇒ アレルギー対応の料理を提供する飲食店の情報を調べ，提供する. ファミリーレストランなどの飲食店のメニューの原材料は企業のホームページ上でも調べることができることや，情報へのアクセス方法なども伝える.

　ただし，外食における表示の不確実性，原因食物の混入の危険性などもあることを十分に説明する.

◆ 周囲の理解を得られない

⇒「食物アレルギーの栄養食事指導の手引き2022」[2] などの資料を用い，食物アレルギーの最新かつ正しい知識を周囲の人たちにも理解してもらえるように促す．

3）移行期を見据えた患者自身へのアプローチ

食物アレルギーは乳幼児期では年齢が上がるにつれて自然に寛解する患児も多いが，学童期以降は自然に治癒する割合が減少する．

また，学童期は活動の幅が広がり，自立に向けた成長のスタートの時期でもある．生活に必要なさまざまな知識を習得していくなかで，自分自身の疾病である食物アレルギーに関する知識をもち，自分の病状を認識し，緊急時の対応などについても理解しておくことが大切である．

患者本人が食物アレルギーを自分のこととしてとらえ，受け入れ，対応していくというプロセスがないまま成人期に突入すると，食事の自己管理ができない，食事の自己管理をうまくできずに完全除去に戻る，自身の食事管理に対して投げやりになって誤食事故を起こしてしまう，といったことがある．さらに，自分の疾病を受け入れられない，困ったことがあっても誰にも相談できないという状態に陥り，精神的に孤立してしまうこともある．

患者が食物アレルギーを自分のこととしてとらえ，将来の生活をイメージしたうえで自己管理への道をスムーズに進むにはどのような支援が必要なのだろうか？

ライフステージごとに患者本人や保護者との関わりの工夫などについて下記にまとめる．

（1）乳幼児期

保護者が主体となって原因食物の除去を管理する期間である．会話が可能となる幼児期の患者については，栄養食事指導時に保護者だけと話をせずに，機会をみて話のなかに入ってもらい，自分の食生活に興味をもってもらう．

乳幼児期は食物アレルギーが寛解する割合も高いため，いまは除去する，または食べられる量が限られているが，やがて食べられる量が増える，または治る可能性もあるという前提で話をする．

将来的に摂取することを見据え，患者が原因食物について不安や恐怖，「ずっと食べてはいけないもの」というネガティブな印象をもたないような伝え方をする．

保護者に対しても，原因食物について，子どもの前で「怖いもの」「体に悪いもの」というような言動は慎むように伝える．また，子どもの食物アレルギーに対して保護者自身の不安な気持ちを患者本人にストレートに伝えすぎないように助言することも大切である．

（2）学童期～青年期

患者本人が受診日に来院して栄養食事指導をする機会がある場合は，食事の嗜好や原因食物の食べられる範囲の摂取などについて患者本人とも会話をする．

食品表示の見方や緊急時の対応などについても，年齢に応じた理解しやすい言葉で伝える．

保護者の見守りは不可欠ではあるが，成長とともに食品選択の主体を患者本人にしていけるよう，支援する．

患者本人が学校などの社会生活において食物アレルギーで困っていることなどがあれば相談を受け，悩みや気持ちを打ち明けられる場として認識してもらえるようにする．思春期の成長過程において保護者に気持ちを打ち明けにくいという心情，また保護者に心配をかけたくないという遠慮や配慮

から，学校で困っていることなどを誰にも話すことができないケースもある．受診時や入院時など保護者と離れた環境で本人の気持ちを聴く，困りごとに対して相談にのることが患者の精神的孤立を緩和するのに効果的な場合もある．

（3）成人期

大学入学，社会人生活の開始などに伴い，単身で生活を始める患者もみられ，本格的に自分の食生活を自分で管理していく，まさに移行段階である．

自己管理を安全に，主体的に行えるよう，原因食物の食べられる範囲の摂取方法，調理方法，レシピ，摂取の際の注意点などを本人に伝える．

この時点で保護者の管理下で食物アレルギー対応をしている場合は，徐々に食生活の管理は患者本人が行うようになっていくこと，そのためにどのようなステップを踏んで患者自身の対応力を成長させていくかを，患者本人，保護者とともに相談し，必要な支援を実施する．患者は友達同士で外食したり，ひとりでメニューを決めて買い物や調理をしたり，海外旅行をしたりと，自分自身で食事内容を決定するタイミングが増えてくる．このような将来の生活を具体的にイメージしてもらうことで，保護者にも早期に，子どもはいずれ自立をして，自己管理が必要になるということに気づいてもらう．

成長過程の小児の食物アレルギー患者にとって，自分の状況や気持ちに寄り添い，相談にのってくれる第三者が存在することは心強く，自立に向かい歩む際の背中を押す存在にもなり得る．

患者にかかわる保護者，専門職（医師・看護師・栄養士など）が患者の生活の質の維持・向上，将来的な患者自身の自己管理の実現という目標に向けて，患者の知識や対応能力を高めていく支援を，切れ目なく実施していくことが求められる．

患者自身と向き合いながら食物アレルギーの栄養食事指導を実施することは，将来的な患者の自立をサポートすることにつながるという意識で対応していくことが大切である．

4 ── 食物アレルギー栄養指導の面接技法 ［参考文献：107頁掲載］

1）食物アレルギーの特性と生じやすい困難

アレルギー反応を起こす食物は人によってさまざまであり，生じる症状もさまざまである．なかには，ごく微量で反応が生じる場合があり，反応の強さもさまざまである．すぐに反応が生じる場合もあれば，時間がたってから症状が現れる場合もある．このような特性から，その場で現れている症状がアレルギー反応であると判断されにくく，正しい診断までに時間がかかりやすい．さらに，周りの人に理解してもらうのが難しく，協力を得られにくい．

また，治療や対応についても，ガイドラインなど信頼できる情報が整備されつつある一方で，さまざまなメディア，インターネット上などでは，信頼性が確かとはいえない情報があふれている．適切な対応がされるまでには，さまざまな困難を伴う．

このような特性をもつ食物アレルギーの治療に向けて支援する場合，何が起きているのかについて，よく話を聴いて状況を整理する必要がある．そして患者とその家族の望みに沿って，可能な選択肢のなかから適切な選択・決断を支援し，その選択に沿った行動をとれるように支援することになる．

本稿では，心理学，臨床心理学の知見から，食物アレルギー治療におけるさまざまな困難を軽減するための考え方，知識，技法などについて整理する．

2） まずできること

理論，技法以前に，まず理解すべきことがある．それは本人とその家族が「混乱」した「困難」な状況にあること，そのため，ごくあたりまえのこと（食事をつくることなど）もできない状況にあるかもしれないこと，などである．そのうえで，「批判的」「否定的」な対応を避け，「何を話してもだいじょうぶ」「弱音が吐ける」環境を提供することである．あたりまえではあるが「あたたかさ」「安定」「応援する気持ち」をもって対応することが大切である．

3） 基本的な信頼関係の重要性と支援者の目標

治療，支援をうまく進めるためには，支援者との安定した信頼関係，協働関係が大切である[1]．

栄養士と患者の場合，栄養士が正しいことを知っていて，患者を指導し教育する，という関係になりやすい．しかし，このような関係は対立，不信を招きやすく，本当に有用な情報が交換されにくい．「正しい」ことがはっきりしないなかで，本人やその家族が本当は「どのようになることを望み」「どのようにしていきたいのか」をしっかり聴き，その方向に従う対応をともに見出していく「コラボレイティブ」[2]な関係が参考になる．

また，あたりまえではあるが，コラボレイティブな関係は，保護者とだけではなく，本人とも築きたい．子どもと保護者が相談にみえる場合，どうしても保護者を中心に進めがちであるが，本人にもわかりやすい言葉で伝え，最終的には患児本人が自身の状態を把握し，セルフケアの知識をもち，実行に移し，ある程度症状をコントロールできるようにすることを目指したい．

4） 話を「聴く」準備

秘密を守れる空間，日常業務のなかで無理のない範囲で，現実的に可能な時間を確保する．「話しやすさ」を提供するためには，F（face）：顔を向ける，E（eye-contact）：まなざし，L（lean）：体とこころを傾ける，O（open）：こころを開く，R（relax）：力を抜いてリラックスすることが大切である．この「FELOR」[3]を心がけること，適度に相づちを打つことなどが役に立つ．

5） 患児や保護者に起こりやすい問題

（1） 対応の過剰

「早く治したい」「悪化させたくない」との強い思いから，限られた情報のなかで，保護者や患者は偏った対応をとりやすい．極端な場合は，実際には反応の生じない食物に対しても「厳密な制限」をしたり，症状が出なくなってきても，「除去の解除」がなかなか進まない場合もある．

（2） 対応の不足

原因食物の種類が多い場合や，症状が出るまでに時間がかかる場合の対応は難しい．さらに，原因食物が加工されている場合などでアレルゲンに気づかない場合，「少しくらいはだいじょうぶかもしれない」との判断からアレルゲンを含む食品を食べてみて，強い症状が出ることがある．

（3）心身の疲労

多くの食物を除去したり，重い症状が出る場合は，その保護者は食材の調達，毎回の食事づくり，外食ができないこと，周囲の人々に理解を働きかけること，緊急時の対応ができるように注意をめぐらせていることなど，その日常的負担は非常に大きく，頑張る気持ちの一方で心身の疲労も大きい．

（4）育児不安，養育困難

誰にとっても子育ては大変で，不安・心配が伴う．そのうえに「食物アレルギー」の診断を受けることは，負担をさらに増やすことになる．極端な場合には「家事・育児が手につかない」「自分を責めてしまう」など抑うつ的な状態に陥ったり，イライラして子どもにあたってしまう場合もある．栄養士は，保護者がごくあたりまえのことができない状況にあることを理解する必要がある．

（5）心理的負担

他の子どもたちと同じものが食べられないことは，大きな負担の1つである．また，友だちから尋ねられることを気にしている患児も多い．しかし，ある程度の見通し，納得などがあれば，かなりの困難も乗り越えることができる．

（6）知識とスキル不足

食物アレルギーは，正しい診断，食物に関する知識に基づいて適切な対応ができると，かなり症状を軽減することができる．症状がなかなか改善しない場合，知識とスキルの不足，偏った判断，思い込みなどが影響を及ぼしていることが多い．

（7）周囲の人々の理解と協力の不足

「食物が体に悪影響を与えている」ことは，アレルギーの知識がない人々には理解されにくい．「神経質」「かわいそう」などの受け取られ方をして，患児と家族が孤立してしまうことがある．

6）困難の軽減を支援するときのステップと基本的な考え方

認知行動療法の「問題解決」[4]の考え方が参考になる．以下にその考え方のポイントを述べる．

（1）問題解決のステップ

①「困難さ」のアセスメント

食物アレルギーの症状は，個人差が大きい．症状を引き起こす食物，その数，症状の強さなど，症状をどのようにとらえているか，食事づくりの負担はどの程度か，対処する力はどの程度か，周りの人々の理解と協力の程度はどのくらいか，などについて，具体的にイメージを膨らませながらよく聴き，状況を整理し把握する．

②問題の明確化と問題の選択

①の結果から，日々の食物アレルギー対応の負担を増やしている問題について整理し，そのなかから第一に取り組む問題をいくつか選択する．まず，「簡単に取り組める」「負担が少ない」「時間がかからない」「すぐに変化を起こせそうな」問題を取り上げるようにする．

③目標の設定

②で選択した問題について，患児とその家族がどのようになることを希望しているか，その希望をかなえるために，どのようなことをすると目標に近づくか整理する．「良い」「悪い」を気にしないで，思い浮かぶ案をどんどんあげていく「ブレインストーミング」の方法が役に立つ．

④認知の修正，視点の転換

「問題」ととらえている状況について，その受け止め方，思い込みなどを変えることで「問題」ととらえなくてもよくなる場合がある．たとえば，「一生続くかもしれない」「悪化したら私のせいだ」などの受け止め方をしているときに，「小学校までにはかなりよくなる」「頑張っていても悪化することはある」などの受け止め方に気がつくと，「困難さ」を減らすことができる．

⑤現実的な計画を立てる

③で検討した目標を達成するために，具体的に実行できそうなことを計画する．うまくいくポイントは，「明確である」「具体的でわかりやすい」「実現可能」「スモールステップ」「短い文章で書ける」「達成できたかどうかが確認しやすい」ことを心がけて計画を立てることである．たとえば，「がんばって薬をのむ」ではなく，「いつ」「どこで」「だれが」「何を」「どうするか」を具体的に決める．

⑥実行と評価，定期的，継続的な応援

⑤で立てた計画を実行してみる．うまくいった場合は次の目標を選択し，うまくいかなかった場合は，失敗や努力不足ととらえるのではなく，「目標の設定が高すぎた」ととらえて，目標設定を修正する．

ステップを意識して問題解決を試みると，たとえば，①患者のアセスメントをしたうえで，②患者の"誤食が多い点"を問題として選択する．③保護者と一緒に"誤食のない生活"を目標に設置し，④そのために何をするべきなのか，保護者とともに必要に応じて問題を修正しながらさまざまな視点から考えてみる．⑤そのうえで今後実践するべき日常の注意点を"アレルギー表示を必ず毎回確認する"と決める．⑥その計画を実施しながら，定期的に評価し，必要に応じて修正する．

このようなステップを定期的，継続的に続け，小さな変化をまず起こすことを考える．こうしたステップを繰り返し，目標に近づくようにする．

（2）計画を実行に移すための働きかけ

「問題解決」のステップを踏まえたとしても，「計画を実行に移す」ことは，想像以上に難しい．どんなに望ましい計画を立てても，実行されなければ有効ではない．実現可能性を考えながら，行動変容までを見据えて支援することが大切である．

以下に，行動変容に役立つ「行動理論」に基づく働きかけ[5]をいくつか紹介する．

①強化・報酬

望ましい行動が生じたときに報酬を与える（例：忘れずに薬を飲めたときにご褒美シール（トークン）を貼る）と，望ましい行動が増える．

②モデリング（観察学習）

望ましい行動に対して報酬を得ている他者（モデル）を観察することで，望ましい行動が増える（例：薬を飲んでいる子どもが先生からほめられているところを見ていた子どもが，薬を飲むようになる）．

③脱感作・拮抗条件付け

不安・恐怖が生じる状況にあって，不安・恐怖と拮抗する安心・リラックスを生じる状況を同時に

提示すると，不安・恐怖が和らぐ（例：注射のときに，ぬいぐるみを見せる（安心・リラックスを生じる状況）と少し落ち着く）．

④エクスポージャー（暴露）

予期的に不安が生じ，実際には苦痛が生じないのに避けてしまう場合に，その状況を避けずに体験できる工夫をし，「実際は怖いことは起こらない」ことを体験できるようにすることで，不安・恐怖が和らぐ（例：手を洗わないと困ったことが起きると思って，手を洗い続けている子どもに，手洗いの回数を決める約束をすると，「洗い続けなくても困ったことは起こらない」ことを体験することができ，不安が和らぐ）．

⑤シェイピング（形成）

現状で生じる可能性のない行動（オペラントレベル▶用語 0）を強化することはできない（ある行動が起こってはじめて報酬を与えることができる）．いまは生じる可能性のない，望ましい行動が増えるようにするためには，工夫が必要である．望ましい行動に少しでも近づく行動が生じたときに報酬を与える．繰り返し，望ましい行動に近づく行動に報酬を与える．このスモールステップを続けることで，目指している望ましい行動が起こりやすくなる（例：子どもが手づかみ食べからスプーンを使って食べることを目指す場合，「スプーンを持つ」ことができたらほめる，「スプーンで食べ物をすくう」ことができたらほめる，「スプーンですくった食べ物を口に入れる」ことができたらほめる，というステップを繰り返すと，目指す行動が習得しやすくなり，オペラントレベルが上がる）．

（3）問題解決と自己効力感

「問題解決」をうまく進めるためには，自己効力感を高めることが重要になってくる．自己効力感とは「ある行動をすれば，好ましい結果，結末に確かに結びつく（結果への期待）」と感じており，「自分にはその行動ができる（自己効力への期待）」と思えることである．自己効力感が高まっていると「困難に対処しようとする行動，障害に粘り強く向かっていこうとする行動」が起きやすくなるといわれている[6]．

さらに，この自己効力感を高めるためには，ある人が外界に働きかけをしたときに，その働きかけに応じて（応答性），その働きかけをした後すぐに（随伴性）なにかよい変化が起こる，このような条件が必要とされている．

食物アレルギーへの対処はまさに「困難」な状況であり，自己効力感を高めていくことが問題解決，行動変容の重要なポイントとなってくる．

（4）自己効力感を高める働きかけ

これまで，治療に協力的な行動を引き出す手段として「教育」「指導」「指示」などが用いられてきたが，多くの場合は「守る」「従う」ことが難しく，大きな課題となっていた．この場合，栄養士も「どうせ何をやってもだめだ」といった無力感に陥りやすい．そこで，「情報提供」「自己選択」「自己決断」「自己評価」「変化の確認」といった対応を取り入れ，患児やその家族が自らの価値観や希望に沿って目標を設定し，実現可能な行動を実行してみること（問題解決のステップ）で，少しでも「小さな変化」が生じると，自己効力感が高まりやすい（**図6**）．

オペラントレベル▶ スキナーの提唱した行動理論の中で，「ある状況において自発される行動」をオペラント行動と呼ぶ．オペラントレベルは，そのオペラント行動がある状況において自発される頻度を示す．

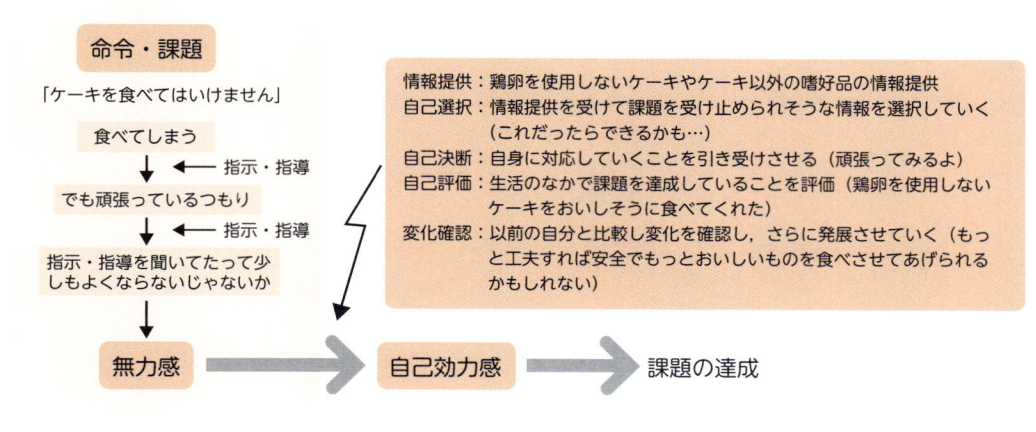

図6 「小さな変化」と自己効力感

7）周囲の人々の協力を得ること

　食物アレルギーの症状は，因果関係がみえにくく，周囲の人々の理解を得ることは非常に難しい．患者自らが対処する知識とスキルが大切ではあるが，本人だけで対処できない問題も多い．支援者は，本人の対処能力，園・学校などの理解，協力体制などを整理し，本人やその家族が交渉するときの情報提供や，コミュニケーションの支援を心がける．

●参考文献●

1 … おもな原因食物の考え方（61 頁～）

■ 鶏卵（64 頁～）
1) 近藤康人．ひやりはっと事例から学ぶ安全管理と緊急時対応．In：伊藤浩明，監修．認定 NPO 法人アレルギー支援ネットワーク作成．アレルギー大学テキスト 食物アレルギー診療ガイドライン 2021 準拠 食物アレルギーの基礎と対応：みらい；2023．p120-30.
2) 小林貴江，漢人直之，羽根田泰宏，ほか．鶏卵経口負荷試験陽性者に対する除去解除を目指した食事指導（第 2 報）．日本小児アレルギー学会誌．2013；27(5)：692-700.
3) 伊藤浩明，監修．あいち小児科保健医療総合センターアレルギー科，作成．おいしく治す食物アレルギー攻略法：認定 NPO 法人アレルギー支援ネットワーク；2014.
4) 杉浦至郎．卵アレルギー．In：伊藤浩明，編集．食物アレルギーのすべて 改訂第 2 版：診断と治療社；2022．p136-44.

■ 牛乳（64 頁～）
1) 消費者庁．加工食品の食物アレルギー表示ハンドブック：平成 5 年 3 月作成．
2) 松原 毅，岩本 洋．牛乳・牛肉．In：伊藤浩明，編集．食物アレルギーのすべて 改訂第 2 版：診断と治療社；2022．p92-7.
3) Narabayashi S, Okafuji I, Tanaka Y, et al. Anaphylaxis caused by casein used artificially marbled beef：A case report. Allergol Int. 2016；65(3)：341-2.
4) Matsui T, Naito M, Kitamura K, et al. Putative allergic reactivity of casein phosphopeptide in severe cow's milk allergy patients. Pediatr Allergy Immunol. 2022；33(3)：e13752.
5) 伊藤貞嘉，佐々木 敏，監修．日本人の食事摂取基準 2020 年版：第一出版；2020.
6) 伊藤浩明，監修．あいち小児保健医療総合センターアレルギー科，作成．おいしく治す食物アレルギー攻略法 改訂第 2 版：認定 NPO 法人アレルギー支援ネットワーク；2018．p24-5.
7) 厚生労働科学研究班．海老澤元宏，研究代表者．食物アレルギーの栄養食事指導の手引き 2022：2022.
https://www.foodallergy.jp/wp-content/uploads/2024/04/nutritionalmanual2022.pdf
8) 文部科学省科学技術・学術審議会資源調査分科会．日本食品標準成分表 2020 年版（八訂）：2021.
9) 文部科学省スポーツ・青少年局長．学校給食摂取基準の施行について（通知）．21 文科ス第 6007 号，2009.
10) 小田奈穂，楳村春江，小林貴江，ほか．牛乳アレルギーにおける除去解除のための食事指導（第 3 報）．日本小児アレルギー学会誌．2013；27(5)：701-9.

■ 小麦（69 頁～）
1) 横大路智治，松尾裕彰．小麦・ソバ・穀物．In：伊藤浩明，編集．食物アレルギーのすべて 改訂第 2 版：診断と治療社；2022．p98-102.
2) Kubota S, Aoki Y, Sakai T, et al. The clinical cross-reactivity and immunological cross-antigenicity of wheat and barley. Allergol Int. 2022；71(4)：505-11.
3) 橋本博行，吉光真人，清田恭平．小麦粉ふるい操作後の小麦アレルゲンの飛散動態の解析．アレルギー．2017；66(3)：209-21.
4) 田中賀治代，蟹江悠紀，内藤宙大，ほか．加工食品における小麦タンパク質の不溶化とアレルゲン性の変化について．アレルギー．2017；66(3)：222-30.
5) 文部科学省科学技術・学術審議会資源調査分科会．日本食品標準成分表 2020 年版（八訂）：2021.

■ 大豆（77 頁～）
1) Ito K, Sjölander S, Sato S, et al. IgE to Gly m 5 and Gly m 6 is associated with severe allergic reactions to soybean in Japanese children. J Allergy Clin Immunol 2011；128(3)：673-5.
2) Ebisawa M, Brostedt P, Sjölander S, et al. Gly m 2 S albumin is a major allergen with a high diagnostic value in soybean-allergic children. J Allergy Clin Immunol. 2013；132(4)：976-8.
3) 丸山伸之．Ⅱ．食物アレルゲン，E 種子（大豆・ピーナッツ・ナッツ類・ゴマ）．In：伊藤浩明，編集．食物アレルギーのすべて 改訂第 2 版：診断と治療社；2022.
4) Kitamura K, Sato N, Nakamura M, et al. Identification of allergens in Azuki（Adzuki）bean allergy. J Investig Allergol Clin Immunol. 2023 Sep 4：0. doi：10.18176/jiaci.0930. Online ahead of print.
5) 文部科学省科学技術・学術審議会資源調査分科会．日本食品標準成分表 2020 年版（八訂）：2021.

■ 魚類・魚卵（79 頁～）
1) 海老澤元宏，伊藤浩明，藤澤隆夫，監修．日本小児アレルギー学会食物アレルギー委員会，作成．食物アレルギー診療ガイドライン 2021：協和企画；2021.
2) 伊藤浩明，監修．おいしく治す食物アレルギー攻略法：アレルギー支援ネットワーク；2014．p39.
3) 厚生労働科学研究班．海老澤元宏，研究代表者．食物アレルギーの栄養食事指導の手引き 2022：2022．p30.
https://www.foodallergy.jp/wp-content/uploads/2024/04/nutritionalmanual2022.pdf

4) 森川みき，藤原幾磨．魚肉アレルギー患児におけるビタミンDおよびカルシウム摂取についての検討．日本小児アレルギー学会誌．2009；23(3)：287-95.
5) 上野佳代子，宮崎淑子，村上洋子，ほか．乳および乳・魚除去児の成長障害について．日本小児難治喘息・アレルギー疾患学会誌．2016；14(1)：11-6.
6) 伊藤貞嘉，佐々木　敏，監修．日本人の食事摂取基準 2020 年版：第一出版；2020.

■ 甲殻類・軟体類・貝類（81 頁〜）
1) 中村陽一．知らぬと見逃す食物アレルギー 甲殻類アレルギー．MB Derma．2019；289：59-66.
2) 松井照明．解説アレルゲン 甲殻類・貝類．日本小児アレルギー学会誌．2020；34(3)：408-18.
3) 厚生労働科学研究班．海老澤元宏，研究代表者．食物アレルギーの栄養食事指導の手引き 2022：2022.
　 https://www.foodallergy.jp/wp-content/uploads/2024/04/nutritionalmanual2022.pdf
4) 塩見一雄．魚介類アレルゲンに関する最新の分子生物学的知見．食品衛生学雑誌．2010；51(4)：139-52.
5) 富川盛光，鈴木直仁，宇理須厚雄，ほか．日本における小児から成人のエビアレルギーの臨床像に関する検討．アレルギー．2006；55(12)：1536-42.
6) 消費者庁．食品表示 Q & A について（平成 27 年 3 月 30 日消食表第 140 号）別添 アレルゲンを含む食品に関する表示．
　 https://www.caa.go.jp/policies/policy/food_labeling/food_labeling_act/assets/food_labeling_cms201_230309_15.pdf

■ ピーナッツ（82 頁〜）
1) 新垣洋平，新垣律子．沖縄旅行中にピーナッツの即時型アレルギーで当院を受診した症例のまとめ．アレルギー．2016；65：536.
2) 海老澤元宏，伊藤浩明，藤澤隆夫，監修．日本小児アレルギー学会食物アレルギー委員会，作成．食物アレルギー診療ガイドライン 2021：協和企画；2021：26-8.
3) 丸山伸之．ナッツ類アレルゲンコンポーネントと分子構造．ナッツ類アレルゲンコンポーネントと分子構造．日本小児アレルギー学会誌．2015；29(3)：303-11.
4) 文部科学省科学技術・学術審議会資源調査分科会．日本食品標準成分表（八訂）増補 2023 年：2023.

■ 種実類・木の実類（84 頁〜）
1) 漢人直之．ナッツ類．小児科診療．2015；78(9)：1239-46.

■ 果物・野菜（85 頁〜）
1) 消費者庁．令和 3 年度食物アレルギーに関連する食品表示に関する調査研究事業報告書：2022.
2) 森田栄伸，研究代表者．厚生労働省科学研究費補助金（難治性疾患等克服研究事業）．生命予後に関わる重篤な食物アレルギーの実態調査・新規治療法の開発および治療指針の策定．平成 25 年度総括・分担研究報告書：2014.
3) Fujimori A, Yamashita T, Kubota M, et al. Comparison of the prevalence and characteristics of food hypersensitivity among adolescent and older women. Asia Pac J Clin Nutr. 2016；25(4)：858-62.
4) 海老澤元宏，伊藤浩明，藤澤隆夫，監修．日本小児アレルギー学会食物アレルギー委員会，作成．食物アレルギー診療ガイドライン 2021：協和企画；2021.
5) Takamatsu N, Kondo Y, Tsuge I, et al. A study of cross-reactivity between citrus fruit and pollen allergens in oral allergy syndrome and food-dependent exercise-induced anaphylaxis in Japan. Fujita Medical Journal. 2016；2(1)：6-11.

■ そば（87 頁〜）
1) 伊藤浩明，編集．食物アレルギーのすべて 改訂第 2 版：診断と治療社；2016. p161.

■ 肉類・いも類・その他（88 頁〜）
1) 厚生労働科学研究班．海老澤元宏，研究代表者．食物アレルギーの栄養食事指導の手引き 2022：2022.
　 https://www.foodallergy.jp/wp-content/uploads/2024/04/nutritionalmanual2022.pdf
2) 海老澤元宏，伊藤浩明，藤沢隆夫，監修．日本小児アレルギー学会食物アレルギー委員会，作成．食物アレルギー診療ガイドライン 2021：協和企画；2021. p212, 214, 217, 223.
3) 文部科学省科学技術・学術審議会資源調査分科会．日本食品標準成分表 2020 年版（八訂）：2021.
4) 奥　恒行．低エネルギー糖質甘味料・エリスリトールの体内代謝と食品への応用．栄養学雑誌．1998；56(4)：189-98.
5) 清水　裕，木島明子，松井佐絵，ほか．エリスリトールによる蕁麻疹の 1 例．JEDCA．2012；6(2)：90-4.

2 ⋯ 加工食品とアレルギー表示（91 頁〜）
1) 消費者庁．食品表示基準について（平成 27 年 3 月 30 日消食表第 139 号）別添アレルゲン関係．
　 https://www.caa.go.jp/policies/policy/food_labeling/food_labeling_act/assets/food_labeling_cms201_24206_03.pdf

3 ⋯ ライフステージ別の食事の留意点，患者の悩み（96 頁〜）
1) 厚生労働省．授乳・離乳の支援ガイド（2019 年改訂版）：平成 31 年 3 月.
2) 厚生労働科学研究班．海老澤元宏，研究代表者．食物アレルギーの栄養食事指導の手引き 2022：2022.
　 https://www.foodallergy.jp/wp-content/uploads/2024/04/nutritionalmanual2022.pdf

4 ··· 食物アレルギー栄養指導の面接技法（100頁〜）

1）Krupnick JL, Sotsky SM, Simmens S, et al. The role of therapeutic alliance in psychotherapy and pharmacotherapy outcome：findings in the National Institute of Mental Health Treatment of Depression Collaborative Research Program. J Consult Clin Psychol. 1996；64（3）：532-9.

2）野村直樹, 青木義子, 吉川　悟, 訳. 会話・言語・そして可能性―コラボレイティブとは？セラピーとは？―（Anderson H. Conversation, Language, and Possibilities-A postmodern approach to therapy-Basic Books；1997）：金剛出版；2001.

3）バーンズ亀山静子, 矢部　文, 訳. ピアサポート実践マニュアル（Cole T. KIDS HELPING KIDS. Peer resources）：川島書店；1999.

4）丸山　晋（監訳）, 中田洋二郎, 椎谷淳二, 杉山圭子, 訳. 問題解決療法―臨床的介入への社会的コンピテンスアプローチ―（T. J. D'Zurilla. Problem -Solving Therapy―A social competence approach to clinical intervention；1986）：金剛出版；1995.

5）石川亮太郎, 石垣琢麿. 認知行動的アプローチ. In：岩壁　茂, 遠藤利彦, 黒木俊秀, ほか, 編集. 臨床心理学スタンダードテキスト：金剛出版；2023. p612-21.

6）原野広太郎, 監訳. 社会的学習理論―人間理解と教育の基礎―（Bandura A. Social learning theory. Englewood Cliffs, NJ. Prentice-Hall；1997）：金子書房；1979.

職域別の栄養指導の実際

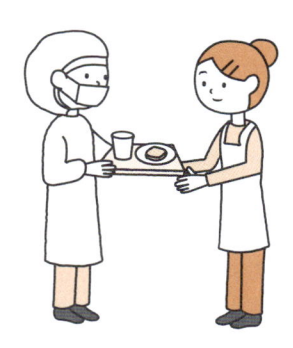

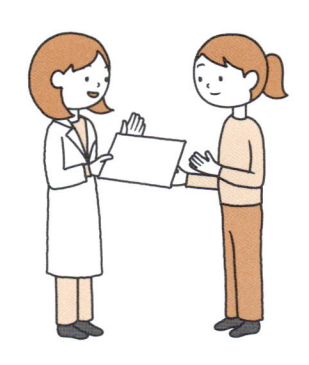

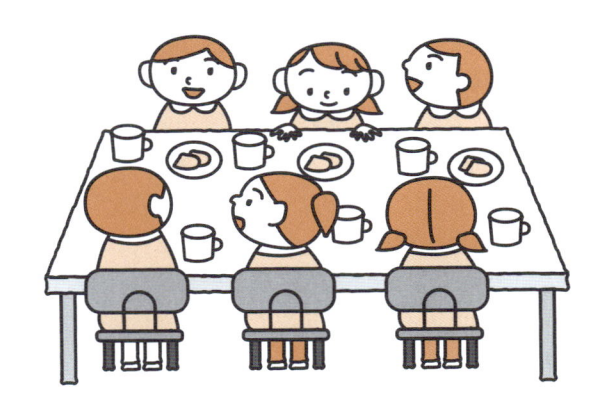

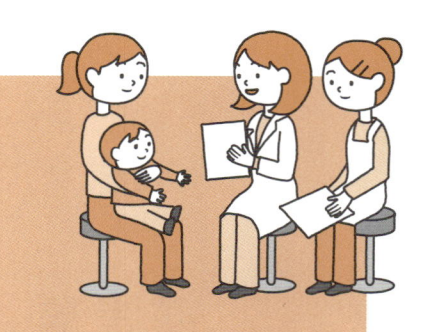

第1章
食物アレルギーの
栄養食事指導

1 ⋯⋯ 給食対応と栄養食事指導の原則

［参考文献：182頁掲載］

1）食物アレルギー患者に対する栄養士の役割

　食物アレルギー患者は，正しい診断に基づいた必要最小限の原因食物の除去を行いながら，適切に栄養素を確保し，食生活の QOL（Quality of Life）を維持または向上させる必要がある[1]．

　患者は，原因食物を除去しながら日々の生活を営むことになるが，"食べる"ことを伴う活動は多岐にわたる．保育所，幼稚園，小学校，中学校などで集団生活を行うこと，外食，旅行，お誕生会などのイベントなどでも常に原因食物を気にかけながら過ごすこととなる．そのような患者の食生活をサポートするため，病院の栄養士，保育所の栄養士，学校の栄養士，行政の栄養士等はそれぞれの職場において食物アレルギー対応を行うことが求められており，患者にとって栄養士の存在は，必要不可欠である．

　栄養士が食物アレルギー患者の食生活の QOL 向上に貢献するためには，栄養士自身が食物アレルギーの最新の正しい知識を習得し，患者に適切に対応していかなければならない．ここでは，病院における栄養食事指導および集団給食のリスク管理のポイントについて述べる．

　詳細はこの後の章をご参照いただきたい．

2）病院における栄養食事指導

（1）栄養食事指導のポイント

　食物アレルギーと医師から診断された患者は，食生活について栄養士から栄養食事指導を受けることが望ましい．食物アレルギーの栄養食事指導は，食物アレルギーが治るまでの間，「正しい診断に基づいた必要最小限の原因食物の除去」を患者が実践できるように，医師の指示に基づいて患者の状況に応じて実施される．食物アレルギーの栄養食事指導のポイントはおもに次の5点である[1,2]．

①不必要な除去の確認

　患者らは，医師から診断された原因食物以外の食物を"心配だから"，"念のため"に除去してしまっていることが少なくない．不必要な除去は，保護者や患者の負担を増やし，生活の幅を狭めるだけでなく，栄養面での問題も生じかねない．このため栄養士は医師と連携し，患者が本当に必要な最小限の食物の除去をして生活を営むことができるように指導する必要がある．少なくとも栄養士が曖昧な情報や誤った情報を提供し，不必要な除去の原因をつくるようなことは絶対あってはならない．常に"この患者は，いまこの食物を除去するべきなのか"という視点をもち，疑問がある場合には主

治医に確認して対応することが求められる.

不必要な食物除去に陥る原因と栄養士の対応

不必要な食物除去をしてしまう原因は，不適切な診断，誤った情報，保護者の不安等があるが，たとえば次のようなことがある.

・「○○（食品）はアレルギーを起こしやすいからやめておいたほうがよいような気がする」などと不安があるため，自己判断で特定の食物を除去してしまう.

・ピーナッツアレルギーの場合に木の実類を除去する，など本来除去が不要であることを知らないために過剰に食物を除去してしまう.

・小麦アレルギーや大豆アレルギーの場合に，しょうゆなどの調味料の除去は不要であるにもかかわらず，適切な知識を得られていないか，適切な診断を受けられていないために調味料も除去してしまう.

このような不必要な除去を，患者（保護者）が行っていないかを把握するために，使用している食品の種類（穀類，肉類，魚類，野菜類，果物類など）をひととおり確認し，しょうゆなどの調味料の使用有無についても確認する. 不必要な除去をしていることが疑われる場合や未摂取の調味料等がある場合は，主治医と相談したうえで，食べてみるように指導する.

患者は医師から適切な診断を受け，最新の正しい知識をもつことが重要である. また栄養士は，患者の不安な気持ちを受け止め，食生活の状況を聞き取り，栄養食事指導を通して患者の QOL をできる限り上げるように尽力する.

②安全性の確保

栄養士は，それぞれの患者の重症度などを医師との連携により正確に把握し，原因食物の誤食事故が起きないように安全面に配慮する. そのためには，各原因食物がどのような食品に含まれているか，食品に含まれる原因食物の量を把握し，アレルギー表示の規則について理解しておく（91 〜 96頁参照）. 加工食品や菓子類では，同じ製品名でも患者の原因食物を含有するものとしないものがあり，これまで使用できていた製品が規格変更されることもあるため，使用する前に必ず原材料を確認する習慣をつけるように患者を指導する. 加熱や発酵などによって原因食物に含まれる各アレルゲンのアレルギーを引き起こす強さが変化することについても理解しておく（61 〜 90頁参照）. また，家庭では兄弟の食べこぼしへの接触防止，重症の場合には専用の調理器具や食器の用意が必要なこともある. さらに，アナフィラキシーの既往がある患者の一部には，集団給食での除去解除ができるようになっても，以前の原因食物を摂取した後の運動でアレルギー症状が誘発されることがある. このようなリスクについても栄養士が理解しておきたい.

③食生活の評価・指導

栄養士は原因食物を除去することで，患者の栄養状態に問題が生じることのないように指導する.

Column

除去食療法？

ひと昔前は，食物アレルギー患者に対する食事指導は，除去食療法などと表現されていたこともあった. 小児食物アレルギー食は，原因食物の除去食＝治療というよりも，症状誘発を防ぐための食事である. また最近では，専門施設を中心に積極的治療法の1つとして，経口免疫療法が行われている. これは除去食療法の定義とは区別する必要があり，誤解や混乱を防ぐために，除去食療法という表現は避けるべきである.

食物アレルギーがあっても，主食，主菜，副菜のバランスに気をつけて食事をすれば，基本的に栄養状態に問題が生じることはない．たとえば，牛乳アレルギーがある場合には，カルシウムの摂取が不足しがちになるため，牛乳以外のカルシウムを多く含む食品を伝える（65頁，表1参照）．このように，特定の食物を除去することによって，特定の栄養素が不足する場合は，指導が必要となる．なお，体重増加不良等の成長障害がある場合や患者の偏食などで栄養面の問題が懸念される場合は，身長，体重，臨床検査値，食事記録などをもとに主治医と相談のうえ，不足している栄養素の摂取方法など改善策を助言する．

④ "食べられる範囲"の具体的な指導

食物経口負荷試験の結果に基づいて，原因食物であっても症状が誘発されない量までは食べるように医師が患者に指示する際に，具体的な食品と食べられる量を栄養士が助言する（46頁，図20参照）．患者自身が食べられる食品を選択できるように，食品によって含まれるタンパク質（アレルゲン）の量が異なること，タンパク質は加工や調理によって変性するものがあるため，同じタンパク質量であっても症状の出やすさが異なる場合があることなどを患者に理解してもらう．また，"食べられる範囲"まで食べる際に，症状が出ることへの恐怖心や味に慣れていないことなどから，医師の指示どおりに原因食物を食べ進められないケースもあるため，患者の気持ちに寄り添いながら，食べやすい方法を提案する．

⑤ 患者家族の QOL 維持

食物アレルギー患者は，食生活全般において不自由な状況に置かれる．患者とその家族が抱える負担や困りごとは，除去食物，重症度，年齢，家族構成，性格などによって異なる．献立作成に行き詰まっているのか，利用できる食品がないために困っているのか，保育所や学校での給食対応に困っているのか，周囲の無理解に苦しんでいるのか，誤食防止の方法に悩んでいるのか，"食べられる範囲"まで食べることが困難なのかなど，困りごとはさまざまである．それぞれの患者の状況をよく傾聴したうえで把握し，QOLの向上につながるように患者のライフステージに合わせて支援を行う（96～100頁参照）．患者が診療について医師に相談できずに悩んでいるような場合は，栄養士が悩みの内容を聞き取り，医師に伝えて指示を仰ぎ，患者が安心できるように対応する．

（2）栄養食事指導料

食物アレルギーの栄養食事指導料については，外来および入院ともに16歳未満の患者に対して，対面で行った場合は初回月260点（2回目以降200点），情報通信機器等を用いた場合は初回月235点（2回目以降180点）の診療報酬が得られる[3]．情報通信機器等による指導の実施に当たっては，患者の個人情報を情報通信機器等の画面上で取り扱う場合には患者の同意を得ること，厚生労働省の定める「医療情報システムの安全管理に関するガイドライン」等に対応していることなどが求められる．

3）集団給食におけるリスク管理

保育所，学校，高齢者施設・病院などでの集団生活においては，食物アレルギーがあっても給食を提供することが基本となるが，集団給食のアレルギー対応ではリスク管理が重要である．

（1）保育所・学校

保育所および学校でのアレルギー対応については，それぞれ厚生労働省，文部科学省からガイドライン，指針が発行されているため，まずはこの内容を理解されたい．保育所，学校では，安全性の確

保のために，生活管理指導表（医師の診断書）に基づいたアレルギー対応をすること，患者個人の食べられる範囲に合わせることなく原因食物を「提供するかしないか」の二者択一の対応（完全除去対応）をすること，を原則としている．（113頁「生活管理指導表（診断書）の考え方」，120頁「保育所・認定こども園」，134頁「学校・幼稚園」参照）

(2) 高齢者施設・病院など

保育所，学校以外の集団給食施設におけるアレルギー対応については，ガイドラインなどが存在しないが，安全性の確保のためには，保育所や学校におけるガイドラインに記載されている基本的な考え方を参考にすることが望ましい．しかし，高齢者施設の入居者や病院の入院患者には，適切な食物アレルギーの診断を受けることができていない患者が少なからず存在している．そのような場合には，栄養士が患者から食物の摂取歴や摂取状況を聞き取ったうえで，可能であれば主治医などに相談のうえで個別に給食対応について検討せざるを得ない．なお，病院において非常に重症な食物アレルギー患者が入院する場合には，微量に原因食物を含む調味料なども除去が必要となることがある．

また，保育所や学校の対応と同様に，食物アレルギー対応専用スペース，専用調理器具，専用食器保管庫，専用調理員などを確保することが望ましい．これには予算確保が必要となるため，栄養士が施設の責任者へ交渉することも必要となる（160頁「医療機関」参照）．

2 …… 生活管理指導表（診断書）の考え方

1） 生活管理指導表の意義

かつて保育所や学校における食物アレルギー対応には，必ずしも診断書類は必要がなかった．あっても医師署名や捺印を必要としなかったり，書式が適切ではなかったりする場合がほとんどであった．こうした状況下では"ニセ食物アレルギー患者"がいま以上にたくさんおり，その結果，現場の給食や保育などの業務が増えるばかりではなく，誤食事故の温床となり，実際に事故に直結していた．

これらを解決するために，学校生活管理指導表が文部科学省から 2008 年に公表され，追って保育所におけるアレルギー疾患生活管理指導表が厚生労働省から公表された．保育所向けは学校生活管理指導表を手本に作成されたため，書式が酷似している．これは保学連携に好都合であり，かつ普及促進の根拠の 1 つでもある．

　学校生活管理指導表は 2014 年の学校給食における死亡事故を転機に，文部科学省がその運用を必須とするとの方針変更を打ち出した．その結果，学校では急速に生活管理指導表が普及した．厚生労働省も，保育所におけるアレルギー対応において生活管理指導表を必須とする方針を，改定された保育指針（2017 年）およびガイドライン（2019 年）で示している．

　さらに 2022 年からは，生活管理指導表の食物アレルギー・アナフィラキシーの箇所の記載は，保険診療で行えるようになった．多くの自治体で子どもへの医療給付制度があるため，生活管理指導表の提出に保護者の金銭的負担がなくなった．

2）生活管理指導表以外の書類の問題点

　学校や保育所等において生活管理指導表の運用が必須となったいまでも，それ以外の書類を運用している施設が少なくない．生活管理指導表以外の書類を使用した場合は，診断書扱いとなり保護者に金銭的負担を強いることになる．また書類自体によく問題点が見受けられる．

（1）検査結果を書かせる

　検査結果は診断の目安であり根拠にはならない．このため生活管理指導表には，検査結果を書く欄がない．学校や保育の現場が“検査結果だけ”知ることは，いらぬ不安や逆に油断の原因になりかねないので避けるべきである．

（2）食べられる範囲（除去する範囲）を書かせる

　そもそも集団給食対応は提供するかしないかの二者択一が文部科学省，厚生労働省両省から推奨されており，食べられる範囲（除去する範囲）は給食対応するうえでは必要ないはずである．とくに鶏卵は加熱の影響を強く受けるため，単に調理形態や量だけ知って対応することは事故リスクにつながる．医師の忙しい診療状況下で詳細な情報を求めることは，間違いのリスクもはらむ．摂取状況を知ること自体は否定しないが，面談で保護者から直接聴取するのが確実である．

　そして，「誘発しうる症状を書かせる」場合，既往でアナフィラキシーの有無を知ることは患者の重症度を把握するうえで有用であるが，今後起こしうる症状を予見することは誰もできない．

　生活管理指導表を運用していない保育所や学校の栄養士は，施設で使用できるように現行の書類の問題点と生活管理指導表の利点を現場の声として管理者に届けるのも業務の 1 つである．適切な現場対応を行ううえで，適切な患者情報を医師から得ることは，対応の第一歩である．

3）生活管理指導表の詳細

　学校生活管理指導表（以下，学校版）は 2008 年，保育所におけるアレルギー疾患生活管理指導表（以下，保育所版）は 2011 年に，それぞれ初版が公表され，いずれも 2019 年に改訂されている（図1，2）．ときに旧版を引き続き使用している施設が見受けられるので，改訂版に更新されていることを確認するとよい．本稿では，生活管理指導表に沿って項目ごとに解説していく．

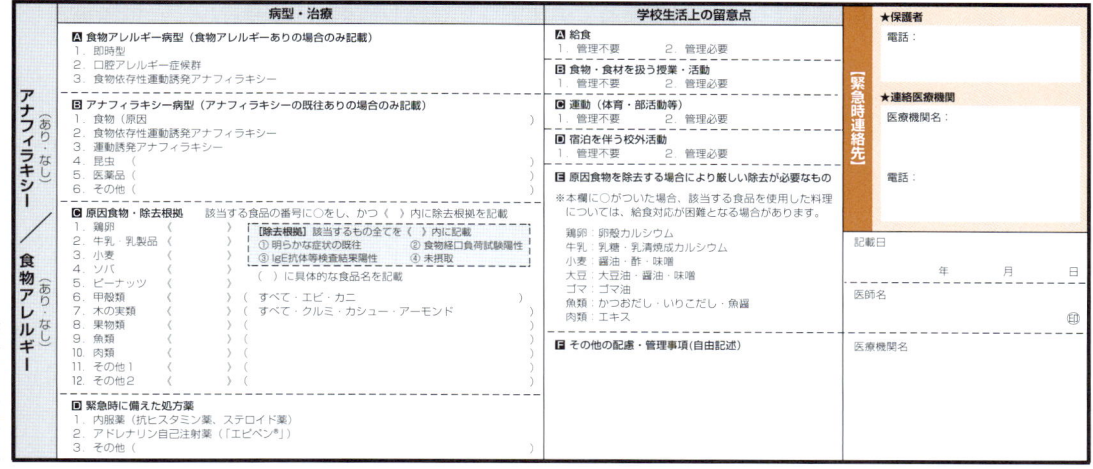

図 1　学校生活管理指導表（アレルギー疾患用）

（公益財団法人日本学校保健会ホームページ．学校のアレルギー疾患に対する取り組みガイドライン（令和元年度改訂）：https://www.gakkohoken.jp/book/ebook/ebook_R010060/R010060.pdf より一部改変）

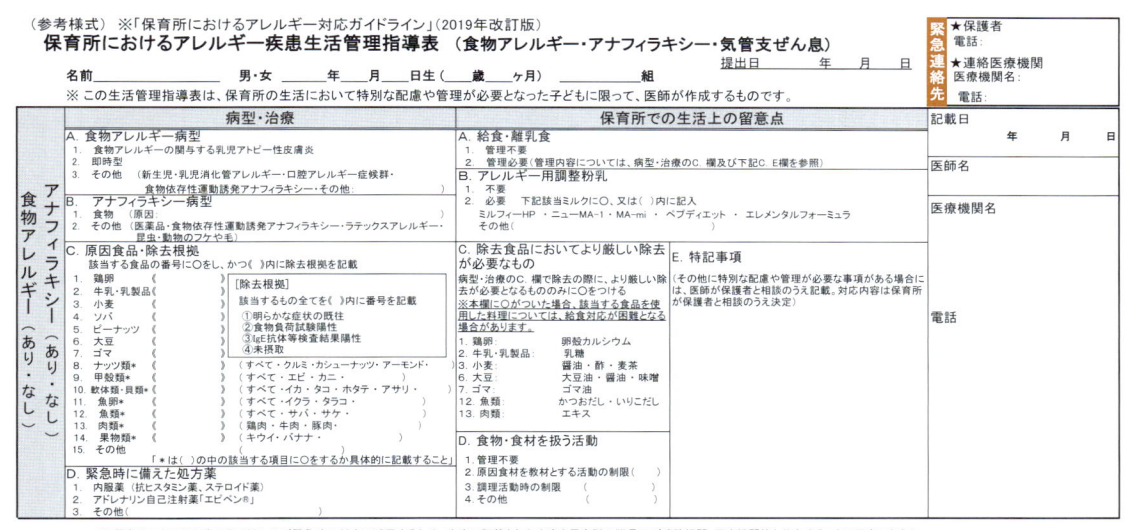

図 2　保育所におけるアレルギー疾患生活管理指導表

（厚生労働省ホームページ．保育所におけるアレルギー対応ガイドライン（2019 年改訂版）：https://www.cfa.go.jp/assets/contents/node/basic_page/field_ref_resources/e4b817c9-5282-4ccc-b0d5-ce15d7b5018c/fb19f15a/20231016_policies_hoiku_37.pdf より一部改変）

（1）「病型・治療」欄

①「A．食物アレルギー病型」

　食物アレルギーには病型が数種類あり，患者の病型を記入する欄である．学校版と保育所版で共通項目であるが，病型によって好発年齢が異なるので，記入のための選択肢が一部異なる．

保育所版にあって学校版にない病型，すなわち乳幼児期に多い病型は，食物アレルギーの関与する乳児アトピー性皮膚炎，新生児・乳児食物蛋白誘発胃腸症（新生児・乳児消化管アレルギー）である．口腔アレルギー症候群と食物依存性運動誘発アナフィラキシーの項目は保育所版にもあるが，ほとんどチェックは入らないだろう．

　施設側は病型を把握することで，アナフィラキシーリスクを予見したり，管理上の注意点を事前に知ったりすることができる．アナフィラキシーリスクは即時型および食物依存性運動誘発アナフィラキシーに高く，口腔アレルギー症候群および食物アレルギーの関与する乳児アトピー性皮膚炎，新生児・乳児消化管アレルギーには低い．

②「B. アナフィラキシー病型」

　アナフィラキシーの既往があった場合，その原因に関して記入される．学校版と保育所版でほぼ共通した項目があがっている．小児のアナフィラキシーの原因のほとんどは食物であるが，それ以外に食物依存性運動誘発アナフィラキシーのように食物に運動が関与したり，運動のみ，ハチ毒のような昆虫，医薬品なども原因になったりする．施設側はアナフィラキシーの原因を知ることで，重点的な対策を行うべき物質を把握して対案を検討することができる．

③「C. 原因食物・除去根拠」

　学校版と保育所版で共通項目であるが，内容が一部異なる．医師は除去する必要があると考える食物に○印をつけ，〈　〉内に除去根拠を番号で記入する．また果物類や魚類などは，除去する特定の果物や魚を（　）内に記入する．

　生活管理指導表の特徴は，不必要な除去を減らすために除去根拠を明らかにしたことである．医師は原因食物ごとに，「①明らかな症状の既往」，「②食物経口負荷試験陽性」，「③IgE抗体等検査結果陽性」，「④未摂取」を選択する．これにより，学校や保育所は原因食物の診断の確からしさを判断することができる．また医師向けには，除去根拠の記入により的確な診断を意識してもらうという意図がある．

　診断の確からしさは② ＞ ① ＞ ③，④の順が一般的である．①は保護者の申告によって判断されている場合もあり，②の根拠に劣る．明らかな症状の既往の詳細は，面談で保護者に確認して評価する必要がある．しかし，②にしても①にしても，鶏卵，牛乳，小麦，大豆アレルギーは時間の経過とともに自然耐性化の傾向があるため，当該エピソードから1年以上過ぎている場合は，必ずしもその診断の確からしさは高くなくなる．④に関しては誤解されている場合がある．「未摂取」とは，単に食べたことがないだけではなく，食べると症状が誘発されるリスクが高いと医師に判断された食物が本来記載される．

　以上のことから，除去品目数が多い割に除去根拠が③や④ばかりの場合には診断の確からしさに疑義があり，その事実と根拠を保護者に助言したり，主治医に問い合わせたりするとよい．

④「D. 緊急時に備えた処方薬」

　学校版と保育所版で共通項目であり，内容も同じである．保育所でも学校でも緊急時の対応は共通しており，施設に持参する薬剤の種類も共通している．施設側は持参する薬剤を把握し，保護者と面談のときに使用タイミングや使用方法に関して十分に打ち合わせを行う．とくにエピペン®を運用する場合はスタッフへの周知と運用方法の習熟に努めることが求められる．

（2）学校／保育所での「生活上の留意点」欄

①「A. 給食」または「A. 給食・離乳食」

　学校版と保育所版で共通項目である．この項目に関して，「食物アレルギーがあるのに管理不要とはどういう場合を想定しているのか？」という質問をよく聞く．これは学校生活管理指導表の作成を議論していた 2007 年頃の食物アレルギーの診療状況が反映されている．当時は完全除去が一般的で，少しずつ食べることはかなり先鋭的な考え方の時代であった．また食物経口負荷試験が保険診療として認められて 2 年目の頃であり，血液検査や皮膚テストの結果をもって診断されることが日常であった．このため，いまよりも適切ではない除去指導が横行しており，食物アレルギーと診断されているのに，給食は食べるという状況が日常的にあった．こうした背景があったため，食物アレルギーがあるのに"管理不要"という選択肢がある．

　また現在であっても，果物アレルギーがあるが給食では単体でしか出ない場合，給食で提供されても児が自ら食べない判断ができるような場合，食物アレルギーはあるが管理不要という選択もありえる．こうした場合，そもそも生活管理指導表を提出しないという考え方もできる．しかし，施設側には給食だけでなく，校外教育やイベント時などの対応を求めなければならない場合もある．生活管理指導表の対応範囲は，子どもたちの施設における生活全般に対する指導表という理解が必要である．

②「B. アレルギー用調製粉乳」

　保育所版のみの項目である．牛乳アレルギーで保育所において哺乳が必要な場合に記述が求められる．牛乳アレルギーがあっても記述がない場合には，保護者や主治医に確認する必要がある．牛乳アレルギー患者はカルシウムの摂取不足が指摘されており，日常的な食生活においてこれを補っていく必要がある．カルシウム不足を効率的に補う方法の 1 つとしてアレルギー用調製粉乳がある．「1. 不要」にチェックがあったとしても，保護者にカルシウムの摂取状況を聞いて，アレルギー用調製粉乳を含めた適切な代替方法を助言するとよい．

　代替ミルクの使用開始の判断は医師によることが原則である．アレルギー用調製粉乳（アレルギー用ミルク）の種類と特徴は，本書別項に譲る（65 〜 66 頁参照）．それぞれの特徴を把握して，選択助言することは栄養士として当然のことである．

③「B. 食物・食材を扱う授業・活動」（保育所版は項目 D）

　学校版と保育所版で共通項目であるが，内容が一部異なる．食物アレルギーは原因食物を食べるときにだけ発症するものではない．触れたり，吸い込んだりすることでも症状は誘発しうる．しかし一般的に多くの食物アレルギー児は触れたり，吸い込んだりしただけでは重症症状を誘発することはない．このため児が楽しい保育所・学校生活を過ごすことを考えた場合，過剰に触れる・吸い込むことに対応しない．ただし重症児の一部には，食べること以外の管理を主治医から求められる場合がある．このときは，給食時間以外の授業および活動（調理実習，そばアレルギー患者のそば打ち体験，小麦アレルギー患者の小麦粘土使用，パン工場見学，牛乳アレルギー患者の牛乳パック洗浄など）における配慮が求められる．

④「C. 運動（体育・部活動等）」

　学校版のみの項目である．食物依存性運動誘発アナフィラキシーや運動誘発アナフィラキシーは運動制限の必要性が生じる．一般的には運動強度が高いほど症状が誘発されやすい傾向があり，どの程度の制限が必要なのか，主治医の指示に基づき保護者とよく相談して決定する．

原因食物	除去する必要のない調味料・だし・添加物等
鶏卵	卵殻カルシウム
牛乳	乳糖・乳清焼成カルシウム
小麦	しょうゆ・酢・みそ
大豆	大豆油・しょうゆ・みそ
ゴマ	ゴマ油
魚類	かつおだし・いりこだし・魚しょう
肉類	エキス

名称：肉だんご
原材料名：豚肉，ゼラチン，食塩，砂糖，しょうゆ（小麦を含む），香辛料（小麦を含む），酵母エキス，調味料（アミノ酸，核酸）

【小麦の例】
このような表示であれば，特に医師の指示がない限り，基本的に除去する必要はありません．

図 3　除去する必要のない調味料・だし・添加物等
（文部科学省．学校給食における食物アレルギー対応指針（2015 年）：https://www.mext.go.jp/component/a_menu/education/detail/__icsFiles/afieldfile/2015/03/26/1355518_1.pdf；p.19 より）

⑤「D. 宿泊を伴う校外活動」

学校版のみの項目である．しかし保育所においても宿泊保育がある場合もあり，この場合は学校と同様に事前に十分な準備を行う．宿泊所における食事の管理をはじめとして，校外活動の内容（医療過疎地での活動，海外研修など）によって準備および管理が異なる．中高生になると旅行地でグループ行動として自由散策をさせることがあり，この場合，児童生徒たちだけで外食する機会もありうる．またホームステイの場合はホストファミリーとの十分な調整，海外であればさらにその準備には十分な期間と慎重さと緻密さが求められる．

緊急時対応の確認も事前に十分に行う．目的地の医療事情を把握するのは当然のこと，重症児の場合は搬送病院や地域消防機関との調整を行う必要がある．

⑥「E. 原因食物を除去する場合により厳しい除去が必要なもの」（保育所版は項目 C）

学校版と保育所版で共通項目であるが，内容が一部異なる．食物アレルギーにも重篤度に違いがあり，極微量で症状が誘発される重症児もいれば，加工食品などある程度は摂取しても症状が誘発されない軽症児もいる．重症児のなかには，鶏卵 1/1,000 個や牛乳 0.01 mL，落花生 1/100 粒で症状が誘発される児もいるので，細心の注意と対応が求められるのは言うまでもない．しかし，こうしたきわめて重症な児はまれである．

このような背景があるなかで，きわめて重症でない限りは除去する必要がない調味料・だし・添加物等が一覧にまとめられている（図 3）．生活管理指導表では，あえて除去する必要がある場合に当該食品に〇印をつけるようになっている．すなわち通常はこれらの項目には〇印がつかないはずなので，もしチェックが入った場合，保護者に改めて除去の必要性を確認するとよい．それでも除去の必要があると判断される場合，当該児は当該食物に対するきわめて重症なアレルギーがあると考えて厳密な管理が必要となる．この厳密な管理は，家庭で保護者が行うぶんには実施可能かもしれないが，集団調理の給食においては，対応が困難であるばかりか，誤食の原因になりかねない．このため，当該児は給食対応せず弁当対応とすることが推奨されている．

⑦「F. その他の配慮・管理事項」（保育所版は項目 E）

さまざまなことが医師によって記述される．生活管理指導表は医療機関と学校や保育所とのコミュニケーションツールとしての役割を担うもので，施設における問題や課題に対する回答や医療機関から施設への注意喚起やメッセージなどが書かれる．たとえば"本児は鶏卵の経口免疫療法中です"や

"調理実習のときは手袋をさせてください"，"キウイフルーツも除去が必要ですが自分で食べないようにするので，給食での対応は必要ありません"，"エピペン ® は誤食を確認した時点ですみやかに使用してください" などである.

(3)「緊急連絡先」欄

学校版と保育所版で共通項目である．よくある誤解として，すべての患者が書かなければいけないと思って，保護者が勝手に緊急連絡先として地域の中核医療機関や近所のクリニックを書いてしまう場合がある.

そもそも本欄は緊急事態（アナフィラキシーショックなど）が発生したとき，搬送に手間取らないために，事前に搬送先を決めておくことを目的としている．このため口腔アレルギー症候群症例や即時型でも除去解除が間近な状況の場合など，緊急事態の発生リスクは低いと予見できる場合は，必ずしも緊急連絡先を書く必要はない．また緊急連絡先の医療機関名を保護者が勝手に書いてはいけない．なお重篤症状の対応は，クリニックなどでは手に余る場合があり，可能であれば地域の中核医療機関を搬送先とするべきである．もし地域に相応しい中核医療機関がない場合は，クリニックなどの医療機関でも構わない.

(4) 保護者同意欄

学校版と保育所版で共通項目である．生活管理指導表が作成された当時，個人情報保護法が施行されて間もなかったため，いま以上に個人情報の取り扱いは混乱していた．その関係もあって生活管理指導表の欄外に記載内容の校内共有に関する同意文がある．無論，生活指導指導表の内容はスタッフ間で共有されなければ意味はなく，保護者には必ず同意する箇所に○印をつけ署名をしてもらう.

また生活管理指導表には医師の署名捺印が必要であり，これはすなわち診断書であり公文書となる．保護者が勝手に書いて提出してはいけない.

生活管理指導表の運用が学校でも保育所でも必須である点を改めて強調したい．学校栄養職員や栄養教諭，また保育所栄養職員は，もし自施設で生活管理指導表が運用されていなかった場合には，翌年度からの運用を始めるように準備をされたい.

また生活管理指導表の意図を理解し，書かれている内容を十分把握したうえで，保護者らと面談を行い，施設における安心・安全な食物アレルギー対応を円滑に進めていけるように努められたい.

完全除去？　部分除去？

昨今の食物アレルギー診断と治療，研究の進展により，鶏卵・牛乳・小麦アレルギーにおいては，その多くは少量の摂取が可能と診断されるようになり，原因食物を含むすべてのものを "完全に" 除去する時代ではなくなってきている．また，重症患者でも調味料などは摂取可能であることも多く，質的にも完全除去のとらえ方は難しくなってきた．かつて，完全除去に対して，部分除去という表現も使用されてきたが，医師の指示する摂取可能量までは食べられる，といった表現のほうが理解しやすいのではないだろうか.

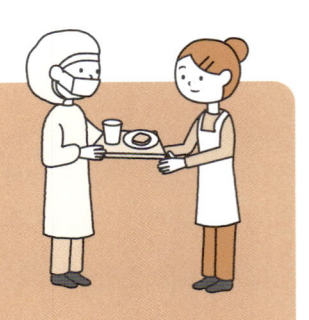

第2章
保育所・認定こども園

1 …… 対応の方針

［参考文献：182頁掲載］

1） 対応指針

　アレルギー疾患のなかでも，食物アレルギーは乳児での発症がもっとも多く，その後2歳までに食物アレルギー患者の8割が発症するといわれている．保育施設では，おおむね生後6か月から受け入れを開始することから，そうした低年齢の子どもが保育所の給食でアレルギーを発症することがないよう，とくに慎重に対応しなければならない．

　保育所では，すべての乳幼児に給食を提供することが前提であるが，保育所ごとに食物アレルギー対応が異なり，誤食事故が頻発している．このような現場での状況を受け，2011年に厚生労働省より「保育所におけるアレルギー対応ガイドライン」[1] が発行され，「保育所におけるアレルギー疾患生活管理指導表」（以後，「生活管理指導表」と略．113頁参照）の様式が公表された．「生活管理指導表」は，保育所での生活において特別な配慮や管理が必要と判断される場合に，医師が記載する必要がある．厚生労働省は保育所等におけるアレルギー対応は，「生活管理指導表」を用いて行うことを必須としている．

　しかし，「生活管理指導表」は対応の必要性が記述されるだけであり，具体的な対応方針は各市町村がそれぞれの実状に即した書式を「生活管理指導表」に加えて準備することがある．以下に，神戸市こども家庭局が作成した「神戸市教育・保育施設等におけるアレルギー対応の手引き（2020年2月改訂）」[2] をもとに，食物アレルギー児受入対応の全体的な流れについて述べ，保育所でのアレルギー食対応決定の具体的な方法について解説する．

2 …… 保育所・認定こども園等の受け入れの実際

1） 体制づくり

①アレルギー疾患をもつ子どもの把握

　入園面接時に聞き取った内容を「アレルギー対応実施計画書」（図1）に記載し，子どもの状況を把握する．

②保護者へ「生活管理指導表」の配布

　アレルギー疾患により保育所での配慮が必要な場合に配布する．

クラス名	名前	性別	生年月日
組		男・女	年　　月　　日

★面談での確認事項　（確認年月日　令和　　年　　月　　日　　　　　　　　　　）
　　　　　　　　　　（確認した職員　　　　　　　　　　　　　　　　　　　　　）
　　　　　　　　　　（保護者名　　　　　　　　　　　　　続柄　　　　　　　　）

【初回面接時の聞き取り内容】
◎アレルギーは，いつ頃から，何を，どのくらい食べ，どんな症状がでたか？

◎その症状は何回あったか，どんな対応をしたか，アナフィラキシー症状はあったか？

◎医師から言われた診断名とかかっている医療機関名

【生活管理指導表より転記する】
◎食物アレルギー病型
　　1．食物アレルギーの関与する乳児アトピー性皮膚炎
　　2．即時型食物アレルギー　　3．その他（　　　　　　　　　　　　　　　　　）
◎アナフィラキシー　有・無　原因（　　　　　　　　　　　　　　　　　　　　　）
◎アレルギー除去食物：鶏卵・牛乳，乳製品・小麦・ピーナッツ・そば
　　　　　　　　　　　　その他（　　　　　　　　　　　　　　　　　　　　　　）

【園における配慮と対応…関係職員で協議し決定する】

	配慮と対応
ミルク 離乳食	
食事	
おやつ	注意喚起表示のあるおやつは，提供可能か？（生活管理指導表【様式2-1】参照） 　　　　　　　　　　⇒　　提供可・注意喚起表示食品も除去
持参薬	
実施上の注意・他	

図1　アレルギー対応実施計画書（例）

③医師による「生活管理指導表」の記入

　主治医またはアレルギー専門医に「生活管理指導表」を記述してもらう．その際，保護者は未摂取食物を含む現在の食物除去状況および保育所の状況を医師に説明する．保護者は必要であれば，その他資料などを保育所に提出する．

④保護者との面談

　「生活管理指導表」をもとに，保育所での生活や食事の具体的な取り組みについて，施設長・嘱託医・保育士・看護師・栄養士・調理員などと保護者が協議して対応を決める．緊急時に備えた処方薬がある場合は，「緊急時個別対応票」（図2）を保護者同意のもとで作成する．

⑤保育所内職員による共通理解

　協議の結果を踏まえて，「アレルギー対応実施計画書」（図1）を完成させ，子どもの状況および保育所での対応（緊急時など）について職員が共通理解する．保育所内で定期的に取り組みにおける状況報告などを行う．

⑥「生活管理指導表」の見直し

　最低年1回の提出を基本とするが，除去食物によっては，乳幼児から早期に耐性を獲得する（治る）ことも多いため，定期的（6〜12か月ごと）に医療機関の受診をすすめ，「生活管理指導表」の見直し・提出を依頼する．

図2の表:

園児名				生年月日			年　　月　　日

（普段と異なる）特有の初期症状							

		薬名	処方日	有効期限	使用日	園での保管場所
★緊急時等に備えた処方薬 ※右表【　】内には商品名を記入のこと	1.	抗ヒスタミン薬【　　　　　】	・・ ・・	・・ ・・	・・ ・・	
		ステロイド薬【　　　　　】	・・ ・・	・・ ・・	・・ ・・	
	2.	エピペン	・・ ・・ ・・	・・ ・・ ・・	・・ ・・ ・・	
	3.	（常用処方薬）【　　　　　】	・・　〜服用開始 ・・　に服用終了	1日　　回 （食前・食後）		
	4.	【　　　　　】	・・	・・	・・	

主治医情報	病院名：　　　　　　　　　　医師名： 電話番号：　　　　　　　　　診察券番号：
保険証	保険証番号：　　　　　　　　　医療証番号：
自宅住所： 電話：	

保護者の緊急連絡（続柄）	①：氏名	②：氏名	③：氏名
① ② ③	勤務先： 住所： 電話： 携帯：	勤務先： 住所： 電話： 携帯：	勤務先： 住所： 電話： 携帯：

備考欄（エピペンを処方されている場合の主治医，保護者との検討結果）	年　　月　　日　作成
	年　　月　　日　継続・訂正
	年　　月　　日　継続・訂正
	年　　月　　日　継続・訂正
	年　　月　　日　継続・訂正
	年　　月　　日　継続・訂正

図2　緊急時個別対応票（例）

2）受け入れ決定後の流れ

①入園時面談

　対象児の生育歴からアレルギー症状などを把握し，アレルギーについて保育所での配慮が必要な場合は，「生活管理指導表」を保護者に配布し，医師に必要事項を記載してもらったものを保育所に提出してもらうよう説明する．児に食物アレルギーがあれば，「アレルギー対応実施計画書」（図1）に沿って，いつ・何を・どのくらい食べ，どんな症状が出たかを具体的に聞き，記述しておく．面談時に資料（図3）を渡し，給食・おやつの食物アレルギー対応，緊急時に備えた処方薬を預かる場合，緊急時の対応などについて今後の保育所の対応を，保護者に説明し確認する．

②未摂取食物への配慮事項

　実際の保育所での献立表をみてもらいながら，まだ摂取したことのない食品を確認する．

　とくに鶏卵・牛乳・小麦など主要なアレルゲンが未摂取で，すでに食物アレルギーが診断されている場合は主治医に食べ始め方や進め方を相談するよう促す．離乳期の場合は，月齢・発達に応じた進め方とする．母乳のみの子どもが入園する場合は，入園前の面接時に保育所で使用するミルクの種類を知らせ，入園までの期間（1か月程度），家庭で飲ませてくることを提案する．いずれの場合でも，

　園での食物アレルギーの給食対応は，誤食や誤飲による事故をおこさないことを最優先に考え，完全除去の対応としています．その他の対応については，以下のとおりですので，ご了承いただきますようお願いします．

1. 生活管理指導表の提出について
    (1) 給食での食物除去やアナフィラキシー対応など特別な対応が必要となる場合は，医師の診断と指導に基づく「生活管理指導表」を提出してください．
    (2) 生活管理指導表に基づかない対応や食品除去は，お受けできません．
    (3) アレルギー疾患による特別な対応・給食を継続している期間は，最低1年に1回，生活管理指導表の提出をお願いします．
2. 給食・おやつの食物アレルギー対応について
    (1) 園での完全除去とは…
        症状の程度にかかわらず，アレルギーの原因となる食物をすべて除去します．除去する食物は，医師の診断（生活管理指導表）に基づき決定します．

        鶏卵アレルギー
        園では，鶏卵と鶏卵が入った食品を除去します．
        鶏卵が入った食品の例：マヨネーズ，練り製品，ハムなどの食肉加工品，洋菓子，卵のつなぎ，卵を使った揚げ物の衣など

        牛乳・乳製品アレルギー
        園では，牛乳・乳製品，乳製品が入った食品を除去します．
        乳製品の例：ヨーグルト，チーズ，バター，生クリーム，はっ酵乳，乳酸菌飲料，練乳，アイスクリーム，粉ミルクなど
        乳製品が入った食品の例：パン，パン粉，洋菓子類など
        ※粉ミルクには，一般の粉ミルクとは別に，乳アレルギー用に加工されたアレルギー用ミルクや大豆乳などがあります．主治医に相談して適切なものを使用します．

        小麦アレルギー
        園では，小麦，小麦製品，小麦が入った食品を除去します．
        小麦：小麦粉（薄力粉，中力粉，強力粉），デュラムセモリナ小麦
        小麦製品の例：パン，うどん，麩，マカロニ，スパゲッティ，ぎょうざの皮など
        小麦が入った食品の例：洋菓子類，ルウなど小麦を使った調味料など

        その他のアレルギーについて
        基本的な対応は，上記の食物と同じです．アレルギーの原因になる食物そのものと，その食物から作られる製品とその食物の入った食品が除去の対象となります．
    (2) 完全除去によって不足する栄養素は，ご家庭の食事において補っていただくようお願いします．また，ご家庭からの代替物資（食材料）の持込は，ご遠慮いただいております．
    (3) 園で使用する食器，調理器具は，使用前までに，十分に洗浄しますが，基本的に他の児童と共通のものとなります．また，アレルギー対応食も通常の給食と同一施設（園内の調理室）で調理します．そのため，食器や調理器具の個人専用化が必要・調味料，だし，添加物，油脂類の除去が必要・原材料表示の欄外表記（注意喚起表示）の対応が必要とされるような重症の食物アレルギー児の場合は，給食対応ができず，お弁当の持参をお願いすることとなります．
    (4) 食物除去の解除は，保護者記載の書面申請【様式5】となります．解除の際は，ご提出をお願いします．
    (5) 毎月の献立表に除去する食品の印をつけてチェックし，期日までに担任の職員へお渡しください．
    (6) 子どもの健康状況を毎日把握し，状況に応じて担任に報告してください．体調不良の場合にはアレルギー症状をひき起こしやすいので注意が必要です．
3. 緊急時等に備えた処方薬をお預かりする場合について
    (1) お預かりする薬（エピペン®含む）は，アレルギー疾患を診察している主治医が処方した薬に限ります．
    (2) 薬（エピペン®含む）をお預かりする場合は，処方日，有効期限等について確認させていただきます．
    (3) 毎日，毎食服用する薬の場合は，1回分の服用量が一目でわかるように分割するなどし，お預けください．
    (4) 薬（エピペン®含む）の容器や袋に，お子さんの名前を書いてください．
    (5) エピペン®をお預かりする場合は，預かりを開始するまでに，主治医・保護者・園の三者間で，確認のため話合いをさせていただきますので，ご協力をお願いします．
4. 緊急時の対応について
    (1) 園では，お子さんの異変に気がついた場合，保護者の方へ連絡します．必ずどなたかに連絡が取れるようにお願いします．
    (2) 緊急時は，初期対応し，内服薬があれば服用させ，安静を保ち，厳重に経過観察をします．園では，症状が急変した（中等症以上の症状になった）場合は，救急車を要請し，連携病院（施設所在区外になることもあります）へ搬送します．
    (3) ただし，軽症レベルの発症であっても，「アナフィラキシーの既往がある」「誤食・誤飲・接触が明らかである」場合は，救急車を要請します．
    (4) エピペン®をお預かりしている場合は，必要時注射します．
5. その他（情報管理について）
    (1) 園における日常の取り組みおよび緊急時の対応に活用するため，生活管理指導表および緊急時個別対応票の内容等，お預かりした情報は，園の職員全員で共有させていただきます．

『園における食物アレルギー対応について』内容確認書

園側署名欄	保護者署名欄
上記の内容について説明いたしました． 　　　　　　　　　　　　　年　月　日 園　　　名 _____ 園長　署名 _____	上記の内容について説明を受け，その内容を理解し，園での対応に同意します． 　　　　　　　　　　　　　年　月　日 園 児 名 _____ 保護者署名 _____

図3　入園児面談資料（例）

嘔吐・下痢・皮疹などの症状がないか様子をみて，症状の出現がある場合は，その経過を記録し，主治医の診断を受けるように指導する．

③アレルギー対応方針決定のための協議

保育所での食物アレルギー疾患対応で大事なことは，職員が共通認識をもって組織的に対応することである．「アレルギー対応実施計画書」（図1）と「生活管理指導表」をもとに，食事提供対応が可能か？　可能ならどう取り組めばよいか？　保育所での生活で気をつける点はないか？　アレルギー症状が出現したときはどうすればよいか？　など，施設長・嘱託医・保育士・看護師・栄養士・調理員などと保護者が協議して具体的な対応を決める必要がある．完全除去食への対応が困難あるいは準備ができない場合は，弁当持参での対応をとらざるを得ない．メニュー内容で給食の利用ができる場合，一部弁当という対応も考慮できる．個々の原因食物の施設でのアレルギー対応食の経験も踏まえて，食事提供対応が可能か決定する．ただし，一時保育・預かりなど，受け入れ初日までに「生活管理指導表」提出が間に合わない場合などは，保護者より依頼のあった食物を完全除去した食事を提供する．このとき，完全除去による食事提供が困難な場合（たとえば，除去品目が多い，加工品の注意喚起表示など微量の原因食材の完全除去を希望されるなど）は，「生活管理指導表」提出までの期間は，弁当持参を依頼する．「生活管理指導表」が提出されれば，医師の指示内容を参考にし，保育所の方針に従い，給食提供方法について検討する．

④保護者とのアレルギー対応食の確認時の注意点

毎月の献立について，保護者へ食事の内容などの確認を依頼する．料理ごとの食材と原材料が提示された献立表を保護者に渡し，除去の必要な食材に印をつけたものを毎月末までに提出してもらい，保育所職員と保護者の双方で確認する．アレルギー対応を実施するときは，料理ごとに除去・代替・持参など，間違いがないように注意する．

神戸市における食物アレルギー児受入対応の全体的な流れと，具体的な方法について記述した．大事なのは，保育所職員が保育所での具体的な対応や取り組みを共通理解するとともに，保護者も含め保育所を取り巻く関係機関が連携しながら，組織的に取り組むことである．「保育所におけるアレルギー対応ガイドライン」[1] をもとに，各自治体が具体的な対応を考えるに当たり参考になれば幸いである．

3 ⋯⋯ 保育所・認定こども園等の給食管理

[参考文献：182頁掲載]

保育所・認定こども園等における給食は，発育・発達段階を考慮し，栄養面が確保されるだけでなく，子どもが給食を通して食にかかわる体験を積み重ね，食べることを楽しむ子どもの育ちを支援することが重要である．食物アレルギー対応は，給食を提供することを前提としたうえで，誤食や誤飲による事故を起こさないよう安全性を最優先に考え，医師の診断・指導に基づく生活管理指導表を用いた原因食物の完全除去を行うことを基本とする．

1）食事提供の特徴

①食数・提供方法

家庭的保育事業の少人数保育や，保育園・認定こども園では大規模の園もあるが学校に比べると1回当たりに提供する食数は少ない．一方で，夏休みなどがないため年間提供日数は多い．また，

1日に提供する回数（午前おやつ・昼食・午後おやつ・延長保育の補食）が多く，離乳食や子どもの咀嚼・嚥下機能の発達段階に応じてきざみ食といった形態もあり種類が多い.

提供方法は，調理室内で盛り付ける，ランチルームにて子どもの目の前で盛り付ける，食缶でクラスへ運んで盛り付けるなど方法もさまざまである.

②設　備

調理室は中・小規模で衛生区分も十分でないことが多い. アレルギー対応のための区画を確保することは難しい. とくに，家庭的保育事業では，器具やコンロなどが少ないため，調理作業や器具の保管などの工夫が必要である.

③園　児

乳幼児は発育・発達が著しく，栄養素が不足しないように栄養管理が重要である. 対象が0〜6歳児であり，とくに低年齢児はアレルギーや除去について理解できない. このため，誤食事故防止のために，周囲の管理者の配慮や監視，環境整備が必須である. 一時保育など常時は通っていない園児の対応も必要である. 園児の対応には，家庭での食物摂取歴，発症歴，アナフィラキシーの既往など保護者からの情報が大切である. 発症時の症状の出方や，家庭における除去の状況など，常に聞き取りをしておくことが重要である.

④職　員

開園日が多く，保育時間も長いことから，1日のうちでも職員の交代があり，担任がいない日もある. 複数の職員がアレルギー対応にかかわるため，全職員がアレルギー児の情報を共有し，引き継ぎを徹底しておく必要がある.

2）給食対応の実際

①除去食

普通食の献立から調理の過程で原因食物（アレルゲン）を除く. ただし，献立そのものが提供できない場合（卵アレルギー児の「オムレツ」，魚アレルギー児の「煮魚」の場合など）は，他の献立を増量して提供する方法がある. 食品を除去することにより栄養素が著しく不足する場合には，代替食を提供する.

②代替食

栄養量で代わりとなるもの，調理工程上無理のないものを選ぶ. 代替食と普通食の見た目を同じにすると誤配膳のリスクがあり，子どもが本来食べてはいけないものを「食べられる」と認識してしまう恐れもあるため，見た目を変える，盛り付けを変えるなど工夫する.

③弁当対応

保育所・認定こども園等では給食を提供することが原則であり，食物アレルギーを理由に安易に弁当対応とするべきではない. ただし，場所や器具の区分には限界があり，普通食と同じ調理室での作成はコンタミネーションを避けられない環境であることが多い. そのため，調味料・だし・添加物・油脂類の個別対応（別調理）が必要な場合や食器・器具類の共用（洗浄・保管）ができない重症児については，家庭からの弁当持参を依頼することが適切である.

3）給食対応の工夫と注意

保育所・認定こども園等の特徴からも，複雑な対応を行うことは誤食事故発生リスクを高めるため，提供するかしないか二者択一の対応を基本とする.

（1）献立（表1）

①アレルゲンの少ない，除去や代替対応がしやすい献立

主要原因食物である鶏卵，牛乳，小麦を除去しやすい献立とする．また，見た目でわかりやすいよう違いをつける．主要原因食物は，複数の料理に入れない組み合わせにすることで1食当たりの除去対応を減らすことができる．また，アレルギー対応食の作成を1種類とするのも，事故防止のための工夫となる．

- a. 鶏卵：つなぎなどには使用せず，ゆで卵にしてトッピングにする，卵とじや汁物の最後に入れるといった調理方法とする．
- b. 牛乳：調理に使用する献立を減らし，そのままで飲む，ヨーグルト等を提供する．
- c. 小麦：衣に使用するときは，元の献立をかたくり粉や米粉にする．小麦不使用の米粉パンを利用するときは，形の違うものを選ぶ．

②新たな発症を避ける

そば・ピーナッツや最近増加しているくるみ・カシューナッツは使用禁止とし，幼児期以降に新規に発症する傾向のあるキウイフルーツ・バナナなどは注意を要する食品とする．給食には利用しないことも予防策の1つとなる．

②園ではじめて食べることを避ける

園児がはじめて食べる食物でアレルギー反応が起きるかは予測できないため，家庭において園で提供する量程度，もしくはそれ以上の量を食べてから何ら症状が誘発されないことを確認することが理想的である．保護者に園の献立を提供し，これまで食べたことのない（未摂取）食物をチェックしてもらい，園での新規発症を未然に防ぐ．

④新年度や土曜日の献立を工夫する

4月は新入園児，職員の異動や担当替えなどがあるため，アレルギー児の対応状況について職員全員に周知する必要がある．また，土曜日や延長保育の補食など人員体制が異なるときは，主要原因食物を使用しない献立にするなどの工夫も有効である．

災害時備蓄も，主要原因食品を使用していないものを準備する．

（2）加工食品の確認

加工食品を使用する際は，原材料表示を毎回確認する．包装がなく，表示がないものは納入業者に対して報告を求める．同じ製品でも，原材料が変更される場合があるので毎回確認することが必須である．魚肉練り製品やハムなどの肉加工品は，鶏卵不使用の製品を指定して使用するとアレルギー対応を減らすことができる．表示の見方について，関係職員の理解を深め，繰り返し研修を実施する．

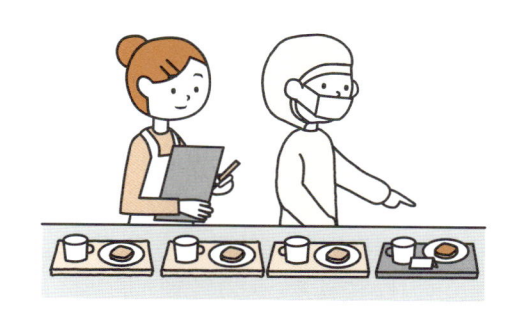

表1　1週間のアレルギー対応食献立例
（鶏卵・牛乳・小麦アレルギー対応，ただし，乳糖・みそ・しょうゆ除去が必要なしの場合）

（単位：g）

	月曜日	3歳以上	3歳未満	アレルギー対応
朝間食	＊牛乳			→お茶
	普通牛乳		70	乳除去
	＊菓子			
	せんべい		5	
昼食	＊ごはん			
	米	50	35	
	＊鶏肉のごま焼き			
	鶏もも肉	50	40	
	白ごま	1	0.8	
	本みりん	1	0.8	
	こいくちしょうゆ	1	0.8	
	＊大根とちくわの煮物			⇒だいこんの煮物
	だいこん	20	16	
	にんじん	9	7	
	ちくわ	5	4	卵・小麦／除去
	上白糖	1	0.8	
	こいくちしょうゆ	1	0.8	
	＊きゅうりの酢の物			
	きゅうり	12	9	
	ほうれんそう	13	10	
	ホールコーン	5	4	
	米酢	1	0.8	
	上白糖	0.5	0.4	
	うすくちしょうゆ	1	0.8	
	＊さつまいもみそ汁			
	さつまいも	15	12	
	油揚げ	2	1.6	
	カットわかめ	0.2	0.16	
	たまねぎ	10	8	
	だし（鰹・昆布）	100	80	
	みそ	5	4	
	＊フルーツ			
	オレンジ	30	24	
昼間食	＊牛乳			→お茶
	普通牛乳	160	70	乳除去
	＊菓子			
	菓子	20	16	卵・乳・小麦／除去

（単位：g）

	火曜日	3歳以上	3歳未満	アレルギー対応
朝間食	＊牛乳			→お茶
	普通牛乳		70	乳除去
	＊菓子			⇒せんべい
	ビスケット		5	卵・乳・小麦／除去
昼食	＊ごはん			
	米	50	35	
	＊さばの甘酢あん			
	さば	40	32	
	かたくり粉	3	2.4	
	キャノーラ油	2	1.6	
	上白糖	2	1.6	
	米酢	2	1.6	
	トマトケチャップ	2	1.6	
	うすくちしょうゆ	1	0.8	
	かたくり粉	0.5	0.4	
	＊小松菜のり和え			
	小松菜	14	11	
	ブロッコリー	15	12	
	にんじん	9	7	
	こいくちしょうゆ	0.8	0.6	
	上白糖	0.5	0.4	
	きざみのり	0.2	0.16	
	＊きんぴらごぼう			
	ささがきごぼう	12	9	
	れんこん	10	8	
	つきこんにゃく	8	6	
	ほしひじき	0.3	0.2	
	ごま油	0.5	0.4	
	こいくちしょうゆ	1	0.8	
	上白糖	1	0.8	
	＊中華スープ			
	チンゲンサイ	9	7	
	もやし	10	8	
	たまねぎ	10	8	
	カットわかめ	0.5	0.4	
	だし・顆粒ガラスープ	1	0.8	
	うすくちしょうゆ	1.5	1.2	
	＊フルーツ			
	バナナ	30	24	
昼間食	＊牛乳			→お茶
	普通牛乳	160	70	乳除去
	＊カトルカール			⇒米粉蒸しパン
	薄力粉	8	6.4	卵・乳・小麦／除去
	卵	9	7.2	
	グラニュー糖	8	6.4	
	バター	8	6.4	
	ベーキングパウダー	0.3	0.2	

> 衣にはかたくり粉や米粉を使用.

> 見た目で区別がつくように米粉蒸しパンに.

表1　1週間のアレルギー対応食献立例（続き）

（単位：g）

	水曜日	3歳以上	3歳未満	アレルギー対応
朝間食	*牛乳			→お茶
	普通牛乳		70	乳除去
	*菓子			
	せんべい		5	
昼食	*ごはん			
	米	50	35	
	*肉じゃがカレー風味			
	豚もも肉	20	16	
	じゃがいも	16	13	
	にんじん	9	7	
	たまねぎ	10	8	
	いんげん	2	1.6	
	上白糖	1	0.8	
	こいくちしょうゆ	2	1.6	
	カレー粉	0.15	0.12	
	キャノーラ油	0.2	0.16	
	*スパゲティサラダ			⇒野菜サラダ
	スパゲティ	5	4	小麦／除去
	パプリカ赤	5	4	
	きゅうり	6	4.8	
	キャベツ	7	5.6	
	マヨドレ	3	2.4	
	塩	0.05	0.04	
	*ツナとわかめの卵焼き			⇒ツナとわかめの炒め物
	卵	23	18	卵／除去
	ツナ（油漬）	5	4	
	カットわかめ	0.2	0.16	
	塩	0.05	0.04	
	うすくちしょうゆ	0.5	0.4	
	*なすのみそ汁			
	なす	11	9	
	厚揚げ	10	8	
	白ねぎ	5	4	
	えのきたけ	6	5	
	だし	100	80	
	みそ	5	4	
	*フルーツ			
	梨	30	24	
昼間食	*牛乳			→お茶
	普通牛乳	160	70	乳除去
	*おはぎ			
	米	15	12	
	もち米	10	8	
	こしあん	10	8	
	きな粉	4	3	
	上白糖	4	3	

（単位：g）

	木曜日	3歳以上	3歳未満	アレルギー対応
朝間食	*牛乳			→お茶
	普通牛乳		70	乳除去
	*菓子			⇒せんべい
	ビスケット		5	卵・乳・小麦／除去
昼食	*ごはん			
	米	50	35	
	*のし鶏			
	鶏ひき肉（むね）	30	24	
	にんじん	11	9	
	たまねぎ	10	8	
	白みそ	1.5	1.2	
	うすくちしょうゆ	1	0.8	
	本みりん	1	0.8	
	おろししょうが	0.3	0.2	
	かたくり粉	3	2.4	
	あおのり	0.02	0.01	
	白ごま	1	0.8	
	*もやしおかか和え			
	きゅうり	8	6.4	
	もやし	10	8	
	はくさい	13	10	
	パプリカ赤	5	4	
	かつお節	0.4	0.3	
	こいくちしょうゆ	0.8	0.6	
	上白糖	0.2	0.16	
	*かぼちゃのきつね煮			卵はつなぎには使用せず，汁の最後に入れるなど見えるように．
	かぼちゃ	30	24	
	油揚げ	3	2	
	こいくちしょうゆ	1	0.8	
	上白糖	1	0.8	
	*だいこんと卵のすまし汁			⇒だいこんときのこのすまし汁
	だいこん	12	10	
	生しいたけ	6	5	
	青ねぎ	2	1.6	
	卵	12	10	卵／除去
	だし（鰹・昆布）	100	80	
	うすくちしょうゆ	1	0.8	
	塩	0.1	0.08	
	*フルーツ			
	オレンジ	30	24	
昼間食	*牛乳			→お茶
	普通牛乳	160	70	乳除去
	*スイートポテト			⇒ゆでさつまいも
	さつまいも	50	40	
	上白糖	5	4	
	バター	4	3.2	乳／除去
	牛乳	5	4	

表1 1週間のアレルギー対応食献立例（続き）

（単位：g）

	金曜日	3歳以上	3歳未満	アレルギー対応
朝間食	＊牛乳			→お茶
	普通牛乳		70	乳除去
	＊菓子			
	せんべい		5	
昼食	＊ごはん			
	米	50	35	
	＊かれいのみそバター焼			⇒かれいみそ焼き
	かれい	40	32	
	みそ	2	1.6	
	本みりん	1	0.8	
	バター	1	0.8	乳／除去
	＊キャベツのごま和え			
	キャベツ	17	13	
	ほうれんそう	9	7	
	しめじ	8	6	
	白ごま	1	0.8	
	こいくちしょうゆ	1	0.8	
	上白糖	0.5	0.4	
	＊いり豆腐			⇒豚と野菜の炒り煮
	豚ひき肉	5	4	
	木綿豆腐	15	12	
	たまねぎ	11	9	
	にんじん	6	5	
	卵	6	5	卵／除去
	青ねぎ	2	1.6	
	こいくちしょうゆ	1	0.8	
	上白糖	1	0.8	
	＊白菜のすまし汁			
	はくさい	16	13	
	油揚げ	2	1.6	
	カットわかめ	0.2	0.16	
	だし（鰹・昆布）	100	80	
	うすくちしょうゆ	3	2	
	塩	0.3	0.24	
	本みりん	1.8	1.4	
	＊フルーツ			
	バナナ	30	24	
昼間食	＊牛乳			→お茶
	普通牛乳	160	70	乳除去
	＊ゆでとうもろこし			
	とうもろこし	60	48	
	塩	0.2	0.16	

（単位：g）

	土曜日	3歳以上	3歳未満	アレルギー対応
朝間食	＊牛乳			→お茶
	普通牛乳		70	乳除去
	＊菓子			
	せんべい		5	
昼食	＊ごはん			
	米	50	35	
	＊牛丼			
	牛もも肉	40	32	
	たまねぎ	21	17	
	上白糖	2	1.6	
	こいくちしょうゆ	2	1.6	
	＊ほうれんそうソテー			
	ほうれんそう	17	13	
	ホールコーン	5	4	
	キャノーラ油	0.5	0.4	
	塩	0.1	0.08	
	＊さつまいものサラダ			
	さつまいも	20	16	
	パプリカ赤	6	5	
	きゅうり	5	4	
	マヨドレ	3	2.4	
	＊豆腐のみそ汁			
	絹ごし豆腐	20	16	
	にんじん	9	7	
	えのきたけ	8	6.4	
	だし（鰹・昆布）	100	80	
	みそ	5	4	
	＊フルーツ			
	オレンジ	30	24	
昼間食	＊牛乳			→お茶
	普通牛乳	160	70	乳除去
	＊幼児菓子			
	菓子	20	16	卵・乳・小麦／除去

> 土曜日は職員数が少なく担任がいないなど体制が整っていないこともあるので，除去なしの献立に．

注）コンソメなどの調味料や市販菓子などの加工食品は商品により除去が必要な場合があります．

4) 調理・配膳体制とインシデント事例

(1) フローチャート

事前準備から配膳までのフローチャートを示す.

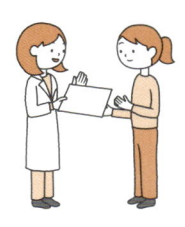

事　前

> 園の保育士，調理担当者で対象児の情報を確認し，除去や代替を検討してアレルギー対応食献立を作成する.

> 予定献立（原材料をすべて記入）に除去が必要な食材料に印をつけ，保護者へ確認を依頼する.

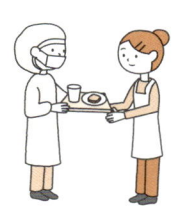

当　日

> 保育士がアレルギー児の出席状況を調理担当者に連絡.

> 調理担当者全員でアレルギー対応食の担当や作業工程を確認.

> 使用食材や加工食品の原材料を確認.

> アレルギー対応食は普通食より先に調理し，盛り付ける.
> 盛り付け後，指さし・声出し複数確認.

> 受け渡し時，保育士は食札や献立表，献立内容を照合する.
> 確認のサイン後，保育士は食事を受け取る.

> 保育室でアレルギー児の座席は一定にし，子どもの顔と名前，献立内容が合っているか確認してから一番に配膳.

> 食事中から片付けまで，食べ残しの拾い食べ等誤食がないよう担当保育士は注意する.

①情報共有の把握と連携

アレルギー児の情報・対応方法は，非常勤スタッフも含めて職員全員に周知を徹底しておく．施設に合わせた手順書を作成しておくとよい.

予定献立（原材料をすべて記入）に除去が必要な食材料に印をつけ，保護者へ確認を依頼する.

確認後提出された献立を担当保育士と調理担当者の双方で確認する.

当日は，アレルギー児の出席状況を調理担当者に連絡する．使用する食材と加工食品の原材料表示を確認する.

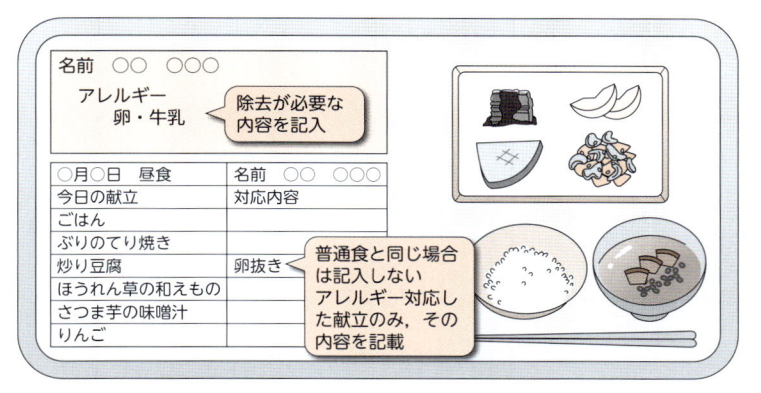

図4　アレルギー児用の食事（例）

内の文字：
名前　○○　○○○
アレルギー　卵・牛乳
除去が必要な内容を記入
○月○日　昼食
名前　○○　○○○
今日の献立　対応内容
ごはん
ぶりのてり焼き
炒り豆腐　卵抜き
ほうれん草の和えもの
さつま芋の味噌汁
りんご
普通食と同じ場合は記入しないアレルギー対応した献立のみ，その内容を記載

②調理室での調理・盛り付け

　原因食物が混入しないよう，アレルギー対応食を先に調理することを基本とする．アレルギー対応食に使用する食材は普通食に使用するものとは区分して保管し，作業工程や場所を工夫する．調理器具はよく洗い，消毒する．

　作業途中で除去食と普通食の区別がつくよう，アレルギー児用の食器やコップは色や柄，形の違うものとする．アレルギー児の食事はトレイ配膳とし，トレイに名前と除去内容を貼り付けておくか食札を置くなどする（図4）．

　アレルギー対応食担当は決めておくほうがよいが，作業上複数で調理する場合は，引き継ぎをしっかり行う．また，献立や材料の変更がある場合は担当者一人で行わず，複数の調理担当者で確認し，園長など責任者にも相談する．配膳する際にも変更内容を伝えるようにする．

③保育室やランチルームでの配膳

　調理室からの受け渡し時，調理担当者と保育士の双方はアレルギー対応食と除去内容を記入した献立表等を見ながら確認する（図5）．指さし・声出し確認をして思い違いや思い込みによる誤食事故がないよう注意する．

　普通食を保育室やランチルームで盛り付けする場合でも，ア

○月○日　昼食	名前　○○　○○○
今日の献立	対応内容
ごはん	米
肉じゃが	牛肉，じゃがいも，糸こんにゃく，にんじん，たまねぎ，さやいんげん，しょうゆ，砂糖，かつおぶし
ブロッコリーの胡麻和え	ブロッコリー，（ごま）しょうゆ
ひじき入り卵焼き	（卵），ひじき，にんじん，しょうゆ，砂糖，菜種油
豆腐とわかめのすまし汁	豆腐，わかめ，かつおだし，しょうゆ，塩
りんご	りんご→（みかん）

除去する食材に○をつける

代替の場合は，代わりの食材を記入

図5　食事メニューとアレルギー対応を記入した献立表（例）

レルギー対応食は調理室でトレイにのせたまま配膳する．アレルギー対応食は一番に配膳し，おかわりの際は除去が必要な子どもか，除去対応がある献立か確認する．食後は食べこぼしなどが残らないように清掃する．さらに，子ども本人がアレルギーについて理解が難しい発達状況であるときは，机を別にするなど検討する．

(2) インシデント事例

①いつもと違う状況で（事例1，2）

運動会などの行事や土曜日，延長保育などは要注意．アレルギー児も皆と同じ食事にするなどの工夫をするとよい．

> **事例1**
> 土曜日は0〜2歳児合同保育を実施．おやつを担当するパート職員には普段接しないアレルギー児の情報が伝わっていなかった．
>
> **◆対策**
> ・全職員（パート職員含む）にアレルギー対象児について周知する．
> ・対象児一覧表を作成する．

> **事例2**
> 普段は利用しない延長保育時，アレルギー児指定席で提供することになっていたが，他児と同じ席に座ってしまった．
>
> **◆対策**
> ・延長保育時の対応を全職員で確認する．
> ・座る位置は一定にし，置き間違いがないよう一番に配膳する．

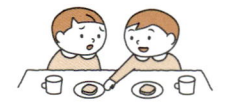

②調理の場面で（事例3，4）

調理前に材料の確認が必要．調理工程での交差接触や置き間違いがないよう複数人で確認する．

> **事例3**
> 普段は乳不使用のホットケーキミックスを使用していたが，発注時に乳除去指定をし忘れた．納品時と使用前に原材料の確認をしないまま使用した．
>
> **◆対策**
> ・発注時および納品時は，すべての加工食品の原材料表示を確認する．
> ・使用前にも複数の目で確認する．

> **事例4**
> アレルギー用にガラスープ（透明）をつくっていたが確認を怠り，アレルギー用食器に普通食のスープ（透明）を入れた．
>
> **◆対策**
> ・調理員は盛り付けや配膳時に複数人で声出し・指さし確認をする．
> ・アレルギー対応食は普通食と形や見た目が明らかに違うものにする．

③保育室で（事例5，6）

おかわりの際はルールを決めておく．子どもの年齢が低いほど誤食の可能性が高いので，食事終了から清掃が済むまで注意が必要である．

> **事例5**
> おやつ時，お茶を飲み終えた乳アレルギー児のコップにおかわりとして牛乳を入れてしまった．
>
> **◆対策**
> ・通常食とアレルギー対応食のコップの色や柄を変える．
> ・おかわり時アレルギーの有無を確認する．

> **事例6**
> おやつを食べ終えて遊んでいたアレルギー児が，時差で食べている他児のテーブルに行き，通常食のクッキーを食べてしまった．
>
> **◆対策**
> ・他児の食事が済むまで教室・ランチルームから離れるか，担当職員がつくようにしておく．

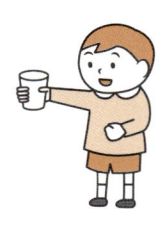

5）保育活動での注意点

活動に使用する材料で，小麦粉粘土や牛乳パックを使用した制作は，注意が必要である．

クッキング保育では，原因食物を使用しない献立とするのが望ましい．散歩や園外保育，お泊まり保育などの行事の際は，預かっているアレルギー症状発生時の頓服薬やアドレナリン自己注射薬（エピペン®）を持参する．また，外出先の救急体制を確認しておく．行事のお土産のおやつなどがあるときは，配るときに対応の有無を確認する．

6）緊急時対応について

　アナフィラキシー症状発生時は緊急を要するため，緊急時対応フローチャートに従い症状レベルによる対応を行うことや役割分担，緊急連絡先などを職員全員で共通認識をもつ必要がある．症状発生時に，全職員が迅速かつ適切に対応できるよう，エピペン®使用や救急車要請のタイミングなど，繰り返し研修・訓練を実施しておく．年に複数回実施できるのであれば，園長など責任者が不在の場合も想定するとよい．

　また，自治体支援のもと，アレルギー情報の共有や近隣医療機関・消防機関との連携を図り，園内の管理体制を見直しておく．

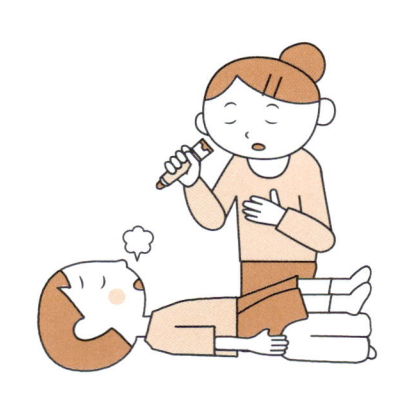

給食作製の交差接触

アレルギー物質が他の食物や料理（調理品）に混入してしまうことをいう．
食材料の取り扱いと調理工程が主因となりやすい．リスクを下げる方法例として下記があげられる．
① 食材料の区分保管
　　アレルギー物質を含む原材料は，含まない材料と誤使用がないように区分して保管する．スペースが限られる場合は，ラベルで表示する．
② 使用する器具の区分
　　調理工程で使用する計量用の容器や器具・手袋・エプロンなどは，使い分けする．使い分けが周知されるよう色分けやマークを表示するなど工夫する．
③ 調理器具・設備の洗浄
　　使い分けのできない器具や設備は，洗浄を徹底してアレルギー物質の残存を防止する．

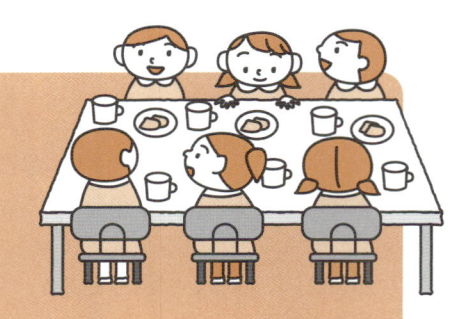

第3章
学校・幼稚園

1 …… 対応の方針

［参考文献：182 頁掲載］

1）学校における対応指針

　学校における食物アレルギー対応については，文部科学省監修のもと平成 20 年に公益財団法人日本学校保健会が発行した「学校のアレルギー疾患に対する取り組みガイドライン」（以下，ガイドライン）に基づいていた．

　ところが平成 24（2012）年 12 月，食物アレルギーを有する児童が，学校給食後にアナフィラキシーショックの疑いで亡くなる事故が発生した．そこで，文部科学省では，こうした事故を二度と起こさないよう，平成 25（2013）年 5 月に「学校給食における食物アレルギー対応に関する調査研究協力者会議」を設置し，再発防止のための検討を進めた．

　平成 26（2014）年 3 月にまとめられた最終報告[1] のなかで，文部科学省は「学校給食における食物アレルギー対応の基本的な考え方は，アナフィラキシーを起こす可能性のある児童生徒を含め，食物アレルギーの児童生徒が他の児童生徒と同じように給食を楽しめることが重要」であるとし，学校での管理を求めるアレルギーの児童生徒に対しては，上記の「ガイドライン」に基づき，医師の適切な診断による「学校生活管理指導表」の提出を必須として，実際の対応においてもこれに基づくことを示した．

　また，食物アレルギー対策には，以下の 3 つが示された．

①情報の把握・共有

　医師の診断を踏まえて食物アレルギー児の情報を正確に把握すること，事故リスクの情報を収集することが重要である．正確な情報の共有が，食物アレルギーの児童生徒を守り，教職員の不安や負担の軽減につながる．

②事故予防

　給食の各段階における工程をチェックし，事故リスクの評価，予防策の検討が求められる．

③緊急時の対応

　事故は起こり得るものという考え方を共有し，緊急時には，特定の教職員だけではなく，教職員の誰もがエピペン® の使用を含めた対応ができるように，日頃からの学校全体の取り組みが必要である．

　平成 25 年度の文部科学省実態調査によると，児童生徒の食物アレルギー罹患率 4.5%（平成 16 年時の 1.7 倍），アナフィラキシーの既往 0.5%（同 3.6 倍），エピペン® の保持者 0.3% で，増加が明らかになった．そして平成 27（2015）年 3 月に最終報告を踏まえ，各学校設置者（教育委員会等），学校および調理場が地域や学校の状況に応じた食物アレルギー対応指針やマニュアル等を策定する参考資

料として，「学校給食における食物アレルギー対応指針」[2] を作成した．

2）対応の原則

対応指針の構成は，【大原則】で学校給食の骨格と概要，【Ⅰチェック表】で実践チェックと確認，【Ⅱ解説】は疑問点に関して逆引き辞典のような使い方ができ，【Ⅲ総論】は適宜参考として確認できる．
対応の大原則は以下のとおりである．

①食物アレルギーを有する児童生徒にも，給食を提供する．そのためにも，安全性を最優先とする．

食物アレルギーを有する児童生徒であっても，他の児童生徒と同じように給食時間や学校生活を過ごせるようにする．学校給食の提供に当たっては，各種検討課題のなかで最優先するのは「安全性」である．保護者の希望を最優先するがゆえに，安全が確保できないことのないようにする．また，リスク管理や緊急対応などを行うことも求められる．全小中学校に配付された「学校のアレルギー疾患に対する取組ガイドライン要約版」や DVD「学校におけるアレルギー疾患対応資料」も一緒に活用すると効果的である．

②食物アレルギー対応委員会等により組織的に行う．

以前は，学校における食物アレルギー対応は現場の学校栄養職員や栄養教諭，養護教諭，担任教諭など一部の教職員のみに任されることが多く，対応や連携，責任の所在が曖昧であった．学校給食の食物アレルギー対応は，個人の努力や良心に任されるものではなく，組織で対応するものである．そのために学校長が委員長となり，組織的に調整，連携，管理，決定，周知を行う．

③「学校のアレルギー疾患に対する取り組みガイドライン」に基づき，医師の診断による「学校生活管理指導表」の提出を必須とする．

学校での対応を求める児童生徒については，医師の診断による学校生活管理指導表の提出を必須とすることで，対応の必要な児童生徒が限定され，効率的で適切な対応につながる．

④安全確保のため，原因食物の完全除去対応（提供するかしないか）を原則とする．

以前は，保護者等の要望に応じて，多段階の対応食が行われてきた．たとえば牛乳アレルギーなら，①完全除去，②少量可，③加工食品可，④牛乳を利用，⑤飲用牛乳のみ停止などの対応が行われていた．しかしこれでは，業務は複雑・煩雑になり，負担が増え，事故の温床にもなる．このため二者択一，つまり完全除去か通常食提供か，のどちらかで対応することとした．これまで多段階対応の給食を安全に食べられていた児童生徒が完全除去対応となるため，対応の後退を問題視される可能性がある．この場合は，個人で考えれば一部児童生徒で二者択一が対応の後退に映るが，学校給食対応全体の安全性向上という目的がある．こうした説明を保護者および現場関係者へ丁寧に実施し理解を得る．

⑤学校および調理場の施設設備，人員等を鑑み無理な（過度に複雑な）対応は行わない．

これまで食物アレルギー対応は，対象児童生徒の増加や保護者の要望等で，年々複雑化し事故の温床になりかねない状況であった．本指針では，過度に複雑な対応は行わないとし，その一端として弁当対応の考慮対象例をあげた（**表1**）．

⑥教育委員会等は，食物アレルギー対応について一定の方針を示すとともに，各学校の取組を支援する．

教育委員会は個々の役割を遂行し，学校に方針を示し積極的に学校からの疑問や質問に答え，ヒヤリハットのフィードバックや緊急時の対応など，適切なリスク管理を行う．

学校現場において二度と悲しい事故を起こさず，食物アレルギーをもつ児童生徒が楽しい学校生活を過ごすことができるように，本指針を活用してほしい．

表1 弁当対応の考慮対象（ア，イに該当する場合は安全な給食提供は困難であり，弁当対応を考慮）

ア）極微量で反応が誘発される可能性がある場合
- 調味料・だし・添加物の除去が必要．
- 加工食品の原材料の欄外表記（注意喚起表示）の表示がある場合についても除去指示がある．
- 多品目の食物除去が必要．
- 食器や調理器具の共用ができない．
- 油の共用ができない．
- その他，上記に類似した学校給食で対応が困難と考えられる状況．

イ）施設の整備状況や人員等が整っていない場合

指針 Q & A

Q 対応委員会が設置されていない学校はどのようにすればよいでしょうか？
A 既存の会議を活用しましょう．管理職が入った会議での決定事項は，迅速かつ確実に遂行できることが多いです．

Q 弁当の持参が難しいと申し出た家庭はどうすればよいでしょうか？
A 保護者との面談を密にし，学校栄養職員や栄養教諭がアレルギー疾患への理解や弁当作りの支援をする場を提供するとよいでしょう．

Q 保育所で詳細な対応がなされていた児童への対応は？
A 子どもの安全を第一に考えることを大前提に，調理場や学校の状況を丁寧に説明して，理解を求めることが大切です．

2 ⸺ 学校給食の対応受け入れの実際

［参考文献：182頁掲載］

1）体制づくり

　学校生活においてとくに配慮・管理が求められる活動には，宿泊を伴う校外活動，食物・食材を扱う授業・活動，そして「学校給食」がある．これらは学校給食関係者が対応していればよいのではなく，管理職の指揮のもと，学校全体で理解し対応する必要がある．また，学校給食実施校においては，食物アレルギーのある児童生徒も，完全除去を基本としたうえで，安心して楽しく食べられる学校給食対応と，個別的な相談指導が重要とされている[1]．

　学校給食で原因食物の除去対応を行う場合の考え方として，完全除去を基本としたうえで以下のことがあげられる[2]．
- 家庭で必要最小限の除去を行うことは患者のために重要であるが，集団給食で"食べられる範囲"に合わせて個別対応することは推奨されない．
- 個別対応を行うことで，調理，配膳が非常に煩雑となり，結果的に誤食事故の危険性を高める．このため集団給食では，完全除去を基本とした除去食・代替食対応を行うことが望ましい．
- ただし，調理場の施設・設備や，スタッフの技術・知識などのスキルが十分にあり，リスク管理が担保されていれば，学校長の判断のもとで個別対応してもよい．

（1）教育委員会での対応準備

　学校設置者である市区町村教育委員会（以下，教育委員会）は，地域の状況を考慮し，関係機関との連携のなかで，基本的な「食物アレルギー対応の方針」を策定し，周知および指導をする責務と役割がある．しかし，同じ市区町村内においても，学校給食にかかわる環境は以下のように異なること

から，個々の状況を踏まえ，体制を確立し，人的および物理的環境の整備を図ることが大切である[3].

- ・調理場（単独または共同調理場）
- ・調理方式（直営または委託調理等）
- ・調理施設の状況（専用調理室や作業スペースの設置）
- ・人的配置状況
- ・対応を必要とする児童生徒数　等

（2）学校での対応準備

学校での食物アレルギー発症を予防し，発症した場合の重症化を防止するためには，以下の事項を教育委員会のリーダーシップのもと，各学校で徹底することが重要である．
- ・児童生徒等の食物アレルギーに関する正確な情報の把握
- ・教職員全員の食物アレルギーに関する基礎知識の充実
- ・食物アレルギー発症時にとる対応の事前確認（必要に応じた訓練の実施）
- ・学校給食提供環境の整備（人員および施設設備）
- ・新規発症の原因となりやすい食物（ピーナッツ，種実類・木の実類，キウイフルーツなど）を給食提供する際の危機意識の共有および発症に備えた十分な体制整備[4].

（3）食物アレルギーを有し，配慮・管理の必要な児童の把握

就学時の健康診断および入学説明会の機会に，アレルギー疾患に対する配慮・管理を要すると思われる場合は申し出るよう促す．アレルギー疾患の児童に対する取り組みについて相談を受ける旨の保護者通知を配布し，全員に提出を依頼する（**表2**）[5].

この段階で，市区町村の食物アレルギー対応の方針や，学校給食に関しては特定の食物（鶏卵・乳・甲殻類等）の除去食のみの対応であるのか，代替食が可能なのかを周知をしておくとよい．

（4）学校生活管理指導表（アレルギー疾患用）の配布と提出

学校での食物アレルギー対応について申し出があった場合には，教育委員会等から保護者に学校生活管理指導表（以下，生活管理指導表）を配布し，入学予定校への提出を要請する．医師が学校の取り組みを必要としない場合や家庭での管理を行っていない場合は提出の対象外となる．

新1年生以外については，新年度に向けた対応の継続の確認，新規に発症・診断された場合や転入時等に対応する．保護者から相談の申し出があり，学校での配慮・管理を実施する必要があると判断された場合は，生活管理指導表を配布し，学校への提出を要請する．

2）受け入れ決定後の流れ

（1）保護者との個別面談

生活管理指導表が提出された保護者との個人面談を実施する．面談では，対象の児童の詳細な情報を得ること，どのような対応を希望しているかを知ること，宿泊を伴う校外活動，食物・食材を扱う授業・活動の状況，学校給食の提供状況，学校が対応できる内容について，学校の実情を理解してもらうことが大切である．面談を通して保護者と学校が良好な関係を築くことが，その後の対応を円滑に進めるポイントとなる．

表2 食物アレルギー調査票（例）（就学時健康診断時提出）

保育園・幼稚園名	（フリガナ）		
	氏　名		男　・　女
保護者氏名	生年月日	年　　月	日
連絡先：電話番号（　自宅　・　携帯　）			

質問1　食物アレルギーはありますか．
　　　　（　　）ない　➡　以上で質問は終わりです
　　　　（　　）ある

　　　　　　　以下の質問にお答えください

質問2　食物アレルギーの原因となる食物はなんですか．
　　　　（　　　　　　　　　　　　　　　　　　　　　　　　　　　）
質問3　現在，家庭での食事状況について，どのような対応をしているか記入してください．
　　　　（　　　　　　　　　　　　　　　　　　　　　　　　　　　）
質問4　今までどのような症状が出ましたか．
　　　　（　　　）皮膚症状（発赤，痒み，腫脹，蕁麻疹など）
　　　　（　　　）呼吸器症状（咳込み，息苦しさ，ゼイゼイなど）
　　　　（　　　）消化器症状（腹痛，下痢，嘔吐）
　　　　（　　　）全身症状（ぐったりする，呼びかけに応じないなど）
　　　　（　　　）その他（　　　　　　　　　　　　　　　　　　　　　）
質問5　医師による食物アレルギーの診断・指示，食物除去等がありますか．
　　　　（　　　）医師の診断・指示

> 診断された年月：
> 主治医　　　　　　　　病院

　　　　（　　　）医師の診断・指示ではなく，保護者の判断で食物除去を行っている
　　　　（　　　）その他（　　　　　　　　　　　　　　　　　　　　　）
質問6　エピペン®を処方されていますか．
　　　　（　　　）いない
　　　　（　　　）いる
質問7　食物アレルギーに関してエピペン®以外で処方されている薬はありますか．
　　　　（　　　）ない
　　　　（　　　）ある　薬品名（　　　　　　　　　　　　　　　）
質問8　学校での食物アレルギーに対する取り組みを希望しますか．
　　　　（　　　）調理実習
　　　　（　　　）校外学習，宿泊学習
　　　　（　　　）学校給食
　　　　　　（　　　）レベル1　詳細な献立表を元に保護者や担任などの指示または児童生徒自身の判断で除いて食べる
　　　　　　（　　　）レベル2　一部または完全弁当対応
　　　　　　（　　　）レベル3　除去食対応（原因食物を給食から除いて提供する）
　　　　　　（　　　）レベル4　代替食対応（別の食材を代替として提供する）

> ※市（区町村）の対応状況を示しておく

　　　　※当市はレベル3は鶏卵・乳・甲殻類（えび・かに）のみ除去対応可能，レベル4の対応はしておりません．
質問9　その他　心配なことがありましたらご記入ください．

（長野県教育委員会．学校における食物アレルギーの手引き．平成27年2月：2015[5]より一部改変）

表3 食物アレルギー個人カルテ 面談等記録票（例）

| 年　　組 | 氏名 | | | | | 男・女 | 面接実施日 | 年 | 月 | 日 |

初回 面談出席者	保護者：・父親　・母親　・（　　　　　　　　） 学校側　・校長　・教頭　・養護教諭　・給食主任（　　　　　　）　・学級担任（　　　　　） 　　　　・栄養教諭／学校栄養職員（　　　　　　　）・（　　　　　）・（　　　　　　　）									

必要書類	内容	提出日欄		
	□ 食物アレルギーに関する調査票	提出日　　年　　月　　日		
	□ 学校生活管理指導表アレルギー疾患用	提出日　　年　　月　　日		
	□ 医薬品預かり依頼書	提出日　　年　　月　　日		
	□ 食物アレルギー取り組みプラン	提出日　　年　　月　　日		
	□	提出日　　年　　月　　日		

アレルギー対応食物 対応方法	

学校での配慮
□ 給食　□ 食物・食材を扱う授業・活動　□ 運動（体育・部活動）　□ 宿泊を伴う校外活動
□ 緊急時に備えた処方薬の持参（内服薬・エピペン®）

給食対応
□ レベル1　詳細な献立表を元に保護者や担任などの指示または児童生徒自身の判断で除いて食べる
□ レベル2　一部又は完全弁当対応
□ レベル3　除去食対応　原因食物を給食から除いて提供（当市は鶏卵・乳・えび・かにのみ除去対応可能）
□ レベル4　代替食対応（当市は対応不可）

年月日	保護者との面談記録・連絡事項	学校の対応	記録者

（長野県教育委員会. 学校における食物アレルギーの手引き. 平成27年2月：2015[5] より一部改変）

（2）面談調書・個人資料（個人カルテ等）の作成

作成資料例として，養護教諭は，食物アレルギーを有する児童生徒の実態，学校の状況（職員体制，設備），宿泊を伴う校外活動，食物・食材を扱う授業・活動の対応等をまとめる．学校栄養職員や栄養教諭は，給食施設の整備状況，食数，職員間の体制，対応可能な内容等をまとめる．面談は一度限りではないので，面談記録表は追記することができる個人カードとして経過がわかるものにしておくとよい（表3）[5]．

（3）対応実施の決定

面談調書や個人資料（個人カルテ等）に基づき，単独調理場では校長が，共同調理場では校長から依頼を受けた共同調理場長が対応の実施を決定する．

（4）校内食物アレルギー対応委員会の設置と開催

対応委員会では，校内の基本方針の確認，誤食・誤配を防止するためのルール（調理場での調理，受配時の場所，方法，教室での対応等）を整備したうえで，個人資料（個人カルテ等）をもとに主治医や専門医と連携した個別取り組みプランを作成する（表4）．保護者との連携，緊急時の対応を協議しておく．

校長は，その内容を全教職員に周知徹底する．

表4 食物アレルギー個別取り組みプラン（例）

| | | | | | | 記入日　　年　　月　　日 | |
| | | | | | | 協議日　　年　　月　　日 | |

確認者	校長	教頭	教務主任	養護教諭	給食主任	栄養教諭 学校栄養職員	担任

学年・組	氏　名（フリガナ）		生年月日		保護者氏名
		男・女	年　　月　　日 （　　歳）		

I

原因食物
鶏卵　牛乳・乳製品　小麦　そば　ピーナッツ　甲殻類（すべて・えび・かに） 木の実類（すべて・くるみ・カシューナッツ・アーモンド）果物類（　　　）　魚類（　　　） 肉類（　　　）　その他1（　　　）　その他2（　　　）

II

食物アレルギー病型		
即時型	口腔アレルギー症候群	食物依存性運動誘発 アナフィラキシー

III

アナフィラキシー病型		
食物による アナフィラキシー	食物依存性運動誘発 アナフィラキシー	その他
原因食品	原因食品	

※I〜IIIは，医師が作成する学校生活管理指導表（アレルギー疾患用）をもとに〇印及び原因食品を記入すること

学校給食の対応

レベル1 詳細な献立表対応	レベル2 一部または完全弁当対応	レベル3 除去食対応 （当市は鶏卵・乳・えび・かにのみ除去対応可能）	レベル4 代替食対応 （当市は対応不可）

学校での配慮		チェック項目	具体的な配慮と対応
	給食	給食の選択について	
	食物・食材を扱う授業・活動	除去する食品や内容について	
		微量の摂取・接触による発症予防について	
	運動（体育・部活動など）	運動誘発アナフィラキシー	
		食物依存性運動誘発アナフィラキシー	
	宿泊を伴う校外活動	事前に確認すること	
		持参薬について	
	緊急時に備えての持参薬やエピペン®について エピペン®使用（　有　　無　）	管理方法 保管場所	

＜緊急連絡先＞

通院している医療機関		☎
保護者連絡先①		☎
保護者連絡先②		☎

その他（配慮事項等）

（長野県教育委員会．学校における食物アレルギーの手引き．平成27年2月：2015[5]より一部改変）

（5）教育委員会による対象内容の把握

　教育委員会は，学校（単独調理場）または共同調理場からの報告を受け，内容を確認・把握し，環境の整備や指導・支援を行う．

（6）保護者との対応打ち合わせ

保護者に対応決定を知らせ，詳細について打ち合わせを行う．対応委員会の決定事項について，共通理解と緊急時対応の同意を得ておく．

（7）食物アレルギー対応給食の開始

調理場および学校において安全に学校給食を提供できる体制を，保護者とともに最終確認し，対応を開始する．

学校栄養職員や栄養教諭は，具体的な作業手順を整理し，周知徹底を図り，混入や誤食がないよう，調理従事者と準備をする．また，学級担任，養護教諭，給食主任等と綿密に連携を図る．共同調理場の受配校は，連絡窓口（養護教諭等）を決め，情報交換がスムーズにいくようにする．

（8）教室での対応

学校教育全体を通じて，食物アレルギーを有する者への配慮等を含むアレルギーについての基本的な理解を促す指導を行う．

誤食防止を目的として，アレルギー対応食について，原材料がわかる統一した献立表で確認する方法や，対応食と一般献立との違いを監督者（担任または副担任等），本人が確認する方法を具体的に決めておく．とくに，給食時に担任が不在になる場合を想定し，別の監督者と連携する方法を確認しておく必要がある．

（例）
・献立内容の確認 ・給食当番の役割確認 ・配膳時の注意 ・おかわり等を含む喫食時の注意
・片付け時の注意 ・その他交流給食などの注意 等

（9）指導対応の評価

対応がスムーズに行われ，対象児童生徒の満足度や保護者の期待に応えられているかを評価し，さらに充実した対応が行えるようにする．

成長に伴い状況が変化するケースがあるので，生活管理指導表の提出時に個人面談を実施し，対応の見直しを検討する．また，原因食物の除去が解除になったときなど，対象児童生徒に変化があった場合も面談をして対応を再検討する．

（10）個別的な相談指導

食物アレルギー対応は，学校給食の場面だけではない．学校栄養職員や栄養教諭と養護教諭が連携し，該当児童生徒が成長するための適切な栄養摂取のあり方，精神面のサポート，将来的に自己管理を行うための正しい知識とスキルを身につけることをおもな目的として，個別的な相談指導を実施する（表5）．

すべての子どもたちが心身ともに健康に育つよう，学校，家庭，地域，医療機関，行政が連携を強化して，きめ細やかな対応を進めることが不可欠である．

表5　個別的な相談指導の指導目標（例）

対象児童生徒	○食事（栄養）指導 ・原因食物がわかる. ・献立表を確認する. ・原因食物が使用されている調理・料理がわかる. ・食品表示（アレルギー表示）がわかる. ・授業や行事で，自分で考えた選択ができる. ・除去食・代替食においてもバランスのよい食事を考えることができる. ○生活面の管理 ・食事管理面のストレスへの対応ができる. ・原因食物について自分で説明する. ・誤食を予防する.
保護者	・必要のない除去を行わないことが理解できる. ・定期的な医師の診断により，症状に応じた食事管理をする. ・必要最小限の除去対応をする. ・代替食品を理解し，バランスのよい食事を作る.

3 ── 学校給食の給食管理

　学校給食は，適正な栄養摂取だけが目的ではなく，食の大切さや楽しさなどを学ぶ「食育」を担う教材の1つとして大切な役割がある．学校における食物アレルギー対応指針に基づき，食物アレルギーのある児童生徒が，同じように給食の時間を楽しめることを目指し，細心の注意を払いながら給食を提供するとともに，緊急時のマニュアルを作成し，定期的に訓練を実施して体制を確保しておくことが重要である．

1）自校式

［参考文献：182頁掲載］

　東京都調布市では，市立小学校全20校で自校式を採用し，うち8校は近隣の市立中学校へ給食を配送する親子調理校となっている．

　自校式の最大のメリットは，在籍する児童生徒の学校生活管理指導表の提出状況を踏まえ，献立作成時から配慮を行えることであるが，一方で，学校の実情に合わせ各校が独自の解釈で対応を行ってしまう一面もある．

　本市は，2012（平成24）年12月，食物アレルギーを起因とするアナフィラキシーショックにより児童が亡くなるという痛ましい事故を経験した．

　事故後，調布市医師会をはじめ，多くのアレルギー専門医や学校関係者と再発防止に向けた対策を検討し，2013（平成25）年7月に「調布市食物アレルギー事故再発防止検討結果報告書」がまとめられ，事故再発防止に向けた重点的な取り組みの1つとして「除去食等の提供に関するマニュアルの策定」が掲げられた．

　提言を具現化した「調布市立学校食物アレルギー対応マニュアル」は，それまで学校に一任していた食物アレルギー対応について，対応の単純化と市内共通化，事故防止策の見える化を図るとともに，年間を通した対応の流れ，調理から配食・配膳・喫食までの除去対応食等の提供・確認の手順等を示す，学校現場で最低限必要となるマニュアルとして2014（平成26）年4月に作成された．

様式 2-1-2(小学校版)

令和　　年度　**食物アレルギー個別取組プラン**（事前調査票兼面談調書）　㊙

保護者が記入し管理指導表・緊急時個別対応カードと一緒に学校へ提出してください。

調布市立　　　小学校　　年　　組　　児童氏名＿＿＿＿＿＿＿＿＿（男・女）
（生年月日　平成・令和　　年　　月　　日）

1　管理指導表に「アナフィラキシー」ありの記載がある方

※　アナフィラキシーとは，発症して短時間のうちに全身にアレルギー反応が出るもの。
ショックとはアナフィラキシーの中でも血圧が低下して意識の低下や脱力を来すような場合をいいます。

年齢	原因食物	症状（直近のものから記入）	ショック
			有・無
			有・無
			有・無
			有・無

2　処方薬の内容と保管場所（管理指導表に記載されている処方薬について記入してください）

内服薬：（　　　）　軟膏：（　　　）
保管場所：（□ランドセルポケット　□その他（　　　））
エピペン保管場所（□ランドセルポケット　□その他（　　　））

3　原因食物と摂取後の具体的な症状・対応手順等（最終既往年月も記入してください）

原因食物	症状	対応手順等	最終既往年月
<例>卵	口の中がかゆくなる⇒治まらない⇒強くなる	口をすすぐ⇒A薬を飲む⇒B薬を塗る	●年●月（●歳頃）

4　家庭における対応の程度（食事・外食・おやつについて注意していることなど）

【R4年3月改訂】

様式 2-1-2(小学校版)

5　学校生活上の留意点

A　給食
食物アレルギー対応（ブルートレイ対応含む）　□希望しない（弁当持参）　□希望する
毎月の献立確認　□面談希望　□書面での対応希望　□確認不要（ブルートレイ・弁当持参）

B　食物・食材を扱う授業・活動
□　対応を希望しない　□　対応を希望する（内容：　　　）

C　運動(体育・部活動等)
□　対応を希望しない　□　対応を希望する（内容：　　　）

D　宿泊を伴う校外活動
□　対応を希望しない　□　対応を希望する（内容：　　　）

E　その他の配慮・管理事項

6　情報の共有について

(1)　管理指導表の記載内容について学校から主治医に直接確認することがあります。
(2)　学校における日常の取組及び緊急時の対応に活用するため，面談時の内容を教職員全員で共有し，教育委員会に報告します。
(3)　他の児童の理解と協力を得るため管理指導表等の内容を学級で説明します。
(4)　不必要な除去を減らし，一層安全に対応するため，管理指導表等関係書類の内容を教育委員会・調布市医師会で共有し，より適切な対応について検討します。
(5)　調布市立中学校へ進学される際は，小学校における対応内容および管理指導表の記載内容について小学校もしくは教育委員会より情報を提供します。

以上のとおり情報の共有について同意します。　保護者氏名　　　　印

（以下，学校記入欄）

面談日	令和　年　月　日（　）　時　分～　時　分
場所	校長室・応接室・相談室・保健室・その他（　　　）
出席者	保護者（　父・母　）校長/副校長・養護教諭・栄養士・担任・その他（　　　）

対応委員会での検討・決定事項　令和　年　月　日（　）

A　給食
□ピンクトレイ（　　　について除去）
□ブルートレイ（原因食物が市統一で給食では使用・提供しない食材のみ）
□その他（　弁当持参　・　　　）

B　食物・食材を扱う授業・活動
□特になし　□対応あり：

C　運動(体育・部活動等)
□特になし　□対応あり：

D　宿泊を伴う校外活動
□宿泊行事がないため，特になし　□対応あり：

E　その他の配慮・管理事項
□特になし　□対応あり：

【R4年3月改訂】

図1　食物アレルギー個別取組プラン（例）

（調布市教育委員会．調布市立学校食物アレルギー対応マニュアル（令和6年3月改訂）：2024[1]より）

以降，「学校給食における食物アレルギー対応指針」（文部科学省）および「学校のアレルギー疾患に対する取り組みガイドライン」（日本学校保健会）を受け，市立学校の実情に合わせた改訂を重ねている．

(1) 対応児童生徒の把握

本市では，小学校入学前の就学時健診の際に，アレルギー疾患のある児童への対応について周知し，食物アレルギーの既往がある児童・保護者は健診当日にアレルギー相談を受けることができる．

給食に限らず，学校生活上でどのような配慮が必要かを保護者にヒアリングし，必要に応じて「学校生活管理指導表」（113頁参照），「食物アレルギー個別取組プラン」（**図1**），「緊急時個別対応カード」（**図2**）を配付している．

食物アレルギー対応は医師の診断に基づく「学校生活管理指導表」の提出を受けて開始するが，入学前の早い段階で入学予定の児童のアレルギー情報を把握できることは，学校生活に慣れない新1年生のはじめての給食をアレルギー対応なしの献立にできる等，新年度の献立作成において大変参考になる．

また，小・中学校ともに入学前の新1年生保護者会にて，入学予定者に食物アレルギーの既往の有無を確認する「食物アレルギーに関する調査」を実施し，全数把握に努めている．

「食物アレルギーに関する調査」は転入児童生徒にも行い，すべての児童生徒に安全な給食の提供および適切な食物アレルギー対応ができるよう取り組んでいる．

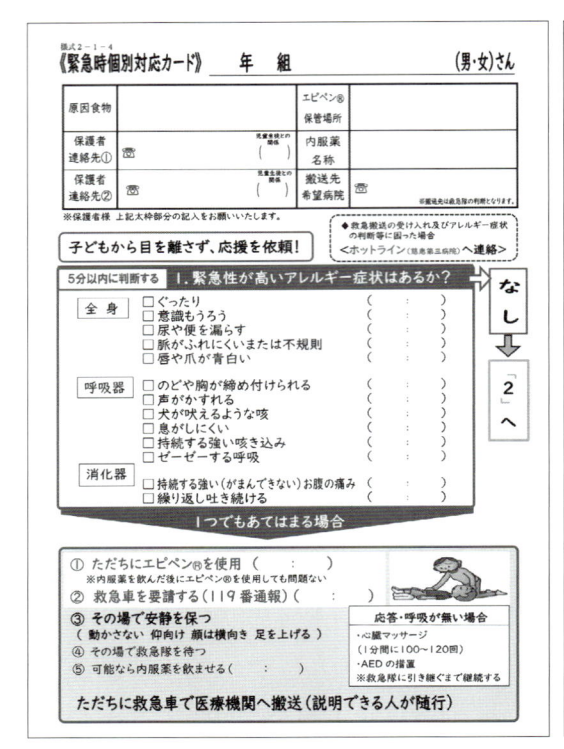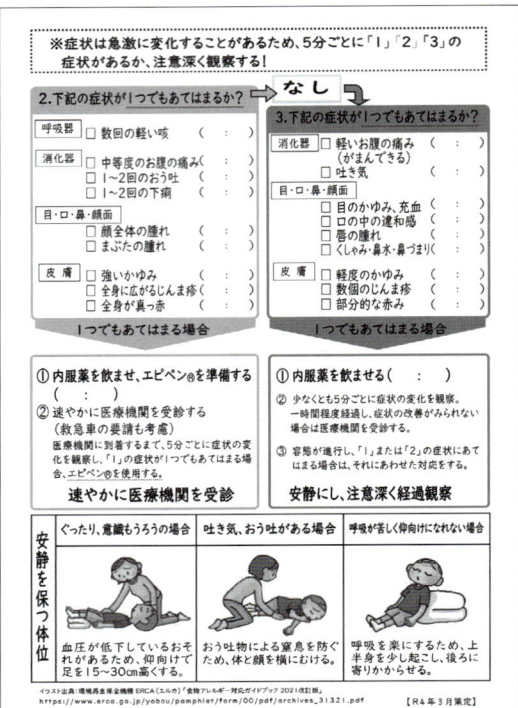

図2　緊急時個別対応カード（例）

（調布市教育委員会. 調布市立学校食物アレルギー対応マニュアル（令和6年3月改訂）：2024[1]より）

（2）対応の開始

前項で紹介した「学校生活管理指導表」,「食物アレルギー個別取組プラン」,「緊急時個別対応カード」を保護者から受け取った後, 保護者・管理職・養護教諭・栄養士（場合によっては, 担任・調理員）同席のもと, 学校での対応について面談を行う.

食物アレルギー個別取組プランには, 既往が記載されており, これまでにどのような症状が出たか, アレルギー症状が出た際のエピペン®投与の有無等について確認を行い, 学校生活管理指導表に基づき, 原因食物, 管理事項および緊急時に備えた処方薬等についても確認を行う.

学校における対応は保護者に同意を得て, 校内のアレルギー対応委員会で検討し, 決定する.

（3）対応給食の実際

①対応方法

小学校は, 原則として, 除去食対応を行う.

調理工程・動線に留意し, 原因食物が混入しないよう調理過程で取り分けを行う.

中学校は, 親子方式のため原則として, 詳細な献立表対応を行う.

給食の原材料を記した詳細献立表を配付し, 献立のうち1品に原因食物が含まれる場合は, その1品について代替品の持参を家庭に依頼する.

②献　立

本市では, 食物アレルギー対応の基本的な考え方として, 下記の3点をマニュアルに記載してい

る.

a．原因食物を除去しやすい献立とする

　かき玉汁の場合は最後に鶏卵を加えるなど，原因食物を除去しやすい献立とする．また，炒める順番を変更するなど，原因食物を取り除きやすい調理方法を検討する．

b．新規発症を引き起こしやすい食物の使用に配慮する

　種実類・木の実類，キウイフルーツなど新規発症を引き起こしやすい食物の使用・提供には十分に配慮する．家庭で果物を食べる機会が減ってきており，給食ではじめて食べるという児童もいる．新規発症を引き起こしやすい果物をあえて給食では使用しないという判断も必要である．

c．作業動線・工程に配慮した献立とする

　本市では，事故後，年1校のペースで給食室の改修を行っており，食物アレルギー専用調理室が整備された学校も増えてきたが，まだ施設が古く，配膳スペースが限られている学校は多い．このため，除去食の取り分けのタイミングや普通食の配膳作業時に原因食物が交差しないよう献立作成時から配慮している．

　このほか，原因食物の対応人数等によって使用回数を抑えたり，原因食物を使用する際には献立名で原因食物がわかるようにしたり，児童生徒の目線に立ち配慮を行っている．

③給食に使用しない食材

　学校給食で使用しない場合でも他の食材で児童生徒に必要な栄養量を満たすことができ，衛生管理上，学校給食で提供しない非加熱の魚介類や鶏卵，新規発症を引き起こしやすく重症化しやすいそば，ピーナッツおよび一部の種実類・木の実類（アーモンド，カシューナッツ，くるみ，けし，ピスタチオ，ブラジルナッツ，ヘーゼルナッツ，ペカンナッツ，マカダミアナッツ，まつ）については，市統一で給食に使用しない食材と定めている．

　これらの食材のみが原因食物と診断された児童生徒は，保護者との毎月の対応献立表（「⑥書式の統一と共有」参照）の確認および教室での喫食前の確認を省略することができるため，給食で対応が必要な児童生徒の確認に注力できるようになった．

④調味料等の取り扱い

　食物アレルギー対応は，完全除去を原則とするが，調味料等については食物アレルギーのある児童であっても基本的に摂取可能であるケースが多いことから，「学校給食における食物アレルギー対応指針」および調布市医師会との協議を踏まえ，医師の指示があった場合に限り，給食での対応を検討する（表6）．

⑤対応の単純化

　原因食物に応じて複数の除去対応食を調理することや，個々の摂取可能な量に対応することは，確認ミスや取り違いのリスクを高めるため，学校生活管理指導表に「○○まで喫食可」，「一部のみ除去」の記載がある場合や自宅で少量食べている場合でも学校給食においては完全除去としている．

　また，乳アレルギーと小麦アレルギー等原因食物が異なる児童がいる場合にクリームシチューを提供する際は，乳も小麦も除去した共通の除去対応食を提供し（図3），調理工程および教室での確認が煩雑にならないよう「1つの献立に1つの対応食」とし，面談時に保護者にも説明し理解を求めている．

⑥書式の統一と共有

　食物アレルギーのある児童生徒の情報把握や献立等の確認に必要な書類に関しては，市内全校統一の書式を使用し，また，各校の対応委員会で決定した学校での対応については，毎年度情報を更新

表6 調布市立学校における食物アレルギー対応（調味料等の取り扱い）

原因食物	個別対応する食品項目	根拠等
鶏卵	卵殻カルシウム	対応指針[※]
牛乳・乳製品	乳糖・乳清焼成カルシウム	対応指針[※]
小麦	しょうゆ・酢・みそ	対応指針[※]
	麦茶	市独自
大豆	大豆油・しょうゆ・みそ	対応指針[※]
ごま	ごま油	対応指針[※]
魚類	かつおだし・いりこだし・魚しょう	対応指針[※]
肉類	エキス	対応指針[※]
トマト	ソース，ケチャップ類	市独自
果物	調味料（チャツネ，酢，ソースなど）	市独自

※「学校給食における食物アレルギー対応指針」（文部科学省）3-2 安全性の確保を目的とした学校給食
提供の考え方に基づく
（調布市教育委員会. 調布市立学校食物アレルギー対応マニュアル（令和6年3月改訂）：2024[1]）より）

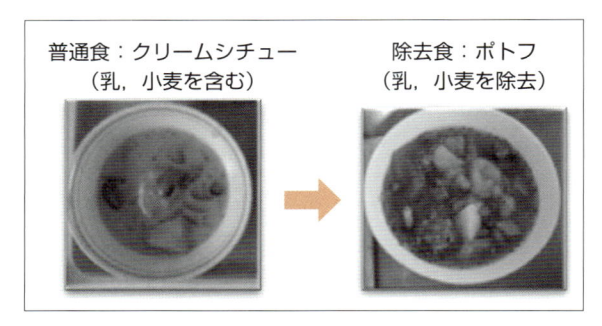

普通食：クリームシチュー	除去食：ポトフ
（乳，小麦を含む）	（乳，小麦を除去）

図3 除去対応例

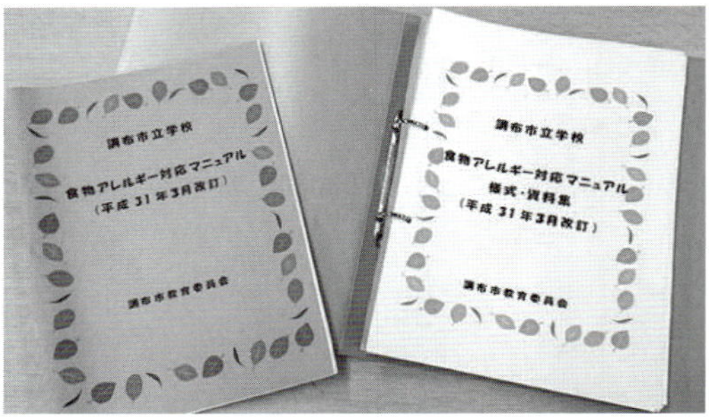

図4 統一書式をファイルで保管

し，変更等についてその都度，全教職員で共有する.

また，緊急時にすみやかに適切な対応がとれるよう，「学校生活管理指導表」，「食物アレルギー個別取組プラン」，「緊急時個別対応カード」を個人別にファイルにまとめ，学級の所定の場所で保管するとともに，校長室・職員室・保健室・事務室には全員分の書類の写しを総括ファイルとしてまとめて保管する（図4）.

市統一の書式

・学校生活管理指導表
・食物アレルギー個別取組プラン
・緊急時個別対応カード
・対応献立表（図5）
・対応カード（図6）
※様式として使用. 学校での変更不可.

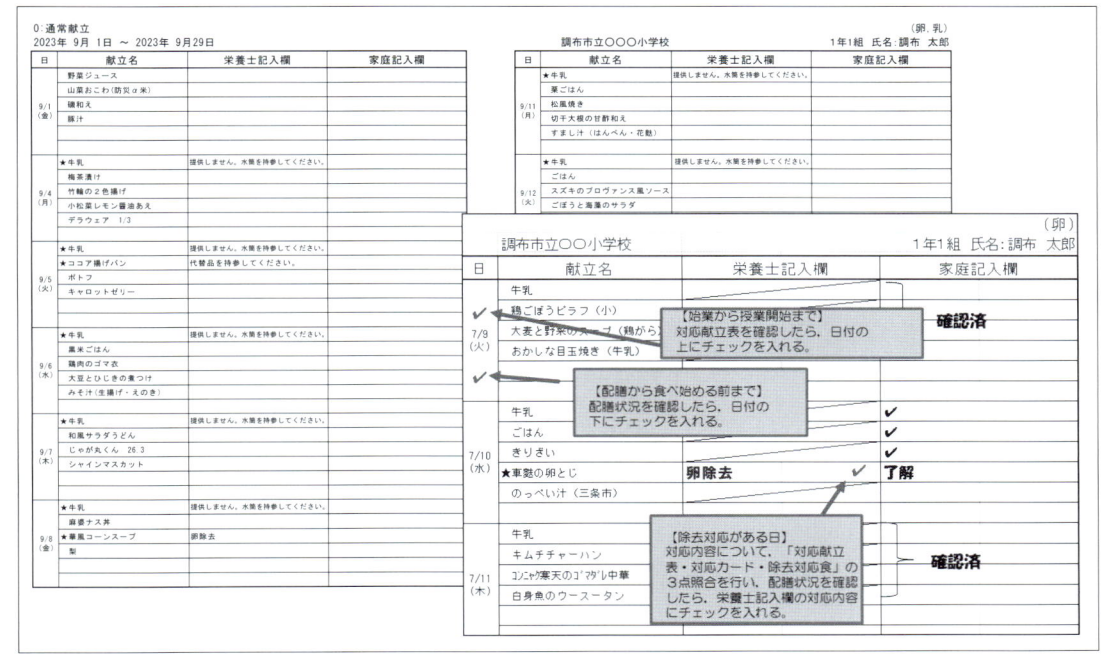

図5　対応献立表

		月　　　　日
年　　組	名前	
アレルゲン		
料理名		
対応		
調理	盛付	対応確認	学級

図6　対応カード

⑦対応の可視化「トレイと食器の色分け」

　市立小学校では，教職員だけでなく周りの児童を含む学級全体で食物アレルギーについて理解を深め，安全に給食を提供するため，食物アレルギーのある児童本人に配慮したうえで，トレイや対応食用の食器の色分けを導入している（**表7**）．

　2020（令和元）年7月に発生した誤食（乳アレルギーの児童が代替品の持参を忘れていることを見落とし，乳入りのパンを提供．パンにはさむ予定の具のみ色分けの食器で提供したため除去食が提供されたと勘違いし，ミスが重なった）を受け，市立小学校では，食物アレルギー対応がある日は，飲用牛乳等飲料以外の給食を1食分トレイに盛り付け，学級で配膳をしない「1食盛り」を全校で徹底している．

　食物アレルギー対応がない日は，ピンクトレイを使用する児童は1番はじめに並んで配膳を行うこ

表7　給食の配膳例（色分けトレイ・食器）

	食物アレルギーのない児童	食物アレルギーのある児童	
	グリーントレイ グリーン縁ライン入り食器	ブルートレイ グリーン縁ライン入り食器	ピンクトレイ 除去食：オレンジ縁ライン入り食器 普通食：グリーン縁ライン入り食器
色分け 対応			
対象の 範囲・ 条件等		原因食物が市統一で給食に使用しない食材※のみと診断された児童 ※非加熱の魚介類，鶏卵（生），そば，ピーナッツ，一部の種実類	原因食物が市統一で給食に使用する食材（左記の食材以外）と診断された児童
毎日の 対応	調理・提供・配膳時の確認：不要 教室での配膳順：自由 おかわり：可能		調理・提供・配膳時に 確認必要 給食室で1食分配膳 または　教室で最初に配膳 おかわり全面禁止 （通年不可）

とで，給食当番の児童が「今日は食べられる？」と声かけを行う等，日々の食に関する指導を通して学級全体で自然と食物アレルギー対応について理解・配慮が深まっている．

⑧確認の多重化

　本市では誤食を未然に防ぐため，食材の検収，調理，喫食前の確認まで，一人だけが責任をもつのではなく，調理作業の切り替えや担当者が代わるタイミングにおいては常に複数の目でチェックできるよう運用を改善している．

<u>本市における誤食を未然に防ぐための取り組み</u>

献立作成〜対応決定まで（前月中旬頃）

①栄養士は翌月の献立を決定したら，使用する加工品等の成分規格表を納品事業者から取り寄せ，対応が必要な児童の原因食物が含まれていないか確認し，献立および使用する加工品について，調理員と共有する．

②栄養士は，対応の内容を記した対応献立表を作成し，使用する食材を記した詳細献立表と合わせて管理職の承認を得る．

③承認を得た対応献立表と詳細献立表について保護者に確認を依頼する．

　はじめて使用する食材・加工品について，必要に応じて成分規格表も配付する．

④栄養士は，保護者が確認した対応献立表に変更等がないか再度確認し，対応を決定する．

⑤確定した対応献立表の写しを保護者・管理職・養護教諭・栄養士・調理員（給食室）・担任・児童に配付する（それぞれが対応確認時に使用）．

対応前日～当日

①対応前日に，翌日の作業工程表および作業動線図を用いて，栄養士・調理員で，除去対応食の取り分け・持参品の有無等の対応内容を確認し，対応カードを作成する．

②当日，栄養士・調理員は，納品時にアレルゲンを含む食材が納品されていないか検収を行う．

③予定と違うものが納品されたり，献立の変更が生じたりする場合は，管理職に報告し，指示を仰ぐ．

④対応内容が変更になる場合は，保護者に電話で報告し，了承を得る．保護者の了承を得られたら再度管理職に報告する．

⑤栄養士は調理員全員に変更した対応内容を伝え，必要に応じて対応カード等に変更を記載する．喫食前までに担任にも変更内容を伝える．

⑥調理員は対応献立表に基づき，除去対応食の調理・盛り付けを行う．

⑦除去対応がある場合は，トレイに1食分の献立が揃った後，栄養士と盛り付けを担当した調理員で，対応献立表・除去対応食・対応カード（除去対応食に貼付）の3点を照合し，確認のサインをする．

⑧調理員は，給食1食分を盛り付けたトレイを担任または管理職に受け渡し，対応内容を伝える．

⑨担任または管理職は，対応児童に声をかけ，受け取った1食分を児童の机に置く．

⑩喫食前に，児童・担任または管理職は，対応献立表・除去対応食・対応カードの3点を照合し（図7），担任は確認のサインをする．※小学校管理職の確認は必須．

⑪喫食後，対応カードは決められた場所に返却し，一定期間保管する．

その他

①当日の変更ではなくても，変更が生じると判明した時点で，管理職・保護者に報告・連絡する．対応内容に応じて，調理手配表・対応献立表・詳細献立表・対応カードを修正する．

→栄養士が修正した時点で，対応前日～当日 と同様の対応を行う．

②緊急時を除き，安易な食材および献立変更は行わない．

→保護者に確認が取れないことがあるため．

（4）市教育委員会の取り組み

①東京慈恵会医科大学附属第三病院によるアレルギー対応ホットラインの運用

東京慈恵会医科大学附属第三病院より，緊急時にすみやかに適切なアレルギー対応をとるための研修（エピペン®投与を想定したシミュレーショントレーニング），緊急時個別対応カード，ホットラインについて提案いただき，アレルギー事故の再発防止と緊急対応のため，東京慈恵会医科大学附属第三病院および狛江市と「東京慈恵会医科大学附属第三病院アナフィラキシー対応ホットラインに関する覚書」を2013（平成25）年8月20日に締結した．

これにより，市立小・中学校や保育所・幼稚園など，子どもが利用する対象施設で子どもにアレルギー症状が発現したときに，同病院が設ける専用携帯電話に連絡し，医師に直接，救急搬送の必要性やアレルギー症状の判断等に関する相談ができる仕組みが構築された．

②食物アレルギー対応訓練・研修の実施

教職員の食物アレルギーに関する意識・知識・技能向上を図るための研修を実施する．

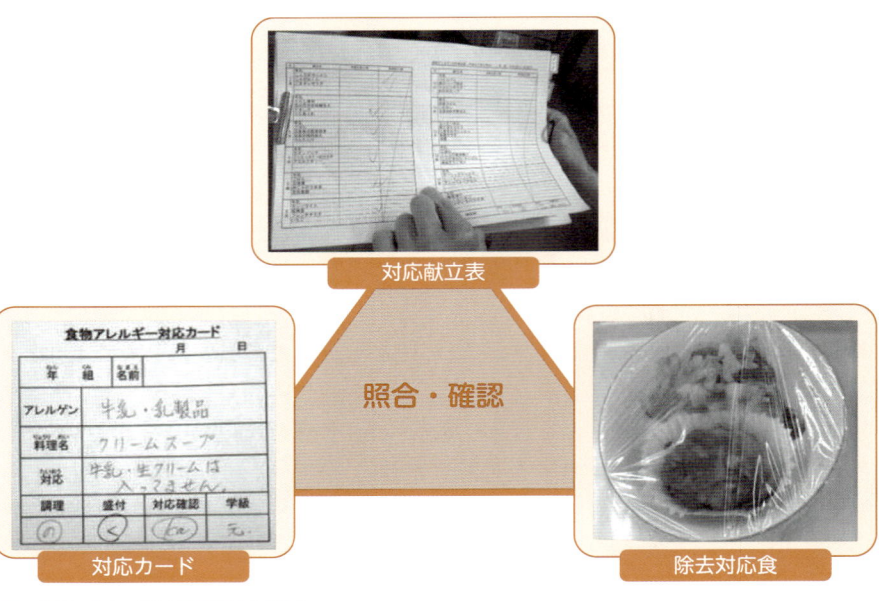

図7　調布市における確認の基本
「対応献立表」，「対応カード」，「除去対応食」の３つを照合・確認する．

a．エピペン®投与シミュレーション研修の実施

　他自治体からの転入・新規採用教職員，前回受講から一定期間が経過した教職員等を対象に，給食事故で亡くなった児童のご遺族の講話，東京慈恵会医科大学附属第三病院医師による食物アレルギー・アナフィラキシー症状についての講義，およびエピペン®投与シミュレーション訓練を柱とした研修を実施．

b．校内研修実施状況の確認

　市立学校では，食物アレルギーによるアナフィラキシー発症時を想定した校内訓練を年２回（年度当初は必須）実施しており，教育委員会は実施報告を受け，実施内容を確認している．

c．職層・専門に応じた研修の実施

　管理職研修：自校の状況に基づいた緊急時の対応を構築し，教職員に指導を行うため，アレルギー専門医による研修を実施している．

　栄養士・調理員向け夏季合同研修：各校の食物アレルギー対応状況および食物アレルギー対応訪問の結果を踏まえ，好事例や指摘事項について共有する栄養士・調理員を対象とした，教育委員会食物アレルギー担当職員による研修を実施している．

③食物アレルギー専門員の配置

　教育委員会の体制整備として，2014（平成26）年４月より食物アレルギー専門員（管理栄養士）を配置し，全校の学校生活管理指導表に基づく対応内容を集約し，無理な対応が行われていないか分析・検証を行っている．

④セカンドオピニオンの取り組み

　不必要な除去対応を減らすため，原因食物の品目が多く学校での対応に苦慮するような事案について分析を行い，学校または保護者の希望に応じて，調布市医師会指定医療機関に相談できる「セカンドオピニオン（受診勧奨・相談）」の取り組みを行っている．

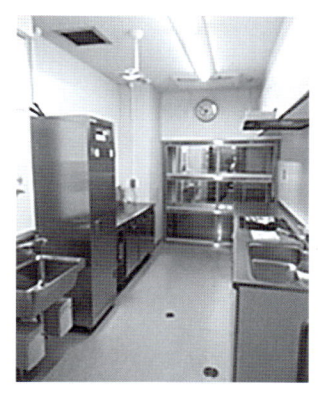 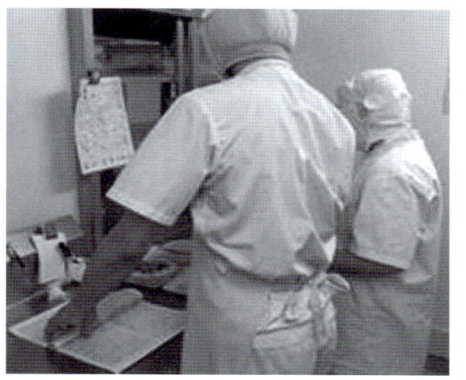

図8 整備された食物アレルギー専用調理室（左）で確認を 行う様子（右）

⑤食物アレルギー対応訪問の実施

「調布市立学校食物アレルギー対応マニュアル」に基づく食物アレルギー対応の現状を確認し，より安全・安心な学校給食の提供に向けて「食物アレルギー対応訪問」を実施している．

具体的には，市立学校を訪問し，給食室における除去対応食の調理や教室における対応の様子，必要書類などについて確認を行っている．

⑥食物アレルギー専用調理室の整備

円滑な学校給食の運営に向けて必要な施設整備を計画的に推進するなかで，市立学校の老朽化対策および児童生徒数の増加に対応するため，年1校のペースで給食室の改修工事を実施している．

食物アレルギーの原因食物が混入しにくい安全な施設整備に向けて，除去対応食の調理や配膳，確認等，アレルギー対応を実施する食物アレルギー対応専用調理室を整備している（図8）.

⑦ヒヤリ・ハットレポートおよび食物アレルギー対応事案の共有

市立学校は，ヒヤリ・ハット事例および食物アレルギー対応事案が発生した場合には，学校内でそれらの情報を共有し，改善策の検討を行う．同時にすべての事案を教育委員会へ報告する．

教育委員会では食物アレルギー専門員を中心に報告を受けた事案について，集計・分析を行い，適切な対応が講じられているか個別具体に検証する．その後，同様の事案が発生することのないよう全市立学校へ周知する．

ここまで調布市立学校における対応を紹介してきたが，本市では児童生徒の増加に伴い食物アレルギー対応が必要な児童生徒が増加している．

学校生活においては給食での対応が主であるが，児童生徒が増えても学校栄養士は1人配置である．献立作成から提供までかかわる栄養士が，安全に漏れなく食物アレルギー対応に注力するためには，管理職をはじめとした教職員の協力が必須である．

校内および教育委員会への報告・連絡・相談を密にし，今後も，食物アレルギーのある児童生徒が安心して周りの子と同じように給食を楽しく食べることができるよう環境整備に努めたい．

2）センター方式

[参考文献：182頁掲載]

（1）対応児童生徒の把握

食物アレルギー対応を行う際，児童生徒の正確な情報把握が重要である．由布市学校給食センターは，幼稚園，小学校，中学校給食を担っており，施設ごとに対応受け入れに必要な調査，対応を希望する保護者へ向けて書類配布，面談などを行う．幼稚園，小学校，中学校入学，あるいは転入の際には，入園・転入学前の 12 ～ 1 月頃の入園・入学説明会時にアレルギー対応の概要を書面にて通知する．

（2）対応の開始

通知後，対応を希望する者に対して調査書を配布・回収したのち，参考に 2 ～ 3 月に保護者，学校，給食センターとの面談を行う．対応を希望する保護者は，原則として面談時に生活管理指導表等を持参する（図9）．

個別面談では，学校や保護者に給食センターの現状を理解してもらうこと，患児に関する正確な情報を得ること，日頃の対応方法や緊急時の対応に関する共通認識を得ることを目的としている．
・面談参加者：校長・養護教諭・担任・給食主任，保護者，給食センター所長・学校栄養士
・面談の時期：新規の対応時，小学校・中学校入学時，対応内容に変更（増加）がある場合
・面談時に必要な書類：調査書，面談記録簿，家庭における原因食物の除去の程度，対応における注意点（学校，保護者用）（**表8，9**），毎月使用する書類（詳細な献立表等），生活管理指導表

図9　食物アレルギー対応給食調査の流れ（例）

（由布市学校給食センター．由布市学校給食における食物アレルギー対応マニュアル：2016[1]より）

表8 給食でのアレルギー対応の注意点例（対象学校・幼稚園用）

給食時に担任が不在のことも考え，各学校全職員でアレルギー児の状況や対応方法等の確認をするようにしてください．

・担任の不在時でも，安全に給食ができるように対応する．
・個別ファイル等を作成し，緊急時の対応に備える．

【給食対応について】

対応表等をみて，内容を把握しておいてください．除去対象以外の食品は対応表に記載されていませんので，アレルギーがある場合は注意してください．

・給食センターから届くだけでなく，「家から持参」の場合もある．
・除去対象食品以外にアレルギーがある場合は一部弁当持参等があるので保護者とよく連絡を取り合う．

対応表等は，「保護者」「担任」「給食主任」等がそれぞれ持ち，毎日の給食時に確認してください．

・給食センターから届く対応表だけでなく，一部弁当持参等の対応の場合の確認も必要．
・すべての関係者が情報を共有する．

【給食が届いたとき】

対応食が届いたら名前・内容をみて，対応表と合っているか確認してください．

・対応表と合っていない場合や不足している場合はすぐに給食センターへ連絡する．

【給食をつぎわけるとき】 ＊担任の先生

対応食のラベルをみて，対応表と確認し名前等が間違っていないか確認してから渡すようにしてください．一部弁当持参の場合はどの給食の代わりなのかを確認してください．

・本人も自分でラベルを確認し，「いただきます」の後に自分で食器に移す．
・対応食等があるということはその献立はおかわりできないということが判断できる．

【他の児童生徒への指導】

他の児童生徒へも正しく情報提供し，学年に応じて適切に指導してください．

・正しく情報を共有することで給食時に誤配を防止することができる．
・いじめや仲間はずれになることがないよう配慮する．

（由布市学校給食センター．由布市学校給食における食物アレルギー対応マニュアル：2016[1] より）

「学校給食における食物アレルギー対応指針」[2] 37 頁 原則的な考え方を対応の判断基準とし，対応を決定している．

（3）対応給食の実際

①対応方法

安全性確保のために完全除去対応を原則とし，代替食および除去食による対応を行っている．いずれの対応においても詳細な献立表を保護者に配布している．なお，対応対象外に原因食物をもつ場合は，一部弁当対応としている．

②献立の工夫

献立では，下記に留意し作成を行っている．

a. 対応人数の多い原因食物が重ならないように，献立の組み合わせを工夫する．

表 9　アレルギー対応の注意点例（保護者用）

給食センターでは，対応表に書かれてあることのみを行います．
安全第一とするため，１つの献立に１種類の対応食を基本としております．

・一人ひとりに合った個別の対応は，作業が煩雑になり誤配などの事故に繋がる危険性が否定できないため，１つの献立のなかに複数の原因食物があった場合すべての原因食物を除去したものが除去食（対応食）となります．
・除去後の栄養面を考え，すべての対応者が食べることのできる食品で補っていますが十分でないのでご家庭の食事で補うようよろしくお願いいたします．
・安全管理面から完全除去を基本といたします．給食で対応できない場合については，持参する対応をお願いします．

届いた書類をよく読み，対応表が間違いないか確認してください．

・確認するときは，献立表，原材料表，対応食表をよくみてください．
・センターで対応できない場合は家から持参してください．
・給食センターでは，毎月保護者が確認した対応表をみてアレルギー対応を行います．確認に間違いがあると，間違ったアレルギー食が子どもに届いてしまうことがあります．
・対応表に間違いがなければ，署名してください．

確認した対応表は，必ずコピー（控え）を保管してください．

・確認した対応表は，「保護者」，「学校（担任・給食主任等）」，「給食センター」が保管し，情報を共有し，すべての関係者で安全を確認します．
・保護者の方は，対応表の控えをとるか，学校から対応表のコピーをもらうようにしてください．

除去対象以外にアレルギーがある等で，給食での対応がない場合．

・詳細な献立表と原材料表を確認し，一部弁当持参するか等を学校に伝えてください．

当日のアレルギー対応は，ご家庭で子どもさんと一緒に対応表で確認してください．

・給食を食べるのは学校です．当日はどんな対応食があるのかを保護者だけでなく本人も自覚できるとよいと思います．今後の食の自立にも繋がりますのでよろしくお願いいたします．
・また，家から持参する場合は，保冷剤を入れる等の温度管理と衛生には十分に注意をお願いいたします．

（由布市学校給食センター．由布市学校給食における食物アレルギー対応マニュアル：2016[1] より）

b．在庫として常備する調味料は，対応している全アレルゲンの入っていないものを使用する．

c．アレルギー児童生徒のすべてが食べることのできる代替食品を常備し，量や栄養素を補う．

d．除去食対応では，１つの料理に複数の原因食物があった場合，個別対応では作業が煩雑になり誤配につながる危険が考えられるため，安全に提供できるよう対応食を単純化し，１献立１対応食を原則とする．

③対応食に関する情報提供

保護者，学校，給食センターの毎月の献立に関する情報は，「献立表」（**表 10**），「加工食品の原材料表」（**表 11**），「アレルギー対応食表」（**表 12**）を共有している．

④調　理

給食センターでは，学校栄養士と調理員を対象に，マニュアルの作業手順に従って対応を行っている．マニュアルの抜粋を**表 13** に示す．各学校に対しては，学校ごとに誤配がないように，「給食でのアレルギー対応の注意点」を配布し（表 9），給食関係者だけでなく，学校担任や幼稚園担当者などにも理解を求める取り組みを行っている．

表10 献立表（例）

加工食品には●を付けています。原材料表で使用材料をご確認ください。

みそ汁

献立名	材料名	加工食品
ごはん	ごはん	
みそ汁	煮干しパック	●
	水	
	だし用鰹節パック	●
	洗いごぼう	
	だいこん	
	にんじん	
	メークイン	
	はくさい	
	一丁揚げ	●
	県産みそ	
	ねぎ	
ひじきの炒め煮	サラダ油	
	鶏肉	●
	酒	
	ひじき	
	にんじん	
	油揚げ	●
	水	
	みりん	
	三温糖	
	丸大豆しょうゆ	
	いりごま白	
さばの塩焼き	塩さば	●

卵コーンスープ／チーズ入りドライカレー

献立名	材料名	加工食品
ごはん	ごはん	
卵コーンスープ	冷凍ベーコン	●
	たまねぎ	
	にんじん	
	こしょう	
	食塩	
	水	
	チキンガラスープ	●
	中華スープ	●
	薄口しょうゆ	
	コーンクリーム缶	●
	冷凍ホールコーン	●
	パン粉	
	液卵	
	ねぎ	
チーズ入りドライカレー	サラダ油	
	にんにく	
	牛ミンチ	
	豚ミンチ	
	赤ワイン	
	食塩	
	カレー粉	
	たまねぎ	
	にんじん	
	大豆ドライパック	●
	枝豆むきみ	
	ドライカレー（チーズ入り）MCC	●
	ウスターソース	●
	ケチャップ	●

和風きのこのスパゲッティ／野菜サラダ

献立名	材料名	加工食品
コッペパン	コッペパン	●
和風きのこのスパゲッティ	サラダ油	
	にんにく	
	酒	
	鶏肉もも	
	冷凍ベーコンカット	●
	こしょう	
	食塩	
	干ししいたけカット	●
	エリンギ	
	しめじ	
	えのき	
	たまねぎ	
	にんじん	
	みりん	
	丸大豆しょうゆ	
	チンゲンサイ	
	スパゲッティハーブ	●
	食塩	
	コンソメ	●
野菜サラダ	冷凍ロースハム	●
	パプリカ（赤）	
	パプリカ（オレンジ）	
	にんじん	
	キャベツ	
	食塩	
	穀物酢	
	薄口しょうゆ	
	上白糖	
	オリーブ油	
	こしょう	
	ソフトチーズ	●

しらたきめんのスープ／チキン南蛮／食ノンエッグタルタルソース

献立名	材料名	加工食品
ごはん	ごはん	
しらたきめんのスープ	サラダ油	
	豚肉 冷凍スライス	●
	食塩	
	こしょう	
	酒	
	しらたき	
	干ししいたけカット	●
	たまねぎ	
	にんじん	
	水	
	もやし	
	チキンガラスープ	●
	薄口しょうゆ	
	中華スープ	●
	カットわかめ	●
	ねぎ	
	ごま油	
チキン南蛮	鶏肉もも	
	でんぷん	
	酢	
	三温糖	
	薄口しょうゆ	
	水	
食ノンエッグタルタルソース	一食ノンエッグタルタルソース	●
	ルソース	

肉じゃが／海藻サラダ

献立名	材料名	加工食品
ごはん	ごはん	
肉じゃが	サラダ油	
	牛肉ももスライス	●
	酒	
	糸こんにゃく	●
	たまねぎ	
	メークイン	
	水	
	三温糖	
	みりん	
	丸大豆しょうゆ	
	いんげんまめ	
	絹揚げ	●
海藻サラダ	ツナ	●
	かぼす果汁	●
	キャベツ	
	海藻ミックス	●
	ブロッコリー（冷）	
	穀物酢	
	サラダ油	
	上白糖	
	濃口しょうゆ	
	薄口しょうゆ	

表11　加工食品の原材料表（例）

● ●年　●●月分のお知らせ
（加工品の原材料）

●● 市学校給食センター

	品名	原材料・使用材料名	アレルギー表示対象品目
パン	コッペパン	小麦粉　砂糖　ショートニング　脱脂粉乳（3%）　食塩　イースト	小麦　乳
	黒砂糖パン	小麦粉　ショートニング　脱脂粉乳（3%）　食塩　イースト　黒砂糖	小麦　乳
	米粉パン	米粉　グルテン　砂糖類　ショートニング　脱脂粉乳（3%）　食塩　イースト	小麦　乳
	ミルクパン	小麦粉　砂糖　ショートニング　脱脂粉乳（6%）　食塩　イースト	小麦　乳
油類	油（サラダ油）	大豆油　なたね油　とうもろこし油	大豆
	揚げ油	なたね油	
	純正ごま油	食用ごま油	ごま
	調合ごま油	食用ごま油, 食用米油	ごま　大豆
調味料等	ウスターソース	野菜・果実（トマト、たまねぎ、にんじん、その他）醸造酢　砂糖　ぶどう糖　食塩　香辛料　昆布	
	とんかつソース	砂糖　ぶどう糖果糖液糖　醸造酢　野菜・果物（トマト　りんご　たまねぎその他）アミノ酸液　食塩　でんぷん　香辛料　酒粕　増粘多糖類　甘味料	大豆　りんご
	カレー粉	ターメリック　コリアンダー　クミン　フェネグリーク　しょうが　赤とうがらし　ちんぴ　その他香辛料	
	トマトケチャップ	トマト　ぶどう糖果糖液糖　砂糖　醸造酢　食塩　たまねぎ　香辛料	
	コチュジャン	米飴　水飴　麦芽エキス　米こうじ　唐辛子　砂糖　酵母エキス	大豆
	豆板醤	唐辛子　醤油　豆味噌　食用調合油　食塩　酒精　アミノ酸	小麦　大豆
	テンメンジャン	みそ　砂糖　醤油　酒精　アミノ酸	小麦　大豆
	オイスターソース	カキエキス　砂糖　食塩　酵母エキス　とうもろこしでんぷん　麦芽エキス　酒精　増粘剤	
	エッグケアマヨネーズタイプ（卵不使用）	食用植物油脂　醸造酢　増粘剤（加工でんぷん　キサンタンガム）食塩　砂糖　調味料（有機酸等）粉末状植物性たん白　香辛料　酵母エキスパウダー　香辛料抽出物	大豆　りんご
	ノンエッグマヨネーズハーフ	食用植物油脂　醸造酢　水あめ　食塩　粉末状植物性たん白　大豆粉　増粘多糖類　酵母エキス　レモン果汁　香辛料　こんにゃく製粉	大豆
	デミグラスソース（マイルドデミグラスソース）	小麦粉　ラード　トマトペースト　たまねぎ　大豆油　チキンエキス　にんじん　砂糖　酵母エキス　とうもろこしでんぷん　食塩　黒こしょう	小麦　鶏肉
	チキンガラスープ　冷凍	鶏ガラ（66%）　たまねぎ　水	鶏肉
	煮干しパック（だし）	かたくちいわし	
スープ等	熟香湯（シュウシャンタンポーク）	ポークエキス　チキンエキス　水	豚肉
	コンソメ	食塩　デキストリン　砂糖　調味料（アミノ酸）たん白加水分解物　食用植物油脂　野菜エキスパウダー（たまねぎ　にんじん）ビーフエキス　チキンエキス1.9%　粉末醤油　でんぷん分解物　香辛料　カラメル色素　香料	小麦　大豆　ゼラチン　鶏肉　豚肉
	中華スープ	食塩　ぶどう糖　ラード　香辛料　チキンエキス　でんぷん分解物　ごま油　調味料（アミノ酸等）カラメル色素	牛肉　大豆　ごま　鶏肉
	白湯（げん骨スープ白湯）	ポークエキス　ポークオイル　水	豚肉

表12 アレルギー対応食表（例）

第3章

学校・幼稚園

小学校　年　組　**A**　さん | 給食センターがあなたに対応する食品 | 乳　えび　さば

アレルギー対応食表　●月分

※あなたへの対応を見て，よければ記入欄に「○」を，家から持参するときは「家から持参」と記入して下さい．

日	曜日	献立名	除去対象食品 献立綴り，原材料表をよく確認しながら見て下さい．	給食センターの対応 センターの対応が無い場合，代替が食べられない場合は，家から持参をお願いします．		給食センターが行うあなたへの対応	保護者の確認・対応記入欄 家から持参する場合は，食べられない食品を記入
1日	水	黒糖パン	（乳）黒糖パン	代替	冷凍ナン	対応あり	
		ラビオリの豆乳シチュー	（乳）バター	除去		対応あり	
		フレンチサラダ	（卵）フレンチドレッシング	除去		―	
		ミルメーク	―		センターでの対応はいたしません	―	
2日	木	ちらしずし	（卵）卵そぼろ	除去		―	
		すまし汁	―		センターでの対応はいたしません	―	
		とんかつ	―		センターでの対応はいたしません	―	
		ゆでブロッコリー	―		センターでの対応はいたしません	―	
		セレクトデザート	―		センターでの対応はいたしません	―	
3日	金	ごはん	―		センターでの対応はいたしません	―	
		豆腐の中華煮	（えび）えび	除去	ウインナー追加	対応あり	
		春雨サラダ	―		センターでの対応はいたしません	―	
		ひなあられ	―		センターでの対応はいたしません	―	
6日	月	ごはん	―		センターでの対応はいたしません	―	
		みそ汁	―		センターでの対応はいたしません	―	
		ひじきの炒め煮	―		センターでの対応はいたしません	―	
		さばの塩焼き	（魚）さば	代替	絹揚げの甘辛煮	対応あり	
7日	火	ごはん	―		センターでの対応はいたしません	―	
		卵入りコーンスープ	（卵）卵	除去	ウインナー追加	―	
		ドライカレー	（乳）ドライカレーMCC	除去		対応あり	
8日	水	コッペパン	（乳）コッペパン	代替	冷凍ナン	対応あり	
		和風きのこスパゲッティ	―		センターでの対応はいたしません	―	
		野菜サラダ	―		センターでの対応はいたしません	―	
		一食ソフトチーズ	（乳）原材料参照	代替	いちごジャム	対応あり	

表13　調理ミスや誤配防止のためのマニュアル（例）

作業前	検収時	検収表（食品メーカー），納品書，実物が合っているか声出し確認する．
	前日まで	①工程表で担当者を決める（釜責任者）． ②指示書・工程表の確認． 　＊食品の接触，混入等注意点を確認． ③前日に，当日使用する材料や調味料を（複数で）確認する（栄養士・釜2当番）．
作業中	準備	＊アレルギー室に入ったときや作業ごとに手洗いを行う． ①指示書とラベルを確認． 　＊学校，学年，クラス，名前と対応食の種類が合っているか． ②ラベルを容器に貼る． ③除去食ごとに容器をまとめる． ④鍋ごとに専用の器具を準備する．
	調理	⑤食材を取りに行く．基本的にすべてそろえる（なるべく出入りのないようにするため）． 　＊食材の取り間違い等を防ぐため必ず担当者が確認しながらそろえる． 　＊調理作業に入る前に指示書と使用食材の確認を行い記録する． 　＊調味料ははじめに多めにとっておく． ⑥鍋ごとに専用の器具を使用する（お玉等）． 　＊アレルギー食を運び出すまでは基本的にアレルギー作業を優先し，他の作業を行わない． 　＊調理過程で，途中まで一般給食と同じ調理を行い，アレルゲンとなる食材を加える前に取り分けて調理する場合は，取り分ける前の調理手順や調理全体のコンタミネーションを防止するよう十分に確認する（人・器具）． 　＊中心温度計は使用ごとに洗浄・消毒する．
	配食	⑦でき上がったら，除去食ごとに料理をつぎ分け，すぐに蓋をする． 　＊ラベルの対応食名と実際の除去食が合っているか確認しながらつぎ分ける． 　＊1つの除去食のすべてが終わるまで他の対応食の配食をしない． 　＊配食後につぎ足しをしない． ⑧すべてつぎ終わったら，学校ごとに分け，再度指示書と確認（複数）し記録する．
◎給食センター内での誤配発生時		①各学校に誤配があったことを伝え安全確保に努める． ②できるだけ早く常備している代替品で代替食を作る．

（由布市学校給食センター，由布市学校給食における食物アレルギー対応マニュアル：2016[1] より）

　また，新規対応の保護者に対しては，対応決定時に対応の基本的な考え方を記した「アレルギー対応の注意点」（表10）を配布し，共通認識のもとで開始する．毎月の献立については，給食センターと家庭間でFAXあるいは郵送にて「アレルギー対応食表」をやりとりし，内容を確認してもらうとともに，相談の必要が生じた際には，対応食表の連絡欄を通じて回答できるようにしている．

（4）学校との連携

　毎年1学期中にアレルギー児童生徒の在籍する学校を給食時間に訪問する．対応給食が児童生徒に安全に届けられているかなど，児童生徒の給食の様子を確認すると同時に，担任や給食主任，養護教諭と意見交換を行っている．

　学校，家庭，給食センターが連携し，アレルギー対応を丁寧に行っていくことで，食物アレルギーの児童生徒の学校生活は，楽しく豊かなものになる．食物アレルギーの診断や治療は日々進歩しており，常に最新の情報に基づいた取り組みを行う必要がある．そのため，学校栄養士として何をすべきかを考え，学校や保護者，食物アレルギー専門医等関係機関との連携をより深めていきながら食物アレルギーの児童生徒が楽しい食生活を送るための支援に取り組んでいただきたい．

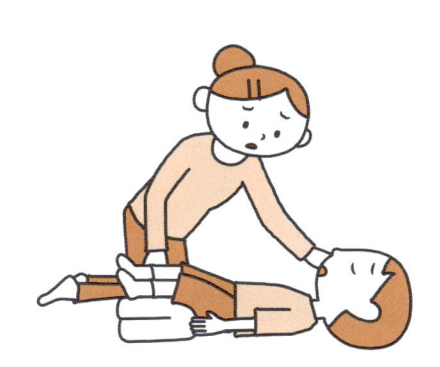

小学校でのインシデント事例

事例1

● **学校ではじめて発症（1年生）**
甲殻類を使用した給食を摂取後，昼休みの運動でアナフィラキシー症状を誘発．保護者に連絡をとり早退したが，症状が治まり受診なし．数日後再び昼休みに症状誘発があり受診．甲殻類アレルギーと診断された．

◆**対策**
・エピペン®を処方された．
・全職員対象に実技を含めた研修を行った．

事例2

● **調理実習での摂取（5年生）**
鶏卵アレルギー（加熱卵摂取可）の生徒が家庭科の調理実習でゆで卵を作成．中心部に半熟が残っていたが，本人の判断で摂取した後悪心，嘔吐．近医が休診日であったため，早退後保護者とともに病院を受診した．

◆**対策**
・調理実習は休診日を避けた日に設定した．

（学校・幼稚園における食物アレルギー対応の手引き（大分県版）．大分県地域保健協議会：2017 より抜粋改変）

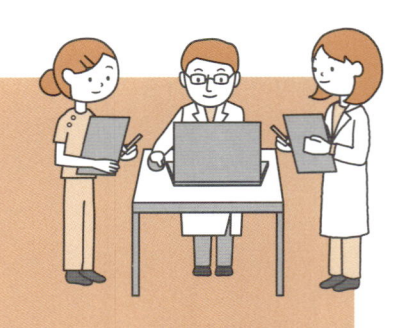

第4章

医療機関（病院・診療所）

1 …… 病院

[参考文献：183頁掲載]

1） 病院の食物アレルギー対応

　病院給食では，食物アレルギー患者が安全に入院生活を送ることを念頭において，原因食物を除去した栄養管理および給食の提供を行う．入院患者の治療目的は，食物アレルギー以外の疾患であることが多い．原疾患の栄養管理や治療の妨げにならないよう，原因食物の誤食や混入などを厳重に管理する．

　患者の入院が決定してから最初の食事提供までに，十分な時間がとれないことも多い．適切な対応を迅速に行うために，あらかじめアレルギー食の対応方法や，マニュアルなどを整えておく．栄養士，調理師などスタッフには，食物アレルギーについての共通認識をもって対応できるよう，日頃から学習の機会を設ける．

　また，患者の入院期間が長期にわたる場合や，季節ごとの行事食などでは，単なる除去・代替の給食提供だけでなく，食事が楽しみになるような，時季や嗜好に合わせた食事を適宜提供できるよう配慮する．専門施設においては，日常の給食提供だけでなく食物経口負荷試験（以下，負荷試験）食の提供や観察，保護者への食事相談を行うことがある．医師，コメディカルと連携し，積極的に食物アレルギー患者の治療に協力する体制が必要である[1]．

2） 給食提供の流れ

　給食提供では，人為的なミスによる誤配膳防止を目的として，作成工程ごとにチェックするポイントを決めておく．担当者はできるだけ複数人とし，毎回確認を行う体制を整える．

（1）食物除去の指示の確認

　給食対応決定後は，まず患者の指示栄養量や除去食物など，医師からの指示内容を確認する．食事箋での指示の場合は，指示の読み間違えや部門システムへの入力ミス，オーダリングシステムや電子カルテなどの電子媒体の場合は，指示の見落としがないように留意する．

　指示する除去食物や摂取可能な量（重症度）については，指示した医師と，栄養士，調理師，病棟看護師，患者もしくは保護者の間で，その認識の差がないように確認する．さらに，加工食品の注意喚起表示の取り扱いなどは，施設内で対応できる基準を文書化しておく．

①個別対応の基準を設ける

　食物アレルギーは，患者によって除去する食物やその摂取可能量もさまざまである．患者の入退院

が頻繁な施設や食数の多い施設では，患者の摂取状況に合わせた細かな対応が事故につながる可能性も高くなる．また病院は保育・教育施設と異なり，すべての患者に1日3回の食事提供が必須となる．加えて成人の場合，食物アレルギーの原因食物が，多彩かつ確定診断されないままオーダーされることが少なくない．原因食物の完全除去が給食提供の大原則であるが，施設の規模や患者の特徴に合わせて，作業が煩雑にならないような対応方法を考える．除去対応を行うにあたり，施設で使用している加工食品や，確認事項を決めておくと，スムーズに対応できる．**表1**に一例を示す．

②不適切・曖昧な指示の確認

食物除去の指示は，患者の自己申告などによる指示や，曖昧な指示が出されることも少なくない．なかには，「鶏肉は食べる習慣がない」「有機野菜しか食べない」といった嗜好や考え方による食習慣が，食物アレルギーによる除去と混同されることもある．適切な指示ではないと考えられる場合は，必要に応じて栄養士が患者や保護者へ直接聞き取りを行い，主治医へその情報をフィードバックすることで，指示内容が再検討されることが多い．これが患者にとって除去食物を整理する機会になると同時に，業務を安全かつ効率化することにつながる．

（2）献立作成，食材管理

医師の指示に基づき，除去食物に考慮をしながら，指示栄養量に合った献立を作成する．固定観念にとらわれずに，発想の転換や工夫をすることにより，アレルギー食の献立作成における事故を少ない負担で予防することができる．

①頻度の高い原因食物を利用しない献立

一般献立がサイクルメニューであれば，一般献立と並行して原因食物として頻度の高いもの（鶏卵，乳製品，小麦など）を使用しない食物アレルギー対応用の基本献立をつくっておくと，緊急入院時にも対応がしやすい（**表2**）．また，一般献立から治療食，術後食などへの展開の際や選択食のメニューでは，献立ごとに食材を複数もっておく．たとえば魚料理の通し献立（タンパク源として魚をすべての食種に使っている献立）だけではなく，食種によって肉類や豆腐などの食材も使用した献立にすると，既存の献立や食材をアレルギー献立に利用することができる．このとき，成人の献立を小児に利用する場合は，単なる除去だけでなく，小児の嗜好に合わせた味付けにも配慮できるとよい．

②頻度の高い原因食物が含まれない食品を常備

特殊な食物アレルギー用の食品でなくても，アレルギー食に利用できる調味料や加工食品は多い．一般献立においても，原因食物の含まれていない調味料や加工食品を優先的に使用すると，煩雑にならずにアレルギー食の個別対応を減らすことができ，事故防止に有効である．また，緊急入院時での対応に備えて，日常から一般献立で使用している食品の原材料を把握しておくとよい．ただし，加工食品は原材料や製法のリニューアルがあるため，原材料表示は定期的に確認する．

「アレルギー用」を謳った調味料や加工食品は，利便性が高く，代替調理が難しいものに取り入れることで，メニューの幅が広がるメリットもあるが，一般的に高価で独自の味をもつものがあるため，通常のレシピではつくりにくいというデメリットもある．さらに，特殊な食品であるため入手方法が限定されていること，また患者の退院後に過剰在庫となってしまうこともあるため，施設の事情に合わせて適宜選択し，入手方法の確認をしておく．

（3）調理工程

施設の規模や調理場の設備，調理員の人数に合わせて，安全な給食管理ができる対応方法を考える．

表1　禁止食品対応一覧表　　　　　　　　　　　　　　　　　　　　　　D＝ドレッシング，BF＝ベビーフード

	禁止事項	禁止食品	使用可能食品	備　考
魚・魚介類	魚禁	魚全部，あなご，うなぎ，シーチキン，たいムース，たらと里芋の煮物，さけの卵とじ，かれいのごぼう風味（朝用きざみ）	かつお節，梅びしお	＊魚料理の禁止 ＊練製品・あなご・うなぎ使用可ならフリーコメント入力する
	魚介類加工品	(上記プラス) 魚全部，えび，いか，かに，ほたて，かつお節，カットグルメ（だいこん油揚げ・卯の花以外）	練り製品	＊魚介類料理の禁止
	魚介類加工品	(上記プラス) 練り製品（ちくわ，かまぼこ，えびシュウマイ）		＊練製品（加工品）の使用禁止
	魚エキスを含む	(上記プラス) かつお節等のだし，焼きそばソース，梅びしお，のり佃煮，かつおふりかけ，和風D袋，カットグルメ（だいこん油揚げ・卯の花以外）	昆布だし	＊魚介類すべての禁止
卵	卵禁	生パン粉，フライ，衣つなぎ，パン類（食パン以外），天ぷら粉，おやつ（ウエハース，クッキー類，卵ボーロ），日清から揚げ粉，ロースハム，中華そば，ちくわ，かまぼこ，日本そば冷，ごぼうムース，やさしい素材チキン，フレンチD袋，メイバランス（アイス），ごぼうムース，えびムース，えびシュウマイ	ノンオイルサウザンD袋，和風D袋，青じそD袋，シャンタン，タンメン，チキンコンソメ，ビスコ，ゆずみそ	＊朝は食パンのみ使用可（卵・乳製品とも禁止のときは主食米飯・粥へ）
	卵主体品	卵，マヨネーズ，プリン，カップケーキ，タルタルソース小袋，乳ボーロ，さけの卵とじ（朝用きざみ）		
乳	牛乳・乳製品禁	パン類，ケーキ，バター，マーガリン，ウエハース，クッキー類，生パン粉，日清から揚げ粉，ロースハム，チキンコンソメ，ザ・カリー，創味シャンタン，メイバランスミニ，ジューシオ，ロイシンプラス，ごぼうムース，オムライス，ぎょうざ，オムレツ	乾燥パン粉，タンメン，タルタルソース，BFミックスフルーツ	朝：主食米飯・粥
	乳製品全禁	牛乳，ヨーグルト，生クリーム，角チーズ，牛乳10 mL以下使用可，プリン，卵ボーロ	パン，生パン粉	
小麦	小麦全禁	しょうゆ，麦みそ，穀物酢，コンソメの素，ポン酢	米みそ，米酢，果実酢	
	小麦製品	パン類，めん類（うどん，そうめん，スパゲッティ，日本そば，中華そば），麩，マカロニ，ワンタン皮，ケーキ・クッキー類，ホワイトソース，ルウ類，ロースハム，ウインナー，フライ・ムニエル等の衣，えびムース，かまぼこ，ちくわ，ごぼう天	米飯，粥，プリン，ゼリー，アイスクリーム，和菓子，かたくり粉，コーンスターチ	
大豆	大豆製品禁止	みそ，しょうゆ，大豆油，ごぼう天，マヨネーズ，きなこ，ビーフシチュールウ，タルタルソース，チキンコンソメ，日清から揚げ粉，サウザンD袋以外のD，マーガリン，ピーナツクリーム，カレールウ，ロイシンプラス，ごぼうムース，えびムース，オムライス，ふりかけ	菜種油，ノンオイルサウザンD袋，ごま油	＊加工品の成分に注意 ＊マーガリン→ジャム類
	大豆製品	大豆，豆腐，薄揚げ，厚揚げ，ひろうす，おから，トウフィール，湯葉，すし揚げ，BF根菜と鶏ささみ，高野豆腐，大豆もやし，だいこん油揚げ煮・卯の花（朝用きざみ）		＊調味料は可

※施設で使用する食品，加工品を網羅しておく．使える食品，代替品を設定しておくとよい．

（神戸市立医療センター西市民病院の例を参考に改変）

①調理場・人員の確保

すべての施設に，アレルギー食専用の調理設備や人員配置があるわけではない．一例として，調理スペースが確保できる場合は，調理動線を確認して，一定時間特定のスペースを区切ってアレルギー食調理専用とすることができる．調理師は専任とすることで，原因食物の混入や業務の引継ぎミスを防ぐことができる．

②調理作業中の工夫

調理器具や食器は，アレルギー食専用のものがあればより安全な管理ができるが，重症患者でなければ，洗浄を徹底することで共有が可能である．木製の調理器具など洗浄の徹底が難しいものは，区

表2　アレルギー対応食（献立展開例）

| | 通常献立 成人食 | | 鶏卵・牛乳・小麦を使用しない献立例 | | | |
| | | | 小児食（8歳〜10歳） | | 離乳食後期（9か月〜1歳） | |
時間	■献立／食品	分量	■献立／食品	分量	■献立／食品	分量
朝	■菓子パン		■ごはん		■全かゆ	
	ぶどうパン	40 g	米飯	150 g	全かゆ	100 g
	ブリオッシュ	40 g	■高野の煮物		■キャベツの味噌汁	
	■スクランブルエッグ		高野豆腐	15 g	キャベツ	10 g
	鶏卵	60 g	にんじん	10 g	赤みそ	2.5 g
	牛乳	10 g	グリンピース冷凍	4 g	だし汁	60 mL
	たまねぎ	20 g	中白糖	2 g	■南瓜とさつまいも（裏ごし）	
	にんじん	10 g	薄口しょうゆ	5 g	ベビーフードかぼちゃとさつまいも	70 g
	グリンピース冷凍	3 g	だし汁	60 mL	■うらごしりんご	
	チキンコンソメ	1 g	■キャベツの味噌汁		うらごしりんごペースト	30 g
	こしょう	少々	キャベツ	20 g		
	キャノーラ油	1 g	赤みそ	5 g		
	■果物		白みそ	1 g		
	バナナ1本	100 g	だし汁	120 mL		
	■牛乳		■減塩梅びしお			
	牛乳	200 mL	減塩梅びしお	6 g		
			■りんごジュース			
			りんごジュース	125 mL		
昼	■ごはん		■ごはん		■全かゆ	
	米飯	200 g	米飯	150 g	全かゆ	100 g
	■魚の天ぷら		■魚の塩焼き		■煮魚ほぐし	
	たら	50 g	たら	50 g	白身魚	30 g
	天ぷら粉	5 g	塩	0.4 g	中白糖	0.4 g
	キャノーラ油	6 g	料理酒	1.5 mL	濃口しょうゆ	1.2 g
	■パックしょうゆ				昆布だし汁	30 mL
	濃口しょうゆ	2.5 g				
	■もやしのサラダ		■もやしのサラダ		■じゃがいもの煮物（つぶし）	
	もやし	60 g	もやし	60 g	じゃがいも	30 g
	にんじん	5 g	にんじん	5 g	にんじん	10 g
	パセリ乾燥	少々	パセリ乾燥	少々	中白糖	0.7 g
	すり白ごま	1 g	すり白ごま	1 g	濃口しょうゆ	1 g
	キャノーラ油	3 g	キャノーラ油	3 g	昆布だし汁	20 mL
	塩	0.5 g	塩	0.5 g		
	米酢	3 g	米酢	3 g		
	こしょう	少々	こしょう	少々		
	■鶏じゃが		■鶏じゃが		■野菜スープ（みじん切）	
	鶏もも肉	20 g	鶏もも肉	20 g	にんじん	10 g
	じゃがいも	70 g	じゃがいも	70 g	たまねぎ	15 g
	たまねぎ	40 g	たまねぎ	40 g	キャベツ	10 g
	にんじん	10 g	にんじん	10 g	昆布だし汁	60 mL
	グリンピース冷凍	3 g	グリンピース冷凍	3 g		
	中白糖	2 g	中白糖	2 g		
	濃口しょうゆ	6 g	濃口しょうゆ	6 g		
	キャノーラ油	2 g	キャノーラ油	2 g		
	だし汁	40 mL	だし汁	40 mL		
	■白菜の味噌汁		■白菜の味噌汁		■果物	
	白菜	30 g	白菜	30 g	バナナ1/3本	30
	うす揚げ	2 g	うす揚げ	2 g		
	赤みそ	5 g	赤みそ	5 g		
	白みそ	1 g	白みそ	1 g		
	だし汁	100 mL	だし汁	100 mL		
15時			■果物ゼリー			
			はちみつレモンゼリー	60 g		
夕	■ごはん		■ごはん		■全かゆ	
	米飯	200 g	米飯	150 g	全かゆ	100 g
	■麻婆豆腐		■麻婆豆腐		■豆腐のあんかけ	
	豚ミンチ赤身	30 g	鶏ミンチ赤身	30 g	絹こし豆腐	50 g
	絹こし豆腐	120 g	絹こし豆腐	120 g	中白糖	0.5 g
	たまねぎ	30 g	たまねぎ	30 g	薄口しょうゆ	1.5 g
	青ねぎ	10 g	青ねぎ	10 g	だし汁	25 mL
	土しょうが	4 g	土しょうが	4 g	かたくり粉	1 g
	干ししいたけ	2 g	干ししいたけ	2 g		
	キャノーラ油	5 g	キャノーラ油	5 g		
	中白糖	2 g	中白糖	2 g		
	濃口しょうゆ	3 g	濃口しょうゆ	3 g		
	赤だしみそ	4 g	赤だしみそ	4 g		
	本みりん	2 g	本みりん	2 g		
	シャンタン	1.8 g	中華だし	1.5 g		
	豆板醤	0.4 g	ごま油	3 g		
	ごま油	3 g	水	40 mL		
	水	40 mL	かたくり粉	3 g		
	かたくり粉	3 g				
	■青菜のお浸し		■青菜のお浸し		■なすのやわらか煮	
	青菜	80 g	青菜	80 g	なす（皮なし）	30 g
	糸けずりかつお	0.5 g	糸けずりかつお	0.5 g	中白糖	0.5 g
	濃口しょうゆ	2 g	濃口しょうゆ	2 g	薄口しょうゆ	1 g
					だし汁	25 mL
	■春雨のスープ		■春雨のスープ		■南瓜のみそスープ	
	緑豆春雨	2.5 g	緑豆春雨	2.5 g	南瓜（皮なし）	30 g
	たまねぎ	20 g	たまねぎ	20 g	たまねぎ	10 g
	にんじん	2 g	にんじん	2 g	赤みそ	3 g
	青ねぎ	2 g	青ねぎ	2 g	だし汁	60 mL
	塩	0.1 g	塩	0.5 g		
	こしょう	少々	こしょう	少々		
	チキンコンソメ	1.9 g	濃口しょうゆ	3.5 g		
	濃口しょうゆ	1 g	水	120 mL		
	水	120 mL				

※みそは，米みそ使用（小麦不使用）．
※しょうゆは，小麦の含有表示ありの通常の製品を利用（制限が必要な場合は，塩を代用）．

（神戸市立医療センター西市民病院）

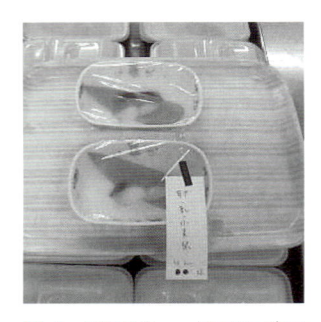

図1 調理後，メモなどでアレルギー対応食と常食を区別

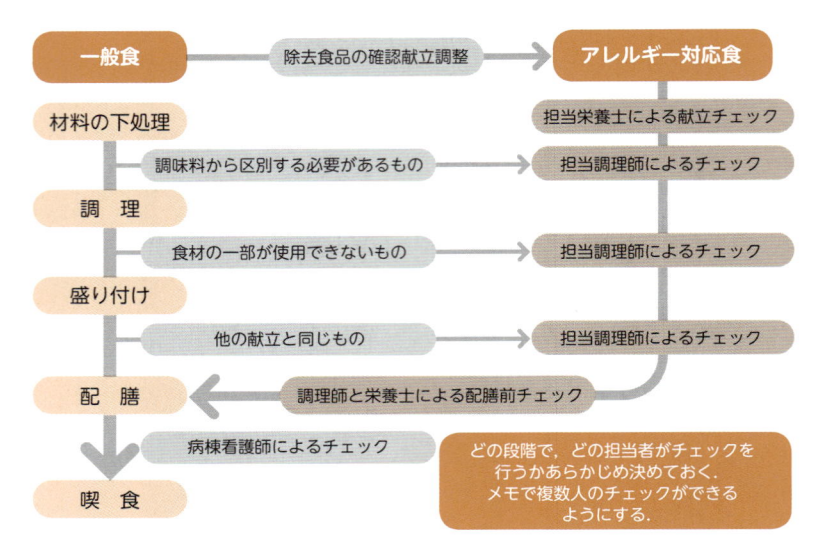

図2 食物アレルギー対応食　調理の流れ（例）

一般食 ──除去食品の確認献立調整── アレルギー対応食

材料の下処理 ── ── 担当栄養士による献立チェック

── 調味料から区別する必要があるもの ── 担当調理師によるチェック

調　理

── 食材の一部が使用できないもの ── 担当調理師によるチェック

盛り付け

── 他の献立と同じもの ── 担当調理師によるチェック

配　膳 ── 調理師と栄養士による配膳前チェック ──

── 病棟看護師によるチェック ──

どの段階で，どの担当者がチェックを行うかあらかじめ決めておく．メモで複数人のチェックができるようにする．

喫　食

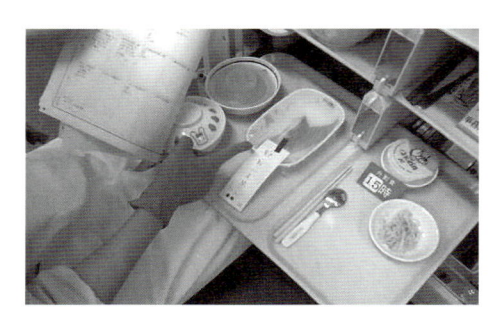

図3 配膳チェックにて禁止献立の指示と合っているかを指さし確認

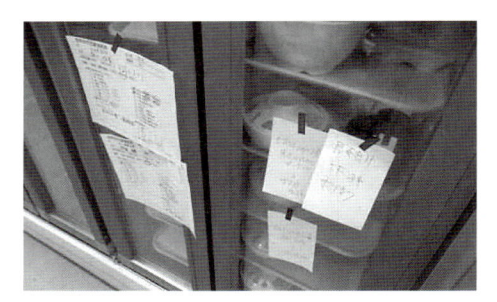

図4 配膳車の扉に負荷試験の患児の禁止情報，別献立で調整したメモを栄養士，調理師ともに確認

別して使用してアレルゲン混入対策を行う．献立内容は同様で，調味料のみ原因食物の除去対応の場合には，外見上だけでは一般の献立と見分けがつきにくい．調理後にふたをして直接メモを貼る，またはラップをかけてメモをすることで，常食との区別を明確にし，誤配膳を防ぐ（**図1**）．

③調理師の共通認識

　他の食種から材料や料理を展開してアレルギー食を作成する場合には，アレルギー食担当の調理師だけでなく，同じ調理場内のすべての調理師が，アレルギー患者の食事内容について共通認識をもっておくことが必要である．それぞれの調理担当者にアレルギー食の原因食物と除去内容を伝え，献立表の材料と実際の料理に相違や混入がないかを確認する．また，アレルギー対応の料理には，メモで患者名と禁止の内容を明記しておき，複数で確認できるようにしておく（**図2**）．実際の調理現場では，状況に応じて調理工程表と違う方法で調理されることもあるため，献立調整の栄養士や担当調理師同士の確認が必須である（**図3**，**4**）．

（4）配　膳

　病棟での配膳では，アレルギー食は患者ごとに個別トレイにのせ，名札（食札）の目立つところに除去食物を表示するなどして，注意喚起の工夫をする．また，患者の献立表をつけて，食事内容を病

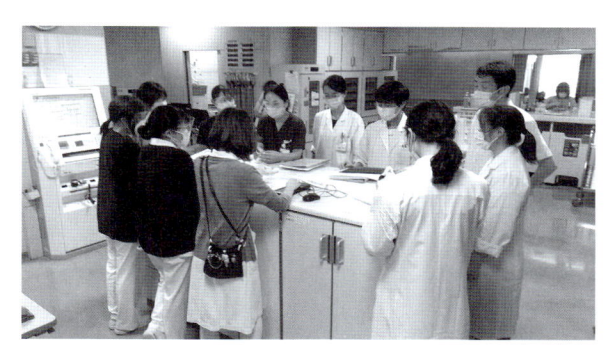

図5 負荷試験の病棟カンファレンスの様子（医師・看護師・管理栄養士）

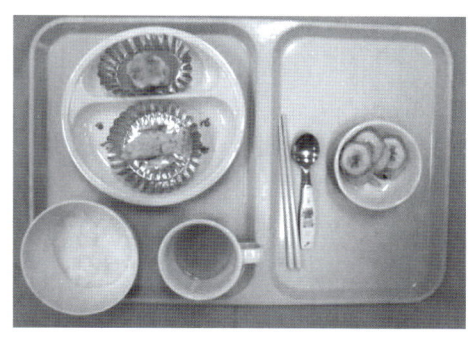

図6 離乳食後期（鶏卵，牛乳，小麦不使用）
例：全粥100 g，煮魚，じゃがいもの煮物，野菜スープ（昆布だし），バナナ

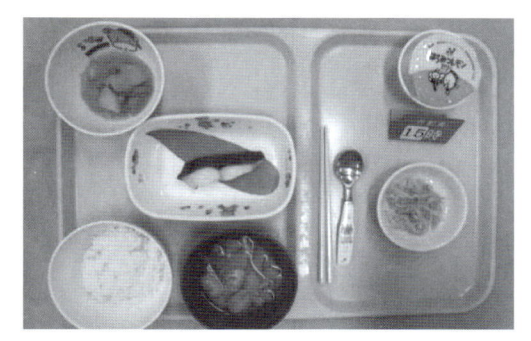

図7 小児（1〜3歳）（鶏卵，牛乳，小麦不使用）
例：米飯100 g，焼魚，もやしサラダ（米酢使用），じゃがいもとにんじんの煮物，白菜のみそ汁（小麦不使用のみそ），ゼリー

棟看護師や患者自身，保護者が確認できるようにすることも事故防止には有用である．そのために栄養士は，主治医や看護師などとコミュニケーションを十分にとり，食物アレルギー患者への対応に共通認識が得られる体制を整える必要がある（図5）．食物アレルギー患者の対応経験が少ない施設では，給食提供の留意事項について，栄養士からスタッフへ積極的に情報提供することも重要である．

3）治療へのかかわり（食物経口負荷試験食の提供）

　病院における食物アレルギー対応は，給食の提供だけに限らず負荷試験食の提供などを通じて，より積極的に治療にかかわることが求められる．負荷試験食は，医師の指示する負荷量（アレルゲンの量）を正確に用意する（39頁参照）．そのうえで，患者が負荷試験食を食べなければ検査ができないため，小児の嗜好に合うもので，負荷試験の時間内に食べきれる量であることが必要である．また，外見で原因食物であることが判断できる場合（オープン法）は，患者が摂取を嫌がったり，主観的な症状のみを訴えたりする場合がある．その際には，他の食品と混ぜてマスキングをしたものを負荷試験食（ブラインド法）として用いるが，負荷試験食に原因食物がむらなく均一に含まれるように作成することが重要である．

　さらに他の入院患者の給食と並行して調理することが多いため，調理が容易で事故や混入のリスクが低い調理方法であることを考慮する．加えて多品目除去が必要な患者にも提供できるよう，原因食物として頻度の高い食品を避け，最小限の材料でつくるとよい（図6，7）．

　恒常的に入院での負荷試験を行う施設では，原因食物の異なる複数の患者が入れ替わり入院することになる．個別対応で除去食物数が増えるとともに，乳幼児の場合，除去食物以外に原因食物であるか判断しかねる未摂取の食品がある．したがって入院時の昼食は，乳幼児の嗜好に合わせた献立を用意し，原因食物の頻度が高い食物を避ける．短期間のサイクル献立にするなどの工夫をするとよい（表2）．

2 … 診療所（クリニック）

［参考文献：183頁掲載］

　クリニックに勤務する栄養士は，地域の「かかりつけ栄養士」として日常的な健康管理に携わる存在である．定期的な栄養評価を行い，おもに栄養素不足に対する指導や患者家族の QOL の維持，精神的負担への支援等を行う．クリニックでは，患者の多くが継続的な栄養食事指導を受けている．したがって，長期にわたり患者やその家族と十分なコミュニケーションを図ることができるため，患者の特性を理解し，信頼関係を構築しやすい．患者が栄養士だけに伝えた情報を医師にフィードバックして指導を行った結果，症状が改善した症例も多く経験する．このように，医師と患者やその家族との間の垣根が低くなることで，きめ細かい栄養食事指導の実施が可能となり，その必要性は高まっている．ここでは，離乳食教室を含む栄養食事指導の実践例を紹介する．

1）栄養食事指導の実践例

（1）医師からの栄養食事指導依頼と確認事項

　管理栄養士は「栄養食事指導指示箋」（図8）により栄養食事指導の依頼を医師より受け，栄養食事指導前に以下の内容を確認する．

- a. 栄養食事指導歴［初診の患者以外は，前回までの「栄養食事指導録」（図9）の内容］
- b. 患者の属性：名前，年齢（月齢），性別，身長，体重，家族歴，栄養法（母乳・混合・人工），乳児湿疹・アトピー性皮膚炎等の有無
- c. 指導の対象：本人，本人と保護者，保護者のみ等
- d. 食物アレルギーの罹患期間（食物アレルギーと診断された時期）
- e. 除去食物と除去範囲（食物経口負荷試験，皮膚プリックテスト，血液検査等の結果）
- f. アナフィラキシー症状の既往歴

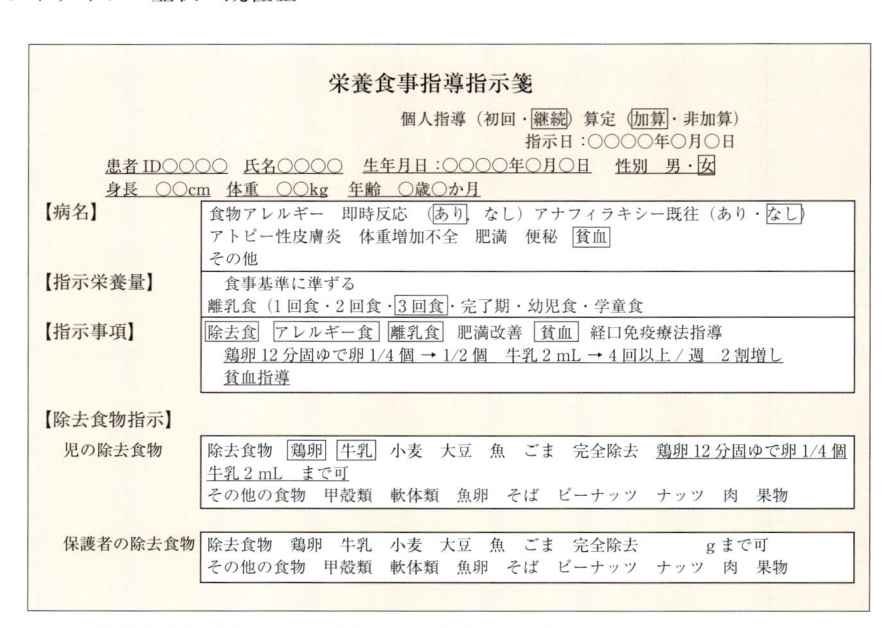

図8　栄養食事指導指示箋例（鶏卵，牛乳除去の例）　　（山田子どもクリニック）

```
◆栄養食事指導録◆
実施日時　○○○○年○月○日　○時　○分〜　○時　○分　担当管理栄養士○○
対象　　　本人・保護者　　　指導回数（初回・継続・5回目）

S：　卵：12分固ゆで卵1/4個，薄焼き卵1/4個分OK
　　　　　　ハンバーグ，卵スープ，蒸しパンを少量食べるが症状なし．
　　　牛乳：4 mL摂取可能
O：　貧血あり　卒乳
A：　①卵はつなぎ料理を食べたが反応なし．②牛乳は4 mL摂取可能．③貧血への対応．
　　　④卒乳後，食物アレルギー用のミルクの活用ができていない．
P：　①固ゆで卵1/4個から1/2個へ，4回/週のペースで摂取（医師による指示）．
　　　②牛乳は4 mLから2割増しでOK（医師に確認済み）．
　　　③鉄とビタミンC含有量の多い食品の摂取回数を増やす．
　　　④卒乳後，しばらく食物アレルギー用ミルクを牛乳の代替品として使用する．


医師への連絡事項
鶏卵は固ゆで卵以外の形状でも摂取可能
```

図9　栄養食事指導録例（鶏卵，牛乳除去の自宅でのすすめ方）　（山田子どもクリニック）

（2）診察の立ち会い

医師からの依頼があれば，管理栄養士は患者とその家族の診察に立ち会い，患者の情報（理解度や気持ち）を収集する．

（3）医師との確認

栄養食事指導前に指示箋（図8）を見ながら下記の点を医師と確認する．
a．医師の指示事項（除去食物と除去範囲，増量に関する指示等）
b．栄養食事指導の要点（医師が栄養食事指導を依頼した理由と希望する聞き取り項目等）

（4）栄養食事指導の内容

栄養食事指導は，クリニック内の栄養食事指導室で行う（**図10〜13**）．個室のほうが患者家族に落ち着いた環境を提供できる．患者の大部分が乳幼児であることから，指導の対象が本人＋保護者となることが多い．

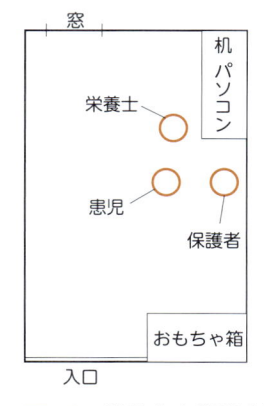
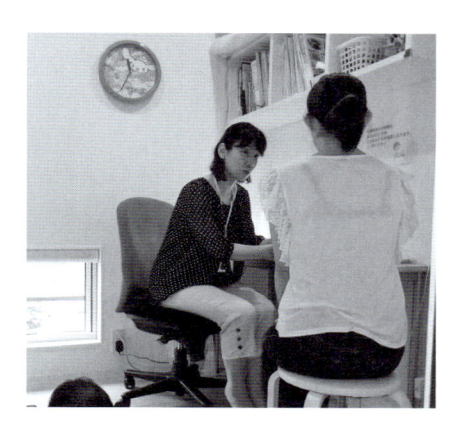

図10　栄養食事指導室例
管理栄養士を含む3名以上が入る広さがあり，患児が遊ぶ玩具を設置している．

表3　おもな栄養食事指導例

医師からの指示内容	栄養食事指導の内容	配布物
・原因食物の除去指導（おもに原因食物が確定したときに実施）	・患者の食事内容の聞き取り（栄養評価） ・除去食物，食物除去の範囲，必要最小限の除去方法（加熱・調理によるアレルゲン性の変化），誤食防止の注意点，不足しがちな栄養素とその補給法，代替食品，調理法，除去解除を想定した患者家族の対応法等を資料（図11など）を用いて説明	資料
・除去負荷試験の指導（おもにFA/AD型[注1]を疑う患者に実施）	・患者および保護者の食事内容の聞き取り（栄養評価） ・患者および保護者の除去食物，除去期間，食物除去の範囲，負荷食物，負荷食物の量，食物負荷の方法，食物日誌の記入方法等の説明	食物日誌
・原因食物の除去解除指導 ・食物経口負荷試験（陰性）後の指導	・患者の食事内容の聞き取り（栄養評価） ・配布資料を用い医師からの指示量と摂取方法（頻度，加熱時間等）を説明 ・資料（図12）を用いて，摂取可能量を説明 ・患者がそのまま食べることを嫌がるときは，肉団子に混ぜるなどの調理法を紹介．患者の摂取状況は食物日誌に保護者が記入	資料 食物日誌
・原因食物の摂取量 ・誤食後に症状が出なかった際の原因食物の摂取量	・患者および家族から原因食物摂取量を聞き取り，成分表[注2]や食品製造メーカー[注3]への問い合わせ等で，摂取量を確認	
・離乳食の指導	・患者の食事内容の聞き取り（栄養評価） ・厚生労働省策定の「授乳・離乳の支援ガイド」に準拠した指導を行う ・保護者の不安が強い場合は離乳食教室の紹介を行う	小冊子
・鉄欠乏性貧血および貧血傾向患者への食事指導	・患者および家族の食事内容の聞き取り（栄養評価） ・鉄およびビタミンCの含有量が多い食品と調理法について参考資料を用いて紹介	参考資料
・その他，患者家族の食事の悩みに対する指導など	・患者および家族の食事内容の聞き取り（栄養評価） ・患者と家族が一緒に摂取できる献立や不足が懸念される栄養素を補うレシピ（図13など）の紹介	レシピ

[注1] FA/AD型：食物アレルギーの関与する乳児アトピー性皮膚炎
[注2] 日本食品標準成分表（文部科学省科学技術・学術審議会資源調査分科会）
[注3] いくつかの食品製造メーカーはHP上でアレルゲン情報を公開している．

　栄養食事指導の内容は，医師からの指示と各患者の状況によって，多種多様である．患者の栄養評価のための食事内容の聞き取り（必要であれば家族の食事も含む）は，毎回行う．表3におもな栄養食事指導の例を示す．

2）離乳食教室の実践例

　離乳食がうまく進んでいない患者や，鉄欠乏の患者を対象に栄養士は定期的に離乳食教室を実施している．教室はクリニック内で実施され，時間は約90分，親子連れでも参加できる．下記に，管理栄養士による離乳食教室の実践例を示す．

（1）離乳食についての話

a. 離乳食の開始と支援については，97頁参照
b. 鉄欠乏について（鉄やビタミンCを多く含む食品を紹介し，予防方法を説明する）
c. 適正な生活習慣の重要性について（食事のバランスなどを説明する）

（2）お悩み解決コーナー（質疑応答）

教室開始時に聞き取った保護者の「お悩み」を参加者全員でシェアしながら解決していく．医師が

牛乳アレルギーの食事

【牛乳アレルギーとは】
★ おもに牛乳中のたんぱく質であるカゼインとβ-ラクトグロブリンがアレルギーを引き起こす.

【牛乳アレルギーの食事の注意点】
★ 交差抗原性…ウシとヤギはよく似たたんぱく質を作るため，牛乳アレルギーの場合はヤギ乳の摂取に注意.
★ 血液検査（血中抗原特異的 IgE 抗体検査）で抗体価が低下傾向を示し，医師から食物経口負荷試験を勧められた場合は，積極的に受けましょう.

【食べられない食品と代替食品（例）】

除去食品	代替食品
牛乳　粉ミルク	アレルギー用ミルク
バター　マーガリン アイスクリーム	オリーブ油　アレルギー用マーガリン かき氷
シチュー　グラタン つなぎ類（ハム　ソーセージ　ハンバーグ） 乳酸菌飲料 ケーキ　カステラ	アレルギー用シチュー アレルギー用ハム 豆乳 アレルギー用ケーキ

【毎日の食事のポイント！】
★ たんぱく質・カルシウム不足にならないように食事バランスに注意する.
★ ビタミン D はカルシウムの吸収を助けるので，小魚や卵を食事に取り入れる.
★ スナック菓子や冷凍食品，清涼飲料水など加工食品に含まれるリンは，カルシウムの吸収を悪くするので注意する.
★ 大根葉，かぶの葉，小松菜はカルシウムを多く含むため，食事に取り入れる.

~食事バランス~
5 本の指でたしかめよう！

牛乳 100~200 mL に含まれるカルシウム
110~220 mg

牛乳 100 mL 分
カルシウム (110 mg) の代替の目安

アレルギー用ミルク
（出来上がり量）
約 180 ~ 200 mL

木綿豆腐（1/3 丁）約 120 g
しらす干し（大さじ 3）約 20 g
小松菜のお浸し　約 70 g
調整豆乳　約 360 mL
日本食品標準成分表（八訂）増補 2023 年参照

カルシウムの 1 日の推奨量 (mg)

年齢	男児	女児
1~2 歳	450	400
3~5 歳	600	550
6~7 歳	600	550

日本人の食事摂取基準（2020 年版）参照

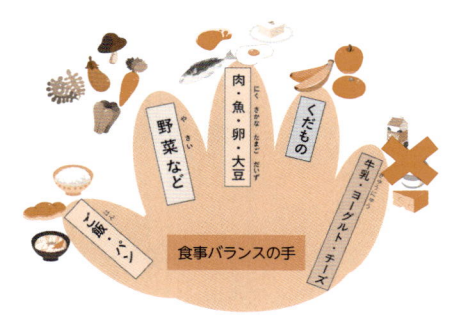

出典：野間智子. 食物アレルギー児とその家族に必要な「食事バランス」. 日本小児臨床アレルギー学会誌 2022；20(2)：156.

図 11　配布資料例（牛乳除去時）　　　　　　　　　　　　　　（山田子どもクリニック）

牛乳アレルギーの食事（解除）

食物経口負荷試験の結果，陰性（症状がでないこと）でした.
これからは牛乳を少しずつ積極的に取り入れていきましょう！

主治医より　牛乳摂取可能量（　　　　　）mL

☆ 牛乳 50 mL に相当するその他の乳製品（例）

牛乳	50 mL
プレーンヨーグルト	45 g
スライスチーズ	7 g（2/5 枚）
パルメザンチーズ	3 g（大さじ 1/2）

☆ 調味料として使われる乳製品及び加工食品の牛乳相当量

乳製品及び加工食品	1 個当たりの重量目安	牛乳相当量（mL）
バター	大さじ 1 杯（12 g）	2
生クリーム	大さじ 1 杯（15 mL）	8.5

図 12　配布資料例（牛乳除去時）　　　　　　　　　　　　　　（山田子どもクリニック）

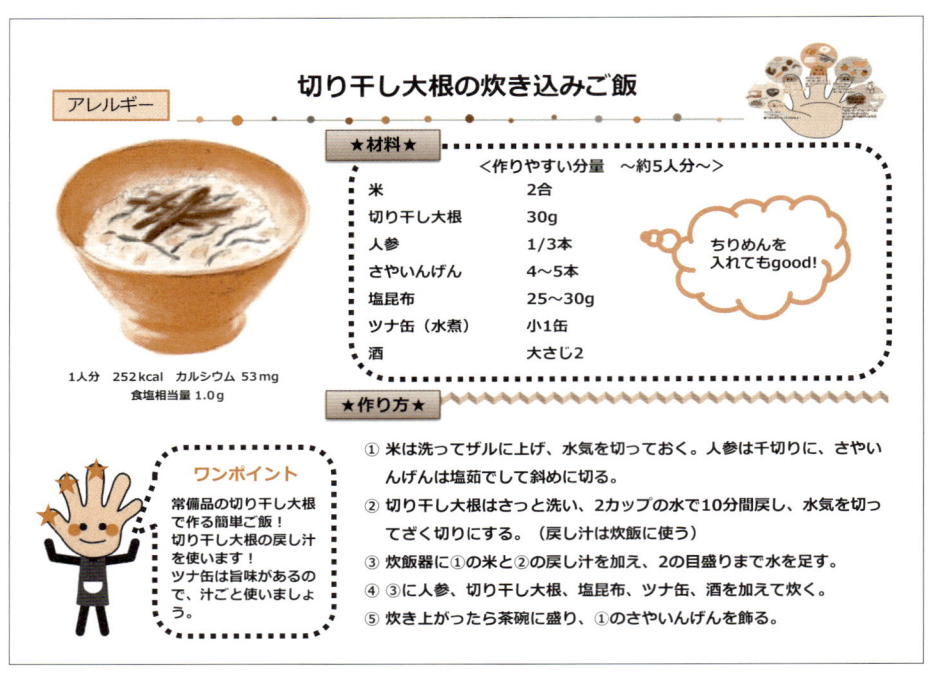

図 13　カルシウムを補うレシピ（例）

1 人分にカルシウム約 53 mg を含む.

（野間智子. 日本小児臨床アレルギー学会誌. 2022：20（2）：156[1] より）

参加する場合もある.

　（例）「食物アレルギーで牛乳を除去しているので，栄養が足りているのか心配」→「卒乳後もしばらくアレルギー用ミルクを料理に使ったり，カルシウムが強化されている加工品（現物を見せながら）を食事に取り入れたりする必要がある」

（3）離乳食の作り方と試食

　離乳食の作り方を実演し，保護者が試食する．レシピを配布し，除去食物があっても栄養価の高い離乳食を作ることができることを説明する．（例）カルシウムが強化された豆乳を使った料理.

（4）アンケートの実施

　無記名自記式のアンケートを行い，参加者の希望に沿う内容になるよう改善を図る.

　クリニックの管理栄養士は，医師と連携した栄養食事指導を行うことで，食物アレルギー患者および家族の QOL 維持向上に役立つ「かかりつけ栄養士」の期待も大きくなっている.

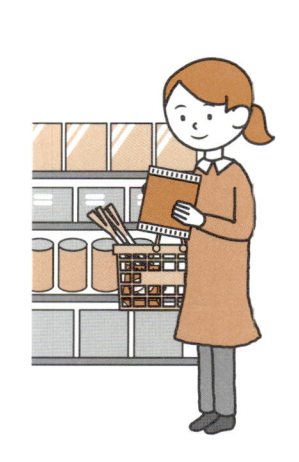

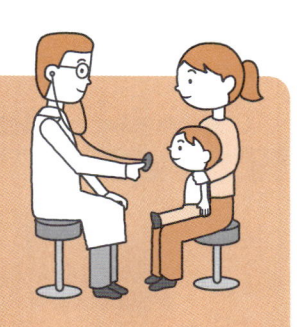

第5章
行政の栄養指導
（乳幼児健診・離乳食指導など）

［参考文献：183頁掲載］

1）保健指導体制の充実と連携

　アレルギー疾患対策基本法の施行により，国や地方公共団体は，アレルギー疾患にかかわる医療の質の向上および提供体制，適切な情報を入手できる体制，アレルギーを有する住民の生活環境の改善や支援を受けることができる体制の整備が求められている．これらのなかで，市町村，保健所設置市および特別区，都道府県に配置される行政栄養士は，地域の健康・栄養の課題として食物アレルギー疾患にかかわる支援体制を充実させる必要がある．

　実際の保健指導では，市町村，保健所設置市および特別区は，住民の身近な健康問題に対する指導を行うため，健診やその他の教室を通して，食物アレルギーの治療や予防，食事療法にかかわる情報を提供する役割をもつ．一方，都道府県，保健所設置市および特別区は，とくに専門的な知識および技術を必要とする指導を行う役割をもつことから，市町村等が困難と感じる事例などについては積極的にかかわり，連携した支援体制をとることが必要である．

　さらに，都道府県，保健所設置市および特別区は，専門医療機関や地域の医師会等と連携して，支援者に対する技術習得の場の提供や，市町村教育委員会等の関係機関等と調整を行い，市町村間の格差が生じないように地域のニーズに応じた指導やネットワーク体制の整備を行う等，組織的かつ効果的に保健指導が実施できる体制についても協議する必要がある．

2）母子保健事業を通した食物アレルギー指導

　食物アレルギー対策では，その発症が乳児期から幼児期に多く，妊娠期から一貫した母子支援が重要となる（表1）．そして，その充実のためには，第一に妊産婦に対して食物アレルギーに関する正しい知識の普及啓発と，専門医療機関および行政機関などの相談窓口を周知することが求められる．とくに，妊娠中の食生活については，食物アレルギー発症の予防方法は確立していないため，児の鶏卵アレルギー発症を危惧して妊婦が鶏卵を除去する食事は必要ないことなどを指導する．また，出産後は母親の育児不安が強くなる傾向があるので，育児相談などでは一般的な精神的支援を含めて，専門医療機関への受診勧奨を助言指導する必要もある．必要に応じて正しい方向性で活動している育児支援グループなどのネットワーク機関の紹介などを行い，不安を解消する場の提供なども行うとよい．行政機関で行われる母子保健事業に位置づけられる乳幼児健診は，食物アレルギー児のスクリーニングや保健指導，専門医療機関への受診勧奨の効果的な機会であることを強く意識して実施する必要がある．

　実際の相談や検診の場面では，乳幼児期の特徴として，食物は比較的に初期の段階からアレルゲンとなる可能性がある一方で，体が未熟なために下痢や嘔吐，腹痛などの消化症状や湿疹やじんましん

表1　健診業務等における個別食事指導支援（例）

	ねらい	内　容
妊娠期	●不適切な食品除去が引き起こす母体と胎児の健康障害	●食物アレルギーに関する正しい知識の普及啓発 ●妊産婦のための食生活指針に基づく妊娠期・授乳期のバランスのよい食事を指導・普及啓発 ●「小児のアレルギー疾患保健指導の手引き」に基づく適切な指導 ●専門医療機関の周知 ●正しい知識を習得できる育児支援グループなどのネットワーク機関の情報提供
出生後	●食物アレルギーを発症したときの治療，日常生活に関する母親の育児不安 ●乳児湿疹とアトピー性皮膚炎の曖昧な判断と対処が引き起こす症状の重篤化 ●不適切な食事制限が引き起こす健康障害 ●不適切な離乳食の遅延	●専門医療機関への受診勧奨 ●「食物アレルギーの診断の手引き」や「食物アレルギーの栄養指導の手引き」などに基づいた一般的な指導 ●母親に対する育児不安等の支援 ●乳児湿疹やアトピー性皮膚炎に対する適切なスキンケアの指導 ●「妊産婦のための食生活指針」に基づく適切な指導 ●「授乳・離乳支援ガイド」に基づく発育に適した離乳指導 ●離乳完了後の食事指導

などの皮膚症状を起こすこともあり，アレルギーを原因とするか否かの鑑別が難しい時期でもあるので，専門医による診断が必要であることを指導する．さらに受診の際には，どのような症状が出たか，何を食べたか等を記録して受診することを勧める．また，アレルギー疾患の発症要因の除去に予防的に取り組むことも大切であるが，アレルギー疾患の発症にはさまざまな要因があり，生活のなかからそのすべてをとり除くことは難しいため，発症に早めに気づき，適切な治療と管理により症状をコントロールしていくことが子どもの健全な成長に重要であることを助言・指導する．

　離乳食の指導では，食物アレルギーのある子どもも遅くとも5～6か月頃からはじめることを指導し，食べさせる時間帯などは何か症状が起きても受診できるように平日の昼間を選んで食事を与えることを助言する．また，実際に除去を行っている場合は，専門医の指示に基づいた必要最小限の食物を除去した食事が与えられ，発育に必要なエネルギーや栄養素が摂取できているかを確認し，不足している場合は発育に必要な食品やその量の指導をする．さらに，離乳食をはじめたら，食べたものを記入したり，便や皮膚の状態などの記録を食物日誌としてつけることも勧める．鶏卵・牛乳・小麦を使用しない離乳食例を表2に示した．

3）給食施設等を対象にした食物アレルギー指導

　市町村，保健所設置市および特別区，都道府県は，保育園・幼稚園，認定こども園，学校等の職員に対する継続的な知識や技術の啓発と個別支援を必要とする子どもや保護者への支援が求められる．また，学校や保育所等に対する給食施設指導事業や各種監査等の指導を効果的に利用し，「学校のアレルギー疾患に対する取り組みガイドライン」（日本学校保健会）[1]，「学校給食における食物アレルギー対応指針」（文部科学省）[2]，「保育所におけるアレルギー対応ガイドライン」（厚生労働省）[3]等を基本として，施設の食物アレルギー対策の状況確認や体制整備の支援を行う．その他，栄養士未配置施設に対しては，配置促進を行い専門的な知識をもつ人材に対する指導を行う．

　地方自治体が実施している保育所等に対する指導監査等において，社会福祉法人（運営）については，国の審査基準を踏まえ，指導監査実地要領に基づき行われるが，社会福祉施設指導監査については，地方自治体に委ねられているので，国の監査指針を参考にしながら食物アレルギー対策にかかわる対策や基本的な考え方などを追記し，各施設の取り組みを促進する必要がある．

表 2　鶏卵・牛乳・小麦除去の離乳食（3 回食）（例）

	1 日目 献立名　材料名	重量	2 日目 献立名　材料名	重量	3 日目 献立名　材料名	重量
1 回	全粥	90	全粥	90	全粥	90
	じゃがいもとツナの豆乳煮		鶏ささみのみそ汁		さつまいもとりんごのコロコロ煮	
	じゃがいも	30	鶏ささみ	15	さつまいも	20
	にんじん	10	にんじん	5	りんご	15
	ツナ	15	キャベツ	10	水	50
	豆乳	80	だし汁	100	あじのつみれ汁	
	だし汁	40	みそ	1.5	あじたたき身	15
	しょうゆ	1〜2 滴	かたくり粉	1	かたくり粉	2
	りんごのコンポート		じゃがいもとミカン煮		だいこん	10
	りんご	30	じゃがいも	25	ほうれん草	5
	水	50	バナナ	15	しょうゆ	1
					だし汁	100
2 回	豚ひき肉のフォーうどん		全粥	90	全粥	
	米ビーフン	20	しらすと野菜の豆乳煮		豆腐ハンバーグ	
	にんじん	5	しらす	15	絹豆腐	25
	キャベツ	10	ブロッコリー	5	豚ひき肉	10
	たまねぎ	10	さつまいも	20	かたくり粉	3
	豚ひき肉	20	豆乳	80	サラダ油	1
	だし汁	180	だし汁	40	野菜煮	
	塩	少々	にんじんなます煮		じゃがいも	20
	さつまいも煮		にんじん	5	ブロッコリー	5
	さつまいも	30	かぶ	10	にんじん	5
	水	50	みかん	10	だし汁	150
					塩	少々
3 回	全粥	90	全粥		全粥	
	白身魚の煮物		そぼろ豆腐		鶏ひき肉のミートボール煮	
	白身魚	15	絹豆腐	20	鶏ひき肉	15
	ほうれん草	10	鶏ひき肉	10	かたくり粉	1
	だし汁	50	玉ねぎ	5	玉ねぎ	5
	白菜とにんじんの味噌汁		だし汁	30	キャベツ	10
	豆腐	10	しょうゆ	1〜2 滴	トマト	15
	だいこん	10	かぼちゃの煮物		だし汁	120
	にんじん	5	かぼちゃ	25	マッシュさといものソテー	
	だし汁	100	りんご	10	さといも	25
	みそ	1.5	水	50	絹ごし豆腐	15
	かたくり粉	1			しょうゆ	1〜2 滴
					油	1
栄養価	エネルギー (kcal)	429		418		404
	たんぱく質 (g)	18.9		21.3		16
	脂質 (g)	6		4.1		6.8
	炭水化物 (g)	72.6		71.7		67.6
	食塩相当量 (g)	0.7		1.2		0.8

　人材育成については，アレルギー疾患対策基本法においても，アレルギー疾患を有する者の医療的または福祉的な援助をする職員の育成が推進されていることから，施設管理者と連携してリーダーとなる人材の育成を目指す．

　研修会の開催では，施設職員の理解や給食施設の設備状況，栄養士の配置状況等，施設間に格差が生じている実情などを理解したうえで，目的に合わせて系統立てた企画を行う（表 3）．研修会は 3 つのステップを用意し，ステップ 1 として職員は食物アレルギーにかかわる理解を深め課題を共有すること，ステップ 2 として業務別に専門的な知識を習得し，それぞれの役割を明確化すること，そのう

表3　集団給食施設等への研修計画の内容（例）

● ステップ1【食物アレルギーの理解と施設の施策に関する研修会のねらいと内容】

	ねらい	内　容
全職員	● 食物アレルギーを中心にアレルギー性疾患全般に関する基礎知識を深める. ● 各職員が施設で取り組むべき食物アレルギー対策の役割を共通理解とする.	● 食物アレルギーの基礎知識 ● 施設内の取り組みにおける職員の役割の明確化 ● 発症時の病態に応じた対処法 ● 情報共有化の必要性 ● 集団施設における食物アレルギー対応給食の意義

● ステップ2【業務別の役割を理解する研修会のねらいと内容】

	ねらい	内　容
体制整備	● 管理者の役割を理解する. リーダーとなる人材を育成する.	● 受け入れ体制の整備と緊急時の体制整備 ● 食物アレルギー対応給食にかかわる体制整備（人員，調理施設，施設等の環境整備） ● 職員の資質向上のための定期的な研修会の必要性 ● 原因食物の特徴（主要栄養素や交差抗原性など）の理解
献立作成	● 集団給食施設における食物アレルギーに対応した献立作成業務を理解する.	● コンタミネーションに配慮した献立作成 ● 食品の選択や調理の工夫 ● 適切な代替食品の選択と栄養摂取状況の評価 ● 給食が楽しい時間となる献立の工夫 ● 原因食物の特徴（飛散や見落としの多い食品，調理方法による抗原性の変化など）の理解
調　理	● 集団給食における原因食物のコンタミネーションを防止する対策について理解する.	● 加工食品のアレルギー表示の理解 ● 調理中・配膳時のコンタミネーションを防止する対策

● ステップ3【施設と保護者間の取り組みを支援する研修会のねらいと内容】

	ねらい	内　容
保護者・施設	● 各種ガイドライン等に基づいた集団給食施設の体制整備と安全な園・学校生活の取り組みについて施設と保護者が共通理解する.	● 集団施設における生活管理指導表等の必要性（集団給食における食物アレルギー指示書の必要性） ● 緊急時の対応にかかわる情報共有の必要性の理解 ● 集団給食における食物アレルギー対応給食の役割

えで施設内の取り組みを推進するリーダー的人材を育成すること，そしてステップ3として施設と保護者間の課題を解決する手法を学び，自発的な食物アレルギー対策の取り組みを推進することである.

4）健康危機管理とその支援体制

　アレルギー対策基本法には，都道府県の役割として，アレルギー疾患対策の推進に関する計画の策定などが望まれている．社会全体で食物アレルギー患者の生活を支えるためには，市町村では地域主体の食環境整備が必要であり，ソーシャルキャピタル等の活動を利用した取り組みも必要となる．保健所設置市および特別区，都道府県では，食品表示法に基づく監視業務を行う食品衛生監視員と連携し，誤食事故を防止するために食品会社等の業者に対して食物アレルギー表示等の内容や義務に関する周知徹底と理解度に合わせた指導・助言を行う.

　災害時の防災対策については，地方自治体にその支援体制の整備が求められており，都道府県の保健医療調整本部の設置や災害時健康危機管理支援チーム（disaster health emergency assistance team：DHEAT）の活動体制も構築されている．行政栄養士は，これらの体制を活用して特別な食糧支援を必要とする食物アレルギー疾患に対する対策にも積極的にかかわっていくことが重要である．そして，これらの機能を最大限発揮するためには，平常時から市町村や保健所設置市および特別区，

都道府県の業務の連携が必要であり，アナフィラキシーを起こす子どもやエピペン®を所持している子ども，食物アレルギー用のミルクや食材の備蓄量，保管場所，重度の食物アレルギーをもつ住民を受け入れる避難所の把握や周知方法等，災害や緊急時に対応できる対策を講じる機会が必要である．さらに，これらの対策をそれぞれの防災対策基本計画や各種災害マニュアルなどへ明記することも重要である[3]．

　食物アレルギー疾患は，アレルゲンの除去食等で平常時は健康な生活が維持できる疾患であるが，誤食時は医療的な対応が必要になる場合があり，災害時には要援護者になる可能性がある．行政栄養士は，関連する学会情報や認定制度などを利用して，平常時から食物アレルギーやアトピー性皮膚炎，喘息など，アレルギー全般の専門的な知識を身につけ，通常の業務や災害発生時の対応に備えておくことも重要といえる．

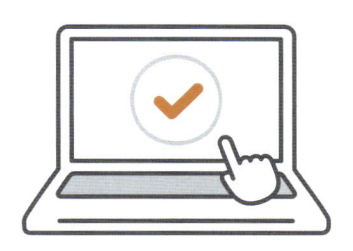

Column
アレルギーポータル

　わが国のアレルギー疾患対策は平成26年に成立した「アレルギー疾患対策基本法」と平成29年の厚生労働省告示（アレルギー疾患対策の推進に関する基本的な指針）に基づいている．

　この指針には，国民がアレルギー疾患を有する者に対して正しい理解をするために適切な情報にアクセスできるよう，ウェブサイト等を充実させることなど，さまざまな取り組みが示されている．

　2024年現在，厚生労働省・日本アレルギー学会が連携したガイドが公開されている．

　アレルギーポータル　https://allergyportal.jp

第6章
災害時における
食物アレルギー患者の支援

［参考文献：183頁掲載］

　災害対策基本法において，災害は「暴風，竜巻，豪雨，豪雪，洪水，崖崩れ，土石流，高潮，地震，津波，噴火，地滑りその他の異常な自然現象又は大規模な火事若しくは爆発その他その及ぼす被害の程度においてこれらに類する政令で定める原因により生ずる被害をいう.」と定義されている.

　本章では日本栄養士会が取り組む災害時支援活動を中心に，過去事例を交えて解説する.

1）日本栄養士会栄養支援チーム（JDA-DAT）の活動

　日本栄養士会は，2011年3月に発生した東日本大震災をきっかけに，大規模自然災害発生時に被災地での栄養・食生活支援活動を行うための人材育成とともに，「日本栄養士会災害支援チーム（The Japan Dietetic Association Assistance Team：JDA-DAT）」を設立し，発災直後から被災地での支援活動を行っている[3].

　被災地での支援活動は被災都道府県内在住のスタッフのみによるものとなったが，必要物資手配などの後方支援は全国的に行われている[4].

　JDA-DATによる主な支援内容は，①医療救護班に帯同して避難所巡回等を実施，②災害支援車両 JDA-DAT 号等による避難所への支援物資等の搬送，③巡回栄養相談，④特殊栄養食品ステーションの設置，⑤防衛省のホテルシップ「はくおう」活用による支援活動（長期避難者への1泊2日の宿泊・食事・入浴サービス）への協力（食物アレルギー患者への対応含む）などである.

　平成28年熊本地震では熊本県庁舎内に県健康づくり推進室と合同で特殊栄養食品ステーションを設置，また，重篤な被害が発生した地域にはサテライトを設置し，国からプッシュ型支援された物資のなかから仕分けた特殊栄養食品，日本小児アレルギー学会等関連団体が調達した食物アレルギー対応食品，日本栄養士会賛助会員企業より提供された特殊栄養食品を集積し，これらを必要とする被災者にピンポイントで配布した（**図1**）[4].

2）食物アレルギー患者への対応状況

（1）避難所

　避難所における食物アレルギー患者の栄養・食生活支援は本来であれば，フェーズ0（発災から4時間以内），フェーズ1（発災から72時間以内）からはじめられるべきである. このフェーズでは基本的に各自治体が備蓄した飲食物が配布されるが，多くの自治体ではこれまで食物アレルギー患者に配慮した食品備蓄はほとんどされていなかった.

　しかし，近年では多くの食品メーカーが特定原材料等（アレルギー物質）28品目不使用の一般向け備蓄食を製造販売しており，備蓄食の選び方によっては，別途，食物アレルギーに配慮した食品備

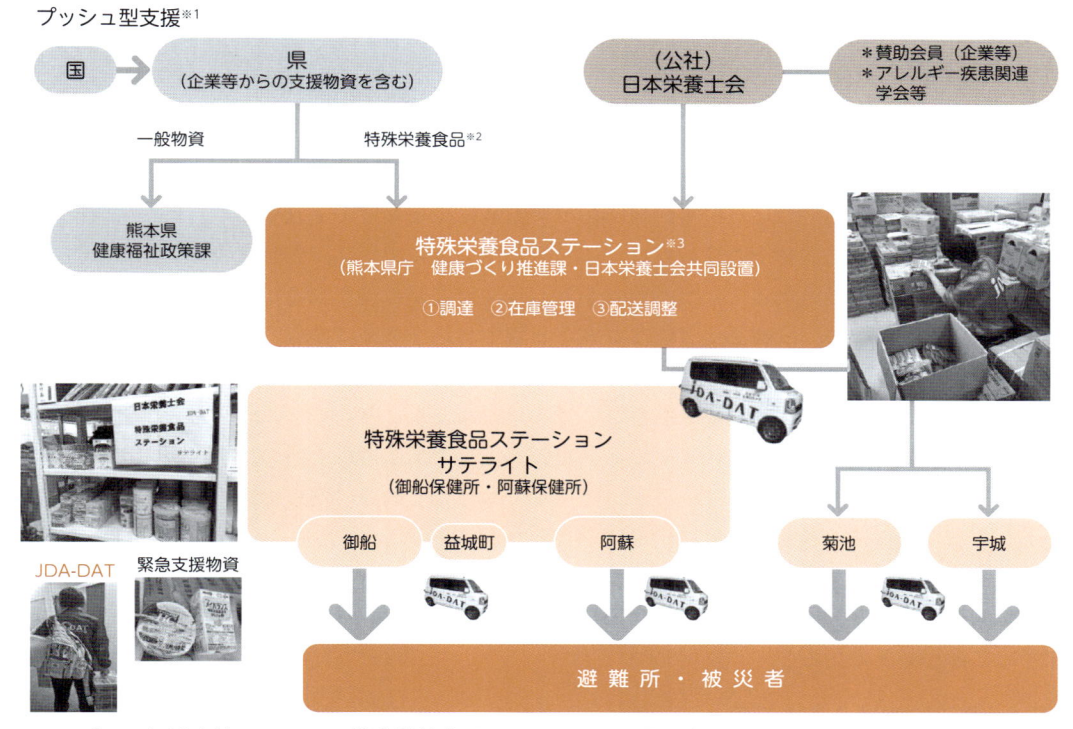

図1　平成28年熊本地震における特殊栄養食品ステーションの取り組み

※1　プッシュ型支援：発災当初において，被災自治体からの具体的な要請を待たずに必要不可欠と見込まれる物資（被災者の命と生活環境に不可欠な必需品）を，国が調達し被災地に緊急搬送するもの．東日本大震災の経験・教訓から2012年に「災害対策基本法」を改正，「平成28年熊本地震」においてはじめて実施．

※2　特殊栄養食品：母乳代替食品（粉ミルク，液体ミルク），離乳食，低たんぱく質食品，アレルゲン除去食品，濃厚流動食（経腸栄養剤），介護食，えん下困難者用食品，とろみ調整用食品など，管理栄養士が関わり要配慮者等へ提供されることが望ましい食品．

※3　特殊栄養食品ステーション：要配慮者が必要とする特殊栄養食品を提供するために被災地内に設置した拠点．

（渡邉　潤．日本栄養士会雑誌．2022；61（1）：596-9[4]　より改変）

蓄をしなくても対応可能となっている．これらの備蓄食品はパッケージに「特定原材料等（アレルギー物質）28品目の食物アレルギーに配慮した長期保存食です」などの表記がされているため，行政は安心して提供することができる．

（2）在宅避難（車両居住者を含む）

これまでの災害においても，被災した人すべてが避難所で生活していたわけではない．水害では浸水しなかった自宅の2階で避難生活を送っていた被災者や，地震で家が倒壊しても自宅敷地内にテントを張り，車とテントで避難生活を送っていた被災者もいた．これら避難所に入らない被災者の状況を把握することは大変困難であった．

そこで，平成28年熊本地震では，避難所や診療所の壁に特殊栄養食品の配布について掲示をするNHKテレビで食物アレルギー対応食品の配布についてテロップを流す，自治体ホームページに特殊栄養食品ステーションの設置情報を掲載するなどして利用を促した．平成30年7月豪雨災害では，食物アレルギー患者をもつ母親が特殊栄養食品ステーションを訪れたため，その場で食物アレルギー対応食品を提供した．

3）患者と家族に求める食物アレルギー患者への栄養・食生活支援

（1）平時の備え

　食物アレルギー対応食品を備蓄する自治体も増えてきてはいるが，すべての自治体が実施しているわけではない．まずは居住する自治体の災害対策について情報を得ておくことが重要である．また，食物アレルギー対応食品とはいっても，自治体での備蓄はほとんどが主食であり，数にも限りがあるため，食物アレルギー患者やその家族には，非常持ち出し袋のなかには常に食物アレルギー対応食品を確保しておくように指導することが必要である．長期保存が可能な備蓄用の食物アレルギー対応食品は種類が限られるため，一般的な食物アレルギー対応食品を多めに準備し，普段の食事に使いながら，使う分だけ新たに補充するローリングストック方式での備蓄が推奨される．

　これら平時の備えにより一定期間は安心して食事を摂取することができるが，避難期間が長期化した場合，避難所で提供される食事に頼ることになる．災害の混乱のなかでの誤食による事故を防ぐために，アレルギービブスやアレルギーカード等を身につけて，周囲の配慮を求めることも重要であるため，これらの準備についても併せて指導する必要がある．

　また，厚生労働省や農林水産省，食物アレルギー関連団体などが，災害時の対応や備蓄食等に関するマニュアルの作成や，ポータルサイトの運用を行っているため，平時の備えとしてこれらについて周知することも必要である．

（2）避難所における支援活動

①避難者名簿

　避難所では最初に避難者名簿が作成され，要配慮者のリストも徐々に整備されていくが，食物アレルギーの状況についても申し出るように現地管理者が避難者へ指導する．

②避難所のアセスメント

　厚生労働省は発災直後の避難所のアセスメントに，ラピッドアセスメントシート（**図2**）を用いることを推奨している[5]．急性期から避難所状況の簡易的なアセスメントを連日行い，すべての項目がA評価になるまで継続される．これにより支援の優先度や，どの避難所でどのような支援が必要なのかを把握する．それと並行して，被災地で支援活動を行う保健医療活動チームの避難所等での保健医療活動の記録，および報告のための統一的な様式である「被災者アセスメント調査票」[5]により，食物アレルギー患者をはじめとした要配慮者の大まかな情報が集められる．

　東日本大震災後に行われたアンケート調査では，食物アレルギー患者の72%がアトピー性皮膚炎を合併しており，そのうち震災直後に皮膚の状態の悪化がみられたのは60%で，考えられた悪化の原因として「入浴・シャワーができなかった」が圧倒的に多かった[2]との報告があった．

　これらの情報をもとに，JDA-DAT は栄養・食生活支援が必要な避難所に対して，エネルギーおよび栄養素の過不足や救援物資の不足などの詳細なアセスメントを行い，支援活動の計画に反映する．

　厚生労働省発出の「大規模災害時の保健医療福祉活動に係る体制の整備について」[5]において，JDA-DAT が保健医療活動チームの1つとして明記された．これにより保健所，DHEAT（174頁参照）および各種保健医療活動チームとの情報連携が強化され，要配慮者への必要な栄養・食生活支援がすみやかに実施できる体制の整備が進んでいる．

（別添2）　施設・避難所等ラピッドアセスメントシート（OCR対応様式）

□の欄は、使用可能・該当・対応済であれば、✓を入れてください　ver.20210907

＊A: 充足　B: 改善の余地あり　C: 不足　D: 不全　　避難所コード

| 調査日 | ２０　　　　年　　　月　　　日 | #A-D 選択式の項目が全て A 評価になるまで連日記入 |
| | AM　　PM　　　　時　　　分 | # 人数は概算可 |

調査者氏名　／　調査者所属
電話連絡先

施設名　／　固定電話
所在地　／　携帯電話　／　FAX

避難所運営組織　□　代表者名

避難者数（人）（A）　内訳 男性（人）　内訳 女性（人）
食事提供人数（B）　避難所以外の避難者数（推計）※食事提供数（B）− 避難者数（A）

避難者数（再掲）　昼間人数（人）　夜間人数（人）　車中泊人数（人）
75歳以上（人）　未就学児（人）　乳児（人）

ライフライン／通信	飲料水	A〜D	食事	A〜D	使用可能トイレ	A〜D
	電気	A〜D	ガス	A〜D	生活用水	A〜D
	固定電話 □	携帯電話 □	衛星電話 □	データ通信 □

医療支援　救護所設置 □　医療チームの巡回 □

避難所の環境	過密度	A〜D	毛布等寝具	A〜D	室温湿度管理	A〜D	手洗い環境	A〜D
	トイレ掃除 □	土足禁止 □	下水 □	ごみ集積場所 □	館内禁煙 □	ペット収容所 □
	男女別更衣室 □	男女別トイレ □	男女別居住スペース □	授乳室等母子専用スペース □	障害者用トイレ □
	感染予防・清掃用物品 □	パーティションによる区切り □	段ボールベッド □

伝達事項

問合せ先：芝浦工業大学 システム理工学部　市川 学（m-chi@shibaura-it.ac.jp）

図2　ラピッドアセスメントシート（例）
（厚生労働省．科発 0722 第 2 号 大規模災害時の保健医療福祉活動に係る体制の整備について：2022[5]
別添2「施設・避難所等ラピッドアセスメントシート」より）

③本人および家族のアセスメント

　避難所全体のアセスメント結果から要配慮者の情報等を確認し，特別食アセスメントシート（例）（図3）[3] により，個別に要配慮者の身体状況等の聞き取りを行い，特殊栄養食品配布等の栄養管理が必要な者のアセスメントにつなげる．食物アレルギー患者の情報が把握されていれば，本人および家族と面談し，食物アレルギーの原因食品と除去の程度，避難所で提供されている食事の摂取状況，提供される食事以外で食べているもの等について聞き取り，必要な支援を行うとともに，行政や他の活動チームと情報連携を行う．JDA-DAT が使用している食物アレルギー疾患者対応アクションカード（図4）[3] を示す．

No	お名前	年齢	性別	身体状況	滞在場所	特別食の具体的内容
1	No [　　　]		男・女	□乳児　□妊婦　□授乳婦 □摂食・嚥下困難 □食物アレルギー 　鶏卵・牛乳・小麦・そば・ピーナッツ・大豆 　その他（　　　　　　　　　　　　　　） □腎疾患　□糖尿病　□高血圧 □便秘　□下痢　□その他（難病等）	部屋 No[　　　]	
2	No [　　　]		男・女	□乳児　□妊婦　□授乳婦 □摂食・嚥下困難 □食物アレルギー 　鶏卵・牛乳・小麦・そば・ピーナッツ・大豆 　その他（　　　　　　　　　　　　　　） □腎疾患　□糖尿病　□高血圧 □便秘　□下痢　□その他（難病等）	部屋 No[　　　]	

○配慮するポイント○　　（下記の内容等を聞き取り，特別食の献立作成に必要な情報を記載してください）

乳幼児…ミルク，離乳食，アレルギー等　　　**妊婦・授乳婦**…つわり，エネルギー確保等　　　**嚥下困難**…刻み，とろみ等
食物アレルギー…アレルゲン等　　**腎疾患**…低たんぱく，エネルギー確保，低カリウム等　　　**糖尿病**…エネルギー調整，低血糖，薬等　　**高血圧**…水分確保，減塩，薬等　　**便秘**…食物繊維，水分等　　**下痢**…低残渣，水分等
難病（潰瘍性大腸炎，クローン病等）…低脂質，低残渣，成分栄養剤，薬等

図3　特別食アセスメントシート（例）

（日本栄養士会．災害時の栄養・食生活支援ガイド Ver.1：2022[3] より改変）

④栄養・食生活支援

　栄養・食生活支援についてもっとも重要なことは，栄養バランスのとれた食事をしっかりと摂ることである．東日本大震災時には厚生労働省より「避難所における食事提供の計画・評価のために当面の目標とする栄養の参照量」について（**表1**）通知[6] が発出された．食物アレルギー患者についてもこれらの栄養量を確保することは言うまでもなく，除去食のみならず，栄養素確保のための代替食品の提供が必要である[7]．

　厚生労働省は，2022年3月14日に「アレルギー疾患対策の推進に関する基本的な指針」の一部を改正する件についての通知[8] を発出した．この指針の改定では，災害時のアレルギー対策として，
　「国は，平時から，避難所における食物アレルギー疾患を有する者への適切な対応に資する取組を地方公共団体と連携して行うとともに，災害時においては，乳アレルギーに対応したミルク等の確実な集積と適切な分配に資するため，それらの確保及び輸送を行う．また，地方公共団体は，食物アレルギーに対応した食品等を適切なタイミングで必要な者へ届けられるよう，防災担当部署等の被災者支援に関わる部署とアレルギー疾患対策に関わる部署等が連携し，可能な場合には関係団体や専門的な知識を有する関係職種の協力を得て，避難所における食物アレルギーを有する者のニーズの把握やアセスメントの実施，国及び関係団体からの食料支援も活用した食物アレルギーに配慮した食品の確保等に努める．」
ことが明記された．

　これにより，国と地方公共団体との連携，地方公共団体内の各担当部署間の連携，地方公共団体と関係団体・関係職種との連携などが進み，災害時の食物アレルギー患者への支援が充実することを期待したい．

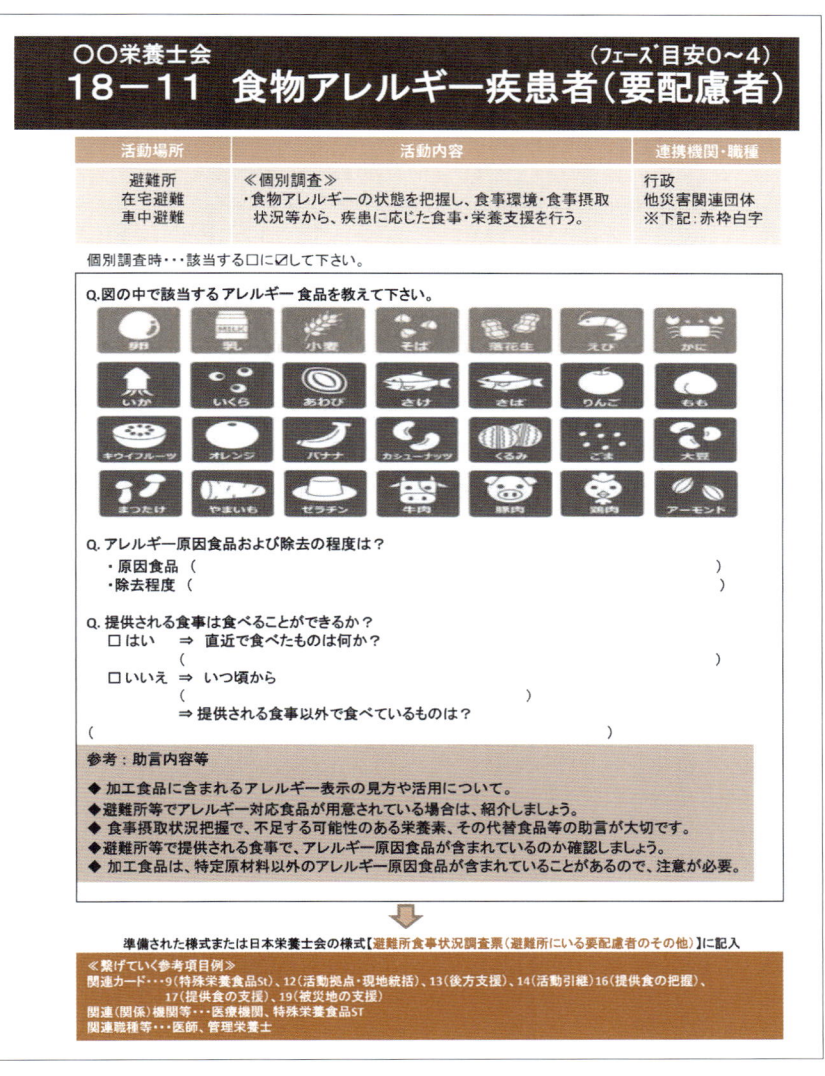

図4 食物アレルギー疾患者対応アクションカード（例）

（日本栄養士会. 災害時の栄養・食生活支援ガイド Ver.1：2022[3] より）

表1 避難所における食事提供の計画・評価のために当面の目標とする栄養の参照量

	幼児 （1～5歳）	成長期Ⅰ （6～14歳）	成長期Ⅱ・成人 （15～69歳）	高齢者 （70歳以上）
エネルギー（kcal）	1,200	1,900	2,100	1,800
たんぱく質（g）	25	45	55	55
ビタミンB_1（mg）	0.6	1.1	1.3	1.1
ビタミンB_2（mg）	0.7	1.1	1.3	1.1
ビタミンC（mg）	45	80	100	100

＊日本人の食事摂取基準（2010年版）で示されているエネルギー及び各栄養素の摂取基準値をもとに，該当の年齢区分ごとに，平成17年国勢調査結果で得られた性・年齢階級別の人口構成を用いて加重平均により算出．なお，エネルギーは身体活動レベルⅠ及びⅡの中間値を用いて算出．

（渡邉 潤. 日本栄養士会雑誌. 2022：61(1)：596-9[4] より）

●参考文献●

第1章　食物アレルギーの栄養食事指導

1 … 給食対応と栄養食事指導の原則（110頁〜）

1) 厚生労働科学研究班．海老澤元宏，研究代表者．食物アレルギーの栄養食事指導の手引き 2022：2022.
https://www.foodallergy.jp/wp-content/uploads/2024/04/nutritionalmanual2022.pdf
2) 海老澤元宏，伊藤浩明，藤澤隆夫，監修．日本小児アレルギー学会食物アレルギー委員会，作成．食物アレルギー診療ガイドライン 2021：協和企画；2021.
3) 厚生労働省．令和4年度診療報酬改定の概要：2022．第2章

第2章　保育所・認定こども園

1 … 対応の方針／ 2 … 保育所・認定こども園等の受け入れの実際（120頁〜）

1) 厚生労働省．保育所におけるアレルギー対応ガイドライン：2011.
2) 神戸市こども家庭局．神戸市教育・保育施設等におけるアレルギー対応の手引き（令和2年2月改訂）：2020.
https://www.city.kobe.lg.jp/documents/13348/koubesi_kyouikuhoikusisetu_arerugi-taioutebiki_2020_2_2_p33.pdf

3 … 保育所・認定こども園等の給食管理（124頁〜）

1) 厚生労働省．保育所保育指針．厚生労働省告示第117号．平成29年：2017.
2) 厚生労働省．保育所におけるアレルギー対応ガイドライン（2019年改訂版）：2019.
https://www.cfa.go.jp/assets/contents/node/basic_page/field_ref_resources/e4b817c9-5282-4ccc-b0d5-ce15d7b5018c/cc94d067/20240205_policies_hoiku_86.pdf
3) 神戸市こども家庭局．神戸市 教育・保育施設等におけるアレルギー対応の手引き（令和2年2月改訂）：2020.
https://www.city.kobe.lg.jp/documents/13348/koubesi_kyouikuhoikusisetu_arerugi-taioutebiki_2020_2_2_p33.pdf

第3章　学校・幼稚園

1 … 対応の方針（134頁〜）

1) 文部科学省．学校給食における食物対応アレルギーに関する調査研究協力者会議．今後の学校給食における食物アレルギー対応について 最終報告：2014.
https://www.mext.go.jp/a_menu/sports/syokuiku/20200729-mxt_kouhou02_1.pdf
2) 文部科学省．学校給食における食物アレルギー対応指針：2015.
https://www.mext.go.jp/component/a_menu/education/detail/__icsFiles/afieldfile/2015/03/26/1355518_1.pdf

2 … 学校給食の対応受け入れの実際（136頁〜）

1) 文部科学省．食に関する指導の手引 第二次改訂版：2019.
https://www.mext.go.jp/content/20210716-mext_kenshoku-100003341_1.pdf
2) 厚生労働科学研究班．海老澤元宏，研究代表者．食物アレルギーの栄養食事指導の手引き 2022：2022.
https://www.foodallergy.jp/wp-content/uploads/2024/04/nutritionalmanual2022.pdf
3) 文部科学省．学校給食における食物アレルギー対応指針：2015.
https://www.mext.go.jp/component/a_menu/education/detail/__icsFiles/afieldfile/2015/03/26/1355518_1.pdf
4) 文部科学省初等中等教育局健康教育・食育課，監修．学校のアレルギー疾患に対する取り組みガイドライン．令和元年度改訂：日本学校保健会；2020.
https://www.gakkohoken.jp/book/ebook/ebook_R010060/R010060.pdf
5) 長野県教育委員会．学校における食物アレルギーの手引き．平成27年2月：2015.
https://www.pref.nagano.lg.jp/kyoiku/hokenko/hoken/zenpan/allergytebiki/allergytebiki.html

3 … 学校給食の給食管理

1) 自校式（142頁〜）

1) 調布市教育委員会．調布市立学校食物アレルギー対応マニュアル（令和6年3月改訂）：2024.
https://www.city.chofu.lg.jp/documents/1877/manyuaru1.pdf

2) センター方式（152頁〜）

1) 由布市学校給食センター．由布市学校給食における食物アレルギー対応マニュアル：2016.
2) 文部科学省．学校給食における食物アレルギー対応指針：2015．p.37.
https://www.mext.go.jp/component/a_menu/education/detail/__icsFiles/afieldfile/2015/03/26/1355518_1.pdf
3) 厚生労働省．保育所におけるアレルギー対応ガイドライン（2019年改訂版）：2019.
https://www.cfa.go.jp/assets/contents/node/basic_page/field_ref_resources/e4b817c9-5282-4ccc-b0d5-ce15d7b5018c/cc94d067/20240205_policies_hoiku_86.pdf
4) 厚生労働科学研究班．海老澤元宏，研究代表者．食物アレルギーの栄養食事指導の手引き 2022：2022.
https://www.foodallergy.jp/wp-content/uploads/2024/04/nutritionalmanual2022.pdf

第4章　医療機関（病院・診療所）

1 ··· 病院（160頁〜）

1）海老澤元宏, 伊藤浩明, 藤澤隆夫, 監修. 食物アレルギー診療ガイドライン 2021. 日本小児アレルギー学会食物アレルギー委員会：協和企画；2021. p259.

2 ··· 診療所（クリニック）（166頁〜）

1）野間智子. 食物アレルギー児とその家族に必要な「食事バランス」. 日本小児臨床アレルギー学会誌. 2022；20（2）：156.

第5章　行政の栄養指導（乳幼児健診・離乳食指導など）（171頁〜）

1）文部科学省初等中等教育局健康教育・食育課, 監修. 学校のアレルギー疾患に対する取り組みガイドライン. 令和元年度改訂；日本学校保健会；2020.

2）文部科学省. 学校給食における食物アレルギー対応指針：2015.
https://www.mext.go.jp/component/a_menu/education/detail/__icsFiles/afieldfile/2015/03/26/1355518_1.pdf

3）厚生労働科学研究班. 海老澤元宏, 研究代表者. 食物アレルギーの栄養食事指導の手引き 2022：2022.
https://www.foodallergy.jp/wp-content/uploads/2024/04/nutritionalmanual2022.pdf

第6章　災害時における食物アレルギー患者の支援（176頁〜）

1）國井 修, 編集. 災害時の公衆衛生. 南山堂；2012. p.40.

2）箕浦貴則, 柳田紀之, 渡邊庸平, ほか. 東日本大震災による宮城県における食物アレルギー患児の被災状況に関する検討. アレルギー. 2012；61（5）：642-51.

3）日本栄養士会. 災害時の栄養・食生活支援ガイド Ver.1：2022.
https://www.dietitian.or.jp/news/upload/images/jdadat_guide_202207.pdf

4）渡邉 潤. 災害支援の取り組み〜今後の体制強化に向けて〜. 日本栄養士会雑誌. 2022；61（1）：596-99.

5）厚生労働省. 科発 0722 第 2 号 大規模災害時の保健医療福祉活動に係る体制の整備について. 令和 4 年 7 月 22 日：2022.
https://www.mhlw.go.jp/content/000967738.pdf

6）厚生労働省. 避難所における食事提供の計画・評価のために当面の目標とする栄養の参照量について. 平成 23 年 4 月 21 日：2011.
https://www.mhlw.go.jp/stf/houdou/2r9852000001a159-img/2r9852000001a29m.pdf

7）下浦佳之. 災害時の食物アレルギー対応について. 日本小児臨床アレルギー学会誌. 2022；20（1）：65-8.

8）厚生労働省. 健発 0314 第 2 号 アレルギー疾患対策の推進に関する基本的な指針の一部を改正する件について. 令和 4 年 3 月 14 日：2022.

●資料 QR コード●

アレルギーポータル
日本アレルギー学会
厚生労働省

食物アレルギーの栄養食事指導の手引き 2022
厚生労働科学研究班

食物アレルギーの診療の手引き 2023
厚生労働科学研究班

食物経口負荷試験の手引き 2023
厚生労働科学研究班

小児のアレルギー疾患保健指導の手引き 2023 年改訂版
厚生労働研究班

保育所におけるアレルギー対応ガイドライン 2019 年改訂版
厚生労働省

学校給食における食物アレルギー対応指針
文部科学省

学校のアレルギー疾患に対する取り組みガイドライン令和元年度改訂
日本学校保健会

アナフィラキシーガイドライン 2022
日本アレルギー学会

食物アレルギーに関する栄養士の資格制度

栄養士の食物アレルギーとのかかわり

　食物アレルギーの診療において，栄養食事指導は必須である．医師は診断するまでであり，その後の除去食や必要最小限の除去，アレルギー表示のみかた，誤食予防等，指導するべき項目は多岐にわたり，診療の根幹といえる．現に外来および入院栄養食事指導は保険診療点数が認められているが，そのなかに小児食物アレルギー（16歳未満児）が含まれている．

　しかしながら，いまだ食物アレルギーの栄養食事指導が理想的にできる栄養士は決して多くない．これは，栄養士養成課程で食物アレルギー教育が十分ではないからと推察される．これらの課題を解決する即効性のある策はなく地道に取り組むしかないが，一方で新卒の栄養士は保育所や学校，病院の現場に出た途端に，食物アレルギーの課題に突き当たり，悩み，苦労する．

　こうした状況を改善する取り組みとして，食物アレルギーに関するさまざまな卒後教育があり，その一環として資格制度がある．なお，以下に示す認定資格はいずれも2024年8月時点の情報である．

PAE（Pediatric Allergy Educator：小児アレルギーエデュケーター）

http://jspca.kenkyuukai.jp/special/?id=39494

●認定団体●　一般社団法人日本小児臨床アレルギー学会

●特徴●　管理栄養士・看護師（准看護師）・薬剤師を対象としたアレルギー専門メディカルスタッフの認定制度であり，高度な知識と指導技術を修得し，アレルギー専門医，多職種メディカルスタッフと協働してアレルギー疾患をもつ子どもたちのQOL向上に貢献していくことを目的とする．2009年から認定がはじまっており，もっとも歴史がある．

　対象疾患は食物アレルギーに限らず，小児を中心にアレルギー疾患（気管支喘息，アトピー性皮膚炎など）の診療の知識と，行動科学に基づいた指導技術を身につけたメディカルスタッフを認定している．2023年時点で全国607名が認定されており，アレルギー疾患医療拠点病院を含む専門病院，総合病院，クリニック，調剤薬局，大学などの教育施設で活躍している．以下に示す他の認定制度に比べ，求められる知識・技術ともにもっとも格上といえる．

　学会自体は2023年時点で1,500名超の会員が所属しており，会員の2/3がメディカルスタッフで1/3が医師という，一般的な学会の会員比率とは異なる．学術大会では，アレルギー疾患患者のQOL改善の旗のもと，職種を超えた議論が活発に行われている．

　認定されるまでに，オンライン基礎講習の受講，PAE受験講習会の受講，学術大会等の参加，認定試験の受験・合格，さらに症例レポートの提出と合格が求められる．

●受験資格●　学会員であること以外に，①臨床経験4年以上，②指導医による被指導歴が4年以内に1年以上，③受験時の被指導条件が求められる．指導医とは，日本アレルギー学会が認定する専門医または指導医か，日本小児臨床アレルギー学会会員の医師である．

特定分野別認定制度　食物アレルギー分野管理栄養士・栄養士

https://www.dietitian.or.jp/career/specialcertifications/allergy/

●認定団体●　公益社団法人日本栄養士会

●特徴●　食物アレルギー患者の増加に伴い，医療機関はもとより，特定給食施設，行政，研究・教育施設など多分野で活躍する管理栄養士・栄養士に対して，食物アレルギーに関する正しい知識と対応技術が求められるようになったこと，また栄養食事指導を行ううえでは，発達・発育を鑑みる必要があり，医療，行政，保育，学校，企業等の多職域，多職種による地域連携が重要であることから，認定制度がはじまった．

　食物アレルギー分野管理栄養士・栄養士には，根拠に基づいた診断と治療の最前線を学びながら現場を振り返り，リスクマネジメントを考慮した安全な食の提供と栄養教育を目指すことが求められる．

認定されるまでに，食物アレルギー基礎研修の修了，食物アレルギー分野管理栄養士・栄養士認定研修の修了，課題・活動レポートの提出と合格，認定試験（筆記試験）の受験と合格が求められる．

●**受験資格**● ①日本栄養士会の会員であること，②管理栄養士・栄養士として従事した日数が3年以上であることが求められる．

特定分野別認定制度 小児栄養分野管理栄養士・栄養士

https://www.dietitian.or.jp/career/specialcertifications/pediatricnutrition/

●**認定団体**● 公益社団法人日本栄養士会

●**特徴**● 「成長・発達」のある子どもは「成長中」であり，「受動的」な存在である．授乳期・離乳期からはじまり学童期，思春期を通じて保護者（親）からの「受動的」な養育期間が必要で，やがて自己を確立して，肉体的にも精神的にも大人になっていく．こうした子どもの成長・発達に影響する因子に，栄養の質と量は重要である．子どもへの栄養食事指導（支援）に当たっては，成長・発達を考えながら，子どもとともに保護者へのアプローチが必須であり，小児期の特性を理解した栄養管理の専門家が求められている．このような考えのもと，食物アレルギーだけではなく，小児にかかわる管理栄養士・栄養士として広い知識・技術を修得し，疾患・症状・栄養状態に適した栄養食事指導（支援）ができるスペシャリストの認定を行っている．幅広く小児の栄養指導を学ぶことになるが，そのぶん食物アレルギーに関する知識は浅くならざるを得ない．

認定されるまでに，指定研修（栄養ケアプロセス，小児分野基本研修（講義・演習），小児分野専門研修（講義））の修了，事例報告の提出，認定試験（筆記試験）受験と合格が求められる．

●**受験資格**● ①日本栄養士会の会員であること，②管理栄養士・栄養士として従事した日数が3年以上であることが求められる．

CAI（Clinical Allergy Instructor: アレルギー疾患療養指導士）

https://caiweb.jp/

●**認定団体**● 一般社団法人日本アレルギー疾患療養指導士認定機構

●**特徴**● 食物アレルギーを含む小児アレルギー疾患の治療や管理に関する専門知識を有し，患者・家族への指導スキルを兼ね備えたメディカルスタッフを認定している．必ずしもアレルギーが専門ではない医師と協調して，診療を補完することで，標準的で良質なアレルギー医療を国民に提供することを目的とした資格とされる．

認定されるまでに，CAI研修セミナーへの参加，アレルギーに関連する症例10例とその10例のなかで詳細な記載を加えた1例の提出，認定試験の受験と合格が求められる．

小児アレルギー疾患に関して幅広い知識が求められるが，PAEほど深い知識や指導技術は必要とされない．

●**受験資格**● ①管理栄養士，看護師（准看護師），薬剤師の資格を有すること，②2年以上の勤務経験があることが求められる．

食物アレルギー研究会

https://www.foodallergy.jp/

認定制度はないが，食物アレルギーに特化した研究会であり，2000年に第1回研究会が開催された．医師を中心に多職種の会員が在籍しており，職域を超えて闊達な議論や成果が発表される．世話人には，全国学校栄養士協議会や日本栄養士会の理事等も名を連ねている．

ホームページが大変充実しており，全国の食物経口負荷試験実施施設の紹介や，「食物アレルギーの栄養食事指導の手引き」，「食物アレルギーの診療の手引き」，「食物経口負荷試験の手引き」などを無償公開している．食物アレルギーに興味のある栄養士諸兄はぜひとも入会されたい．

索　引

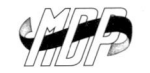

【監修者略歴】

海老澤　元宏

1985 年　東京慈恵会医科大学 医学部卒業
1987 年　東京慈恵会医科大学 大学院博士課程入学（1991 年医学博士）
1988 年　国立小児医療研究センター アレルギー研究室レジデント
1991 年　米国ジョンズ・ホプキンス大学医学部 内科臨床免疫学教室
　　　　　ポストドクトラルフェローシップ
1993 年　国立小児病院 アレルギー科医員
1995 年　国立相模原病院 小児科医員
2000 年　同　医長
2001 年　同　臨床研究センター 病態総合研究部長
2003 年　同　臨床研究センター アレルギー性疾患研究部長
2004 年　独立行政法人化に伴い国立病院機構 相模原病院に名称変更
2012 年　東京慈恵会医科大学 小児科学教室客員教授
2017 年　国立病院機構 相模原病院臨床研究センター 副センター長
2020 年　同　センター長

新版 食物アレルギーの栄養指導 第 2 版
食物アレルギーの栄養食事指導の手引き 2022 準拠　　ISBN978-4-263-70145-4

2018 年 8 月 1 日　第 1 版第 1 刷発行
2021 年 8 月 10 日　第 1 版第 4 刷発行
2024 年 9 月 25 日　第 2 版第 1 刷発行

監修者　海 老 澤 元 宏
発行者　白 石 泰 夫
発行所　**医 歯 薬 出 版 株 式 会 社**

〒113-8612　東京都文京区本駒込 1－7－10
TEL. (03) 5395－7626（編集）・7616（販売）
FAX. (03) 5395－7624（編集）・8563（販売）
https://www.ishiyaku.co.jp/
郵便振替番号 00190-5-13816

乱丁，落丁の際はお取り替えいたします　　　　印刷・あづま堂印刷／製本・皆川製本所
© Ishiyaku Publishers, Inc., 2018, 2024. Printed in Japan